# アメリカの看護師と派遣労働
## ――その歴史と特殊性

早川　佐知子
HAYAKAWA Sachiko

The Registered Nurse
and Temporary Work
in the United States
the History and Particularity

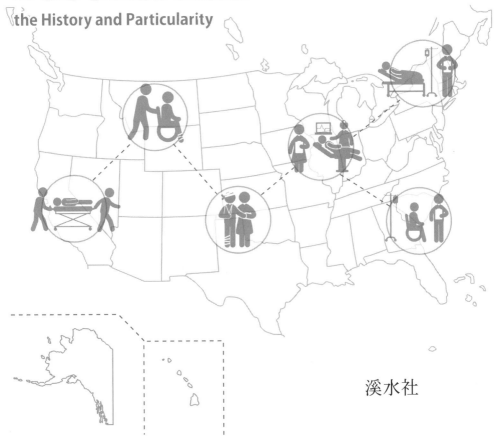

渓水社

## はじめに

　本書は，アメリカの病院において，派遣労働者という立場で働く看護師たちの労働を，さまざまな視点から，主に歴史的に分析を行ったものである。特に力点を置いたのは，アメリカの看護師（Registered Nurse）がその誕生から現在に至るまで，どこを目指してきたのかということ，そして，彼女らが働く病院という組織が，いかなる価値観のもとに営まれてきたのかという視点である。
　現在のアメリカにある「派遣労働者としての」「看護師」という存在は，今という一点に存在するものではなく，多くの移民たちの手によってわずか250年前に建国されたという特異な歴史をもつ国の中で生まれ，育まれてきた。医療以外の産業においても，そのような歴史的背景は，アメリカ式の企業経営という独自の形を創るのに大きな影響を与えたが，病院経営においても，それは例外ではない。また，そのような建国以来の歴史が，市民社会に，あるいは市民一人一人の精神性に強く反映されてきたのと同様に，看護師の職業団体や労働組合，そして看護師個々人の精神性にも，しっかりと刻まれてきたのである。そのような歴史の流れの中で，派遣看護師は，いかにして現在ある働き方にたどりついたのか，可能な限り大きな視野で捉えたいということが，筆者の目標であった。
　一方，分析の視点を拡げれば拡げるほど，緻密な現状分析からはかけ離れてゆくという欠点も，当然のことながら生まれてくる。本書は，現在の派遣看護師の労働実態を事細かに，リアルに把握したいと望む方々にはもの足りなさを感じさせるかもしれない。その点に関しては，筆者の研究者としての力量の不足，そして指向性の違いということでお許しいただければ幸いである。
　筆者が大学院に入学した2005年という年は，労働者派遣法の相次ぐ改正を経て，低賃金の派遣労働者の増加が大きな社会問題となっている

時期であった。そのような影響もあり，派遣労働者の人事労務管理を，派遣労働発祥の地であるアメリカをフィールドに研究したいと希望した。どこかの産業にフォーカスすべきという師の助言とともに，いくつか挙げられた候補のうちのひとつにたまたま看護師があり，なんとはなしにそれを選んだにすぎなかった。しかし，その後は思いのほか深く，広がりのある医療の世界に魅せられ，現在は医療経営学部で教鞭をとるに至っているのであるから，不思議なものである。

　本書は，2013年に明治大学大学院経営学研究科に提出した博士学位請求論文をベースに加筆修正を行ったものである。執筆の長い道のりの過程で何よりも心の支えとなったのは，日米の医療の現場で，日々悩みながら患者や地域社会のために，そして同僚たちのために，最善を尽くそうと努めていた方々の姿であった。彼ら彼女らに教えていただいたことは限りなく大きく，そして重い。また，大学院時代から現在に至るまで，さまざまなご指導をいただいた研究者の方々の存在なくしては，本書が世に出ることも，筆者が研究を続けることもできなかったのは言うまでもない。双方とも，あまりに数が多く，お一人お一人のお名前を挙げることは叶わないが，ここに深くお礼申し上げたい。そして，いつも誠実な仕事で筆者を励まして下さった溪水社の皆々様にも，心から感謝する次第である。

　なお，本書の出版に当たっては，アメリカ研究振興会の出版助成を，第4章の執筆に当たっては，日本学術振興会科学研究費補助金（若手研究(B)：研究課題番号26860460）をいただいた。駆け出しの未熟な研究者に大きな支援をいただいたことを心に留め，いつの日か研究成果を社会に還元できるよう，今後も精進を重ねたい。

# 目 次

はじめに …………………………………………………………… i

## 序　章　本研究の目的

1. はじめに－本研究の目的および課題と方法 ……………………3
2. アメリカにおける派遣看護師の概略 ………………………………5
3. 本研究の構成 ……………………………………………………7

## 第1章　アメリカにおける看護師の派遣労働

1. はじめに－本章の位置づけ ……………………………………11
2. アメリカの看護師制度 …………………………………………12
3. アメリカの派遣労働全体から見た派遣看護師 ………………15
   - (1) アメリカの派遣労働と人材派遣業の歴史　16
   - (2) アメリカにおける医療派遣労働の位置づけ　32
4. 派遣看護師に関する先行研究 …………………………………36
5. 派遣看護師の歴史 ………………………………………………43
6. 現在の派遣看護師 ………………………………………………51
   - (1) 2種類の派遣看護師　51
   - (2) 病院の人事労務管理における派遣看護師　52
7. 派遣看護師の役割とその変化 …………………………………68
   - (1) 医療需要の増加による人手不足と派遣看護師　68
   - (2) マネジドケアによる合理化戦略と派遣看護師　70
8. おわりに－派遣看護師の歴史的考察とRNの位置づけ ………75

# 第2章　アメリカにおける医療政策と病院経営の変遷

1. はじめに …………………………………………………………77
   (1) 本章の位置づけ 77
   (2) アメリカの医療政策と病院経営に関する主な先行研究 78
2. 医療政策と病院経営 ……………………………………………83
   (1) 現在の医療提供体制 83
   (2) 歴史的変遷 90
3. おわりに－医療政策と病院経営からみた派遣看護師 ………116

# 第3章　Registered Nurse と専門職化

1. はじめに－本章の位置づけ ……………………………………119
2. 自律性と RN の専門職化 ………………………………………123
   (1) RN の起源からの萌芽 124
   (2) 科学的知識を伴う自律性への志向 125
   (3) 第二次世界大戦後の指針決定 129
3. 科学的知識の重視と専門分化―RN の場合 …………………130
   (1) 州法に見る RN の養成課程 131
   (2) RN 養成課程のカリキュラムに見る専門性と自律性 133
   (3) 労働協約より見る RN の処遇 138
4. 科学的知識の重視と専門分化―上級 RN の場合 ……………147
   (1) RN の専門分化とその背景 147
   (2) 4つの APRN（上級看護師）149
   (3) 学会等の認定による専門看護師 159
5. おわりに－現在の RN の相対的地位と派遣看護師 …………166
   (1) アメリカの看護師と専門職化 166
   (2) 派遣看護師と専門職化 167

# 第4章　看護職種の分業システム

1. はじめに－本章の位置づけ …………………………………171
2. 分業体制の変遷 ………………………………………………172
   (1) 職務ごとの分業システム－Team Nursing　172
   (2) 患者ごとの分業システム－Private Duty Nurse と Primary Nursing　187
3. RN の自律性と専門性を支える看護補助職 ………………195
   (1) RN の職務からの考察　195
   (2) LPN/LVN　201
   (3) 看護補助者　218
4. おわりに－派遣看護師と分業システム …………………246
   (1) 看護方式との関係からの分析　247
   (2) RN の職務からの分析　249

# 第5章　医療の標準化と Registered Nurse の職務

1. はじめに－本章の位置づけ …………………………………253
2. 職務と作業プロセスの標準化 ………………………………254
   (1) 科学的管理法が作った基盤　254
   (2) 1980 年代以降の標準化の背景　261
3. おわりに－作業プロセスの標準化と RN の職務 …………277
   (1) 重層的な標準化システム　277
   (2) 医療における人的・物的な標準化と派遣看護師　280

# 第6章　テクノロジーと看護労働

1. はじめに－本章の位置づけ …………………………………283

2. 医療テクノロジーと看護労働 …………………………………284
    (1) 医療テクノロジーの発展と人事労務管理の変遷 284
    (2) 医療テクノロジーが人事労務管理にもたらしたもの 290
    (3) 医療テクノロジーの進化と RN の分断 293
  3. テクノロジーと派遣看護師－手術室看護の場合 …………298
    (1) テクノロジーの進化と派遣看護師 298
    (2) アメリカの病院における手術室看護の特殊性 300
  4. おわりに－医療テクノロジーと派遣看護師 ………………311
    (1) 職業別労働市場と外部機関による教育訓練 311
    (2) 職務の明示化と分業体制 312
    (3) 医療の標準化 313

# 終　章　日本における看護師の人事労務管理への示唆 —専門職種としての看護師とは—

 1. 本研究における議論を振り返って ……………………………315
    (1) 問題意識と課題設定 315
    (2) アメリカのケースから得られた知見 316
    (3) 結論‐派遣看護師の成立要件 328
 2. 日本の看護労働への示唆 ………………………………………329
    (1) 日本の派遣看護師に関する検証 329
    (2) 看護師不足問題に対する提言 333
 3. 今後の課題 ………………………………………………………334

引用・参考文献一覧 …………………………………………………337
索引 ……………………………………………………………………365

# アメリカの看護師と派遣労働
― その歴史と特殊性 ―

## 序　章
## 本研究の目的

1. はじめに－本研究の目的および課題と方法

　1986年に労働者派遣法が制定されて以後，派遣労働の適用可能業務は拡大され続けた。2004年には一部の適用除外業務を除いて原則自由化された。とりわけ，製造業にも解禁されたことの影響は大きく，制定時より一貫して増加を続けてきた派遣労働者は，この法改正を機に飛躍的にその数を増加させた。リーマン・ショックによる景気後退によって2009年以降は減少傾向にあるものの，10年前の2002年と比較すると約3倍の派遣労働者が存在している[1]。労働者派遣法の制定時に想定されていた派遣労働者は，専門的なスキルを有する労働者であった。しかし，その後実際に行われた派遣労働は，想定された通りにはならなかった[2]。

---

[1] 派遣労働に関してはその制度の開始以来，経営学における人事労務管理の視点から，あるいは労働法や社会政策の視点から，さまざまな研究が蓄積されてきた。これらについて筆者から指摘したいことは，派遣労働を従来の日本的雇用慣行の枠組みの中でのみ捉えようしているために，派遣労働の本質を見失っているということである。先行研究の中で派遣労働をめぐる問題点を解決する方法として提示されていることは，長期勤続，定期昇給，そして配置転換を含んだOJT中心の教育訓練システム等を前提とした正規雇用労働者の人事労務管理に，派遣労働者を近付けることに主眼が置かれたものがほとんどであると言ってよい。すなわち，派遣労働者の処遇を改善するためには，日本型の正規雇用労働者の処遇に可能な限り近づけることが正しい方法であると捉えられているのである。
　しかし，派遣労働者という存在を，当初に提示した概念にのっとって考えるのであれば，日本的雇用慣行の下における正規雇用労働者とはまったく違った方向で捉えなければならず，正規雇用労働者とは異なる人事労務管理が必要な労働者でなければならないはずである。制度趣旨にのっとり，派遣労働者とは専門的なスキルをもった労働者という前提で考えるならば，それまで雇用されていた組織の如何を問わず，その経験が評価され，専門職種としての能力を活かせる派遣労働の条件というものをいかに整えるかを議論することに主眼が置かれるべきである。先行研究は議論の方向が逆であると指摘したい。

[2] 厚生労働省(2009)「平成20年派遣労働者実態調査結果の概要」における平均賃金額を見ると，時給換算で2,000円以上を得ている派遣労働者は全体のわずか5.3%にすぎない。

本研究では，専門職種としてのスキルを活かして派遣労働を行いうる要件とは何かを検討するために，アメリカ合衆国（以下，アメリカ）の看護師に焦点を当てて分析を行う。アメリカの派遣看護師に焦点を当てる理由は，派遣看護師の歴史が最も古く，長期的なスパンで検証することが可能であるためである[3]。また，その歴史の古さから，先行研究の数も最も多いため，より具体的な検証が可能になると考えられる。本研究では，これらの先行研究および労働協約等の文献資料に加え，現地でのインタビュー調査をもとに分析を進める。

　派遣看護師と病院組織の関係を考察するに当たっては，長期的な視点が必要である。病院組織というものは一朝一夕に出来上がるものではなく，さまざまな要因を背景としながら，徐々に築き上げられてゆくものだからである。看護師の人事労務管理も，そのような組織の変遷に応じて行われてきた。アメリカにおいては，1960年代より現在に至るまで，50年余りにわたって派遣看護師が活用されてきている。そして，現在では看護師としての専門スキルを活かした派遣労働が行われてもいる。こ

---

[3] 日本では，2003年に厚生労働省で行われた「医療分野における規制改革に関する検討会」において，これまで労働者派遣事業の適用除外業務であった「医療機関における医療資格者の労働者派遣制度」の是非が議論され，翌2004年より紹介予定派遣に限って解禁となった。これまで医療資格者の派遣労働に関しては，派遣先である医療機関が事前に派遣労働者を特定できないという労働者派遣制度の性格から，医療資格者間の適切な連携に支障が生じないか，雇用関係と指揮命令関係が分離することにより患者に対する責任の所在が分散する恐れがないか等の点が議論され，雇用関係と指揮命令関係の分離がもたらすネガティブな側面が，看護師派遣制度に対する反対の根拠とされてきた。しかし，事前面接や履歴書の送付が認められている紹介予定派遣であればそのような恐れが少ないという結論に至った上の法改正である。現在，医療関連職種の派遣労働者は全体の3.2%を占めており，看護師の派遣労働者はこの中に含まれるものと考えられる。
　現在の日本において派遣看護師が求められる理由は，大きく分けて，ふたつのことが考えられる。第一の理由は，深刻化する看護師不足の解消に他ならない。ここには，診療報酬上の看護師配置基準を満たすという意味合いも含まれる。第二の理由は，診療報酬制度による公定価格のもとで行われる病院経営において，人件費を含むコストの削減が要請されていることである。
　看護師の派遣労働に関する日本国内の先行研究は，派遣先にあたる病院側の視点からの研究には高山・竹内(2009)があり，派遣看護師の立場からの研究には田中(2002)がある。一般的には専門職種であると捉えられている看護師の派遣労働を考察した場合，果たしてそれが本当に専門的なものになり得るのかという点には，未だ疑問が残る。看護労働のもつその専門職性の曖昧さこそが，派遣労働全般に通ずる問題点ともつながりを持つ，重要な点であると筆者は考える。

れらの過程を歴史的に検証することが，本研究の中心をなす。

　果たして，それを可能とした要因とは何だったのであろうか。アメリカの病院は1960年代以降，さまざまな背景からそのシステムに大きな変化が生じた。そのような変化の背景にある医療政策をも視野に入れながら，病院のシステムの変遷をたどり，看護労働，および看護師という職種，そして彼女らが働いてきた病院という組織を考察する。このことによって，派遣看護師の活用を可能とする要因を導き出すことを本研究の最も大きな課題としたい。

　そして，本研究では看護師の派遣労働を派遣労働論という大きな枠組みの中で捉え，それが持つ特殊性と普遍性とを考察の前提とする。それゆえに，派遣看護師とは「外部労働者であるという側面」，そして「専門職種であるという側面」の両面を併せ持つ存在であるとして捉えたい。双方の側面から求められる要件を満たすことができて初めて，専門性を保つ形で看護師の派遣労働が可能になるものと言うことができるであろう。この意味において，看護師の派遣労働を考察することは，他の専門職種における派遣労働についても普遍的に指摘できる要素を導き出すことを可能にする。そして，労働者派遣制度の制度趣旨にのっとったあるべき派遣労働の姿を，かなりの程度，提示することも可能となるであろう。

　それでは，アメリカの派遣看護師とはどのような存在であるのか。詳細は第1章に譲るとして，以下では概略的にその姿を述べることにする。

## 2. アメリカにおける派遣看護師の概略

　アメリカには一般的にTemporary Nurseと称される派遣看護師が存在しており，その歴史は1960年代まで遡ることができる。アメリカの看護職種には，階層化されたさまざまな資格が存在し，どの階層の看護職種にあっても，派遣労働が行われてきている。本研究で主たる対象と

するのは，最も一般的な看護師資格である Registered Nurse（登録看護師）の派遣労働者である。現在アメリカには約 300 万人の Registered Nurse（以下 RN）が登録されており，そのうち約 260 万人が雇用されている[4]。派遣看護師に関する現在の統計資料を見つけることは難しく，正確な人数は明らかとなっていないが，おおよそ RN 全体の 2％から 5％の範囲内であると考えられている。これらの中には，派遣労働のみを行っている者もいるが，病院の正規雇用労働者でありながら，派遣労働を同時に行っている者，いわゆるムーンライターも相当数含まれている。

これまで派遣看護師については，ケアの安全性の問題，正規雇用の RN のモラールに与える悪影響という問題，高額な賃金コストに関する問題等，さまざまな問題が指摘されてきた。しかし，RN の職業団体である American Nurses Association（以下，ANA）や個々の病院において，ガイドラインやオリエンテーションプログラムが作成されるなどの努力によって，これらの問題点のいくつかを克服した。それゆえ，現在ではほぼ 3/4 程度の病院において，派遣看護師が活用されている[5]。派遣看護師のみで構成される横断的な労働組合やユニオンは存在しないが，正規雇用の RN を組織化している労働組合と病院との間で交わされる労働協約には派遣看護師に関する条項が設けられることが多い。このことから，派遣看護師は，RN 全体に占める割合こそ高くはないものの，その存在を確かなものとして認められていることがわかる。

派遣看護師の働き方は多様である。1 シフトあるいは数日間という短期間でスポット的に派遣される場合もあるし，約 13 週間という比較的長い期間で派遣される場合もある。後者は特に Traveler あるいは Travel Nurse と呼ばれており，その専門的に特化したスキルを武器に，州を跨いで移動しながら腕を磨くケースが多々見られ，派遣先の病院側からの

---

[4] U.S. Department of Health and Human Services Health Resources Services Administration(2010),p.2 および補論。
[5] Bae(2010)参照。

信頼度も高い[6]。RN 不足が深刻な集中治療室（ICU）や手術室（OR）において，Traveler は特に多く用いられている。派遣看護師は専門性の高い職務に携わることも多く，また，看護師不足の状況にあって需要も高いため，非常に高い賃率が適用されている。医療保険給付金や年金保険，賞与等も，派遣会社によって支給される場合が多い。

## 3. 本研究の構成

　以上のように，現在の派遣看護師の処遇は非常に恵まれており，そのほとんどは自発的に派遣という雇用形態を選択しているという点で，不熟練職種の派遣労働とは異なった存在である。そして，専門職種の派遣労働として見た場合には，派遣される組織が変わったとしても，RN としての専門的なスキルをきちんと評価されて働くことができているという点が何より重要であろう。本研究では，アメリカの派遣看護師がどのようにして現在ある専門職種としての派遣労働を実現させたのかについての分析を行う。RN という限られた職種を対象としているが，ここに専門職派遣労働としてのあるべき姿，ひいては，専門職労働の確立に対する示唆が得られるのではないだろうか。
　これらを考察するに当たって浮かび上がってきたのは，専門職種の派遣労働者としてという角度からよりも，RN というひとつの職種が専門職種としての地位をいかに確立し，病院という組織において専門的なスキルを発揮することをいかにして実現してきたかという点に着目すべきであるということである。その上で，派遣労働という概念といかに歩み寄り，どの点において親和性を持ったのかということを考察するべきであると考える。そのために，本論文は次のような構成をとるものとする。
　第 1 章においては，アメリカの派遣看護師がどのような歴史を経て，現在どのような働き方をしているのかについて，先行研究およびインタ

---

[6] 前者は Agency Nurse と称されることが多い。

ビュー調査より詳しく明らかにする。また，アメリカの派遣労働全体において，派遣看護師が相対的にどのような位置づけにあるのかも，同時に考察する。連邦政府の医療政策や，それに伴う病院経営の変化と，派遣看護師との関係も織り交ぜながら，病院経営における派遣看護師の意義について論じたい。

　第2章では議論の前提として，アメリカの医療システム自体を概観したい。なぜなら，アメリカの医療システムは医療保険制度のみならず，日本とはかなり異なるシステムを有しており，RNの労働とも深いかかわりをもつものと考えられるためである。

　第3章以下は，アメリカの派遣看護師が専門職種の派遣労働者として成立し得る条件を追究することにあてる。第3章では，RNそれ自体の相対的なポジションについて分析し，その専門職化の過程を明らかにする。現在のRNは専門職種としての地位を確かなものにしているが，それは長い時間をかけて少しずつ手にしてきたものである。彼女たちはどのように専門職化し，職種別の外部労働市場を確立させてきたのであろうか。また，その背景には何が存在し，RNは何を目指してこれまで歩んできたのであろうか。これらの考察から，その職種自体が専門職種となり得る要件を導き出す。

　第4章では，このようにして専門職化を遂げることを可能にした背景のうち，派遣看護師との関係を考えた場合には最も重要なものであると考えられる，看護職種内の分業構造について論ずる。アメリカの場合，看護職種は細分化されており，RNのみで看護を行っているわけではない。看護を行う職場組織において，RNの担う役割とはどのようなものか，その他の看護職種とはどのような関係にあるのかを明らかにしたい。このことにより，組織において，専門資格を有した労働者が専門職種としての職務を遂行しうる要件を導き出す。

　第5章では，専門職種が専門性を発揮しうるような分業体制を機能させるための要件であると考えられる，物的・人的な標準化について論ず

る。派遣看護師の労働は，派遣先である病院の職場組織や作業組織の構造によって制約を受けるはずである。そのため，派遣看護師が専門職種としてのスキルを発揮しうる要因が，アメリカの病院という「装置」に埋め込まれていると考えることができる。その鍵となるのが，さまざまな「標準化」という概念である。アメリカの病院では，組織内の暗黙知に過剰に頼ることをせず，形式知として表出させるためのさまざまな試みがなされてきた。この分析によって，外部労働者でありながら専門的な職務を遂行する上で必要な要件を導き出す。

第6章では，このようにして専門職種としての地位と外部労働市場を確立し，また，そのスキルや技能を組織の如何を問わず発揮しうる要件を整えたアメリカのRNが，アメリカの医療システムの中において活躍できる素地を作ったもう一つの背景を指摘する。それは，医療テクノロジーの進化である。医療テクノロジーの進化と看護労働の関係という点において，アメリカのRNたちは多くの議論を重ね，非常に特徴ある関係性を構築してきた。このことと派遣看護師との関係について論ずることで，RNという専門職種の派遣労働に関する議論によりいっそう深みを加えることができるものと考える。

終章では，これまでの議論を振り返り，本研究全体としてアメリカの派遣看護師が専門職種としての派遣労働を行うことを可能にした要件を提示する。また，日本の病院において看護師が派遣労働を行った場合，アメリカと同様にそれが専門職種の派遣労働として実現し得るのか否かを，この要件に照らし合わせて検証したい。同時に，本研究の問題意識の原点に立ち返り，なぜ日本の派遣労働が専門職種において浸透せず，彼らのスキルを活かすことができないのかについても触れる。最後に，本研究で論じてきた派遣看護師活用の要件と，日本の看護師不足の問題との関係について論じ，これらが深い部分で関わりを持つ重要な問題であるということを提起したい。

# 第1章
# アメリカにおける看護師の派遣労働

## 1. はじめに－本章の位置づけ

　本章では，1960年代後半以降から現在に至るまでの，アメリカにおける看護師の派遣労働に関する先行研究および資料，そして，2008年9月に筆者がアメリカ・オレゴン州にて，看護関係者数名に対して行ったインタビュー調査7をもとに，派遣看護師の具体的な人事労務管理について論ずる。はじめに，アメリカのRN制度について簡単に触れた後，派遣看護師という存在を，アメリカの派遣労働全体の中において位置づける。次に，派遣看護師に関する先行研究においてどのような議論がなされてきたのか，派遣看護師がどのような歴史をたどってきたのかをを示す。そして，文献資料にインタビュー調査からえた知見を加えることにより，現在のアメリカにおける派遣看護師の労働の実態を詳らかにする。

---

7　アメリカの場合，看護師の資格制度は州ごとに管理されており，看護師が行うことのできる職務の範囲や養成方法も各州の看護業務法に依拠しているため，それぞれ異なっている。したがって，本章では具体的な内容に関する研究対象の舞台を，インタビュー調査を行ったオレゴン州に限定した。調査を行ったのは，2008年9月4日～5日，すべてオレゴン州X市においてである。対象者は，①全米最大の看護師団体である，American Nurses Associationの支部のひとつである，Oregon Nurses Associationの調査部門で働くA氏，同団体役員の一人であるB氏，②X市にあるY病院において看護師長を務めるC氏，③5年間の派遣看護師経験があり，現在はX市のZ病院において正規雇用の看護師として勤務するD氏，④V病院グループ全体のユニオンリーダーである看護師E氏，の5名である。
　Oregon State Board of Nursing(2004)によれば，現在，オレゴン州には約3万8千人の看護師が登録されている。オレゴン州を調査対象とした理由は，派遣看護師の問題を分析するにあたり，看護師の労働市場における需給状況が大きな影響を与えることが先行研究より明らかとなっているため，人口10万人あたりの看護師数が843.9人であり，全国平均の920.9人とほぼ同水準であることが挙げられる。それゆえ，平均的な看護が行われていると判断したことが最も大きな理由である。Health Resources and Services Administration Bureau of Health Professions(2013),pp.6-7。

最後に，その出発点である1960年代後半から現在に至るまでの派遣看護師の労働を振り返りながら，医療政策とそれに伴う病院経営環境の変化との関係を重ねることで，派遣看護師がこれまでアメリカ医療の中で果たしてきた役割をより重層的に論じたい。

　RNという職種は，州政府の管理のもとに置かれた資格によって参入が制限され，その需給が調整されるという点で特殊である。当然のことながら，それは連邦政府のRN養成政策による部分が大きい。派遣看護師という存在も，そのようなRNの需給によって大きな影響を受ける。そしてもう一点，州政府の規制のもとに置かれているという意味の特殊性を挙げるならば，RNの職務の範囲もまた，それによって変化するということである。RNの労働に関しては医師その他の医療専門職種との関係を考慮に入れなければならないが，そのような役割分担に関しても政策が決める部分が大きく，時代ごとに変化しているのである。派遣看護師を含めたRNの処遇や人事労務管理は，以上のような理由で特殊であり，資格制度を伴わない労働者とは異なることを念頭に置いておく必要があるであろう。

　なお，看護職種にはその資格によってさまざまな階層が存在するが，本研究においては一般的な正看護師にあたるRegistered Nurseを考察の対象とする。他の看護職種との区別のために，前章同様，正看護師をRegistered Nurse（RN）と記す。また，本研究で「派遣看護師」と記す場合には，すべてRNの派遣労働者のことを指すものとする。

## 2. アメリカの看護師制度

　アメリカにおいて，看護職種の資格は州によって管理されている[8]。そのうち最も大きな割合を占め，一般的な資格となるのがRegistered Nurse（登録看護師）である。U.S. Department of Health and Human

---

[8] 花出ほか(2003), p.569。

Services Health Resources Services Administration による"Registered Nurse population 2008"によれば，現在アメリカには約300万人のRegistered Nurse（以下RN）が登録されており，そのうち約260万人が雇用されている[9]。アメリカのRN資格の場合，2−3年ごとに更新制度が設けられているため，就業率は比較的高い。人種的背景には大きな特徴があり，白人が83.2%と圧倒的多数を占めている。アメリカの全人口に占める白人の割合は65.6%でしかないことと比べると，その割合は非常に高い。また，全人口中では12.2%を占める黒人は，RNの場合5.4%，全人口中15.4%を占めるヒスパニック系の割合は，RNに関してはわずか3.6%でしかない[10]（図1−1参照）。有色人種の占める割合は年々増加しているが，全人口における割合と比較すると，依然として白人の割合が高い[11]。

　アメリカのRNは近年高学歴化が進んでいるが（図1−2参照），RNの資格をベースに，さらに専門的な教育訓練を積むことで得られる上級看護師（Advanced Practice Registered Nurse）資格も存在し，RN全体の約8%にあたる250,527人が，いずれかの上級看護師資格を持っている[12]。

　また，日本の准看護師に近い資格として，LPN/LVN（Licensed Practical Nurse/Licensed Vocational Nurse[13]：実務看護師）もある。こちらは全米で約70万人が登録されている[14]。そして看護補助者も多く使われていることが特徴的である。看護補助者にも有資格の者と無資格の者が存在する。

---

[9] U.S. Department of Health and Human Services Health Resources Services Administration(2010), p.2 および補論。
[10] U.S. Department of Health and Human Services Health Resources Services Administration(2010), pp.11-12。
[11] LPN（実務看護師）の人種的統計を見ると，2001年の時点で白人が67%，黒人が26%，ヒスパニック系が3%となっており，RNとは大きな違いがある。Seago et.al(2004),p.20。
[12] U.S. Department of Health and Human Services Health Resources Services Administration(2010),p.32。
[13] 州によって呼び方が異なるため2種類の名称が存在する。
[14] U.S. Department of Labor, BLS。

そして，現在アメリカの RN が勤務している医療施設は，病院だけにとどまらず，長期ケア施設，老人ケア施設など多様化している。派遣看護師に関しても同様であると考えられる。しかし，それぞれで看護職種の構成やその働き方も大きく異なるため，本研究ではその考察の対象を，RN の 62.2%が勤務する狭義の病院に限定するものとする[15]。

図 1-1　2008 年における RN の最終学歴

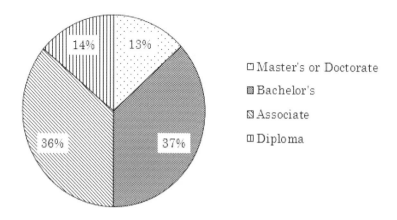

U.S. Department of Health and Human Services Health Resources Services Administration(2010)，p.6 より筆者作成

---

[15] U.S. Department of Health and Human Services Health Resources Services Administration(2010),p.14。その他の勤務施設は外来施設（ドクターズオフィスを含む）が 10.5%，公衆衛生施設が 7.8%，在宅ケアが 6.4%，ナーシングホームが 5.3%，教育関係が 3.8%，その他が 3.9%となっている。

**図 1−2　アメリカ合衆国における看護師資格制度**

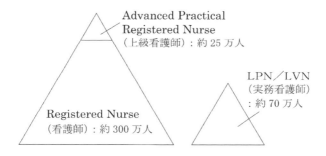

U.S. Department of Health and Human Services Health Resources Services Administration(2010)より筆者作成

## 3．アメリカの派遣労働全体から見た派遣看護師

　RN をはじめとした医療専門職種の派遣労働者とは，アメリカの派遣労働全体の中において，どのような位置づけにあるのだろうか。そのことを明らかにするために，本節ではアメリカにおける派遣労働全般に関する先行研究を，その歴史とともにレビューしたい。本研究では，看護師の事例を用いて，専門職種の派遣労働が成立し得る要件を導き出すことを目的としている。アメリカの派遣労働において，専門職種の派遣労働は RN 以外でも成立しているのであろうか[16]。

---

[16] アメリカにおける派遣労働に関しては，日本国内にもいくつかの先行研究があるが，人材派遣業の経営に焦点を当てたものに集中しているという特徴がある。
　水谷(1993a)(1993b)では，アメリカの人材派遣業の特徴を明らかにし，人材派遣業は新たな付加価値を生み出すのか，また人材派遣業はどのような経済機能を担っているのかについて論じている。水谷は，派遣会社が派遣労働者の取り分を減少させて剰余を増大させる側面はあるものの，社会的分業における必要な機能である限り，派遣先企業の商品生産の中で付加価値をもたらすと結論づけている。
　同じく人材派遣業に関するものに仲野(1996)がある。仲野は「雇用拡大」に寄与したとされている派遣産業が実際に生み出した「雇用」に焦点を当てる。そして，人材派遣業は労働市場を商品市場と何ら変わらなくするものであると述べた。
　佐藤(2004)は，財務分析の観点からアメリカの人材派遣業について論じたものである。ここでは，人材派遣業が利益を得るしくみ，人材派遣業が経営を多角化する理由，多くの

## (1) アメリカの派遣労働と人材派遣業の歴史
### ①人材派遣業の黎明期と戦後の創業ラッシュ

　アメリカにおける人材派遣産業の歴史については，Finney et.al(1991)に詳しい。人材派遣産業の起源は 19 世紀末にまで遡り，1890 年代にウイスコンシン州ミルウオーキーの港湾労働者を D.J.Nugent という人物が組織したことが始まりのようである。その後，1911 年には Joseph S. Kennedy が Kennedy Circular Advertising Company をニューヨークで創業し，1920 年代末には「派遣労働の父」と呼ばれる Samuel L. Workman による Workman Calculating Service がシカゴに誕生した。これら黎明期の派遣会社は，19 世紀末に発明されたタイプライターと計算機を用いてビジネスを発展させたものが多い。それまで女性の職場といえば縫製工場やタバコ工場，雑貨店などに限られていたが，タイプライターと計算機の発明によって，オフィスの事務職種への道が開かれていった。このように，ニューディール期までには数少ない人材派遣会社は存在したものの，本格的な発展は，第二次世界大戦の終了を待たねばならなかった[17]。

　第二次世界大戦はアメリカに著しい経済発展をもたらしたため，生産が活発化し，人手不足を補うべく派遣労働者の需要も高まっていった。それゆえ，1940 年代後半にはアメリカ国内の大都市で次々と新しい派遣会社が誕生していった。1947 年に創業された Stivers Office Services 社で当時募集された派遣労働者は，計算機オペレーター，タイピスト，速記係，複写係，一般事務員であり，戦前と比べると若干の職種の広がり

---

派遣労働がなぜ低賃金・低付加給付の状態に置かれているのか，という 3 点を明らかにした。
　派遣労働自体に関しては，コンティンジェント・ワーカーと呼ばれる非正規雇用全体に焦点を当てた仲野(2000)が，その一つの形態として派遣労働についても論じているのみである。労働法分野からアメリカの派遣労働について論じたものには，藤川(1998)，本庄(2011)がある。本研究は，看護師の派遣という一分野に焦点を絞ることで，より詳細かつ具体的な考察を行うものである。

[17] Finney et.al(1991),pp.11-17。

が見られる[18]。また，この時代は大量生産方式が普及し，洗練されていった時代でもある。中西部ではブルーカラー労働者の需要も高かったこともあり，1948 年には自動車生産のメッカであるデトロイトにて，Russell Kelly 社[19]が創業した[20]。この時代の派遣労働者は女性事務職種と男性ブルーカラーの不熟練・半熟練職種にほぼ限られていた。また，人材派遣会社はあくまで大都市中心であり，郊外にはわずかに点在する程度でしかなかった[21]。しかし，1950 年前後の発展には大変な勢いがあり，1954 年に Manpower 社は 21 の大都市にオフィスを構え，フランチャイズ方式によってさらなる拡大を目指した。また同社は，数年後にはロンドンとパリにも進出を始めている[22]。

　派遣労働という形態が第二次世界大戦後に広まった要因の分析が，後述する Moore(1964)によってなされている。Moore は，この要因は需要側にも供給側にも求めることができるとした。需要側の要因としては以下の 3 点に求めている。第一に，事務職種の需要が増え，比較的低い失業率と離職率であったことである。第二に，特定の機能を外部請負に出す傾向が生まれたことである。第三に，企業の人件費が増加していたことである。アメリカは第二次世界大戦期に世界の武器工場として機能したことから，軍需産業を中心に新鋭装置が次々と導入され，生産システムの標準化や効率化も進むなど，大戦を産業が成熟する機会としえた唯一の国である。そして，非軍需産業の工場も軍需生産に用いられていたことから，戦後には大きな繰延需要も発生することになった。これには，戦時中に蓄積された技術や資本で対応し，さらなる産業の発展を見ることになる。このような中で労働力の需要も常に高く，賃金その他の労務コストは上昇する一方であり，伝統型労使関係がそれを後押しした。

---

[18] Finney et.al(1991),pp.32-34。
[19] ただし，Russell Kelly 社はデトロイトと言えども，ホワイトカラーの派遣労働者をメインにしていた。
[20] Finney et.al(1991),pp.35-36。
[21] Finney et.al(1991),p.45。
[22] Finney et.al(1991,p.46。

これに対し，供給側の要因としては女性の労働参加率の高まりを挙げている。すなわち，20世紀前半に派遣労働が定着，拡大していった背景には，戦中・戦後の経済拡張，計算機やタイプライターといった技術の発展と，それを用いた女性の社会進出とが結びついて存在したと言える。

②専門職派遣労働の始まり（1960年代）

　派遣労働に関する最も古い先行研究がMoore(1964)である。当時の政府による派遣労働者の統計は存在しないが，Mooreの推定では1963年の時点で約300,000人の派遣労働者が存在し，そのうち225,000人は事務職種であろうと述べられている。人材派遣会社の数は，ニューヨークに118，シカゴに88，ロサンゼルスに61と，依然として大都市に集中していることがわかる[23]。

　女性事務職種，男性ブルーカラー職種と比べると，小売業等のサービス職種や専門職種には派遣労働が根付くのが遅かったが，1960年代に入るとこれらの職種にも徐々に進出し始める。小売業の場合，繁閑の予想が比較的つけやすいため，派遣労働者よりも直接雇用のパートタイマーを雇う傾向があったが，ガスステーションやコンビニエンスストアから派遣労働者が導入されていった[24]。

　1965年には初めての医療分野の人材派遣会社であるLabor Pool社（後にMedical Personnel Pool社と改名）がフロリダで創業された[25]。当初，派遣労働者の中心となったのはドクターズオフィスやクリニックに派遣される女性の書記係であり，臨床的な職種ではなかった。しかし，1965年に公的医療保険であるメディケア／メディケイドが創設されると，著しい人手不足が生じ，RNを始めとしたさまざまな臨床職種にも広がりを見せていった。Labor Pool社はCEOのAllan Sorensenがフ

---

[23] Moore(1964),p.557。
[24] Finney et.al(1991),p.51。
[25] Labor Pool社は1946年創業のLabor Pool of America社の医療部門として設立された。1992年には社名をInterim HealthCare社と変更し，現在，アメリカ国内の43州に300以上の営業拠点を有している。

ランチャイズ戦略に乗り出し，この時期の医療人材派遣のシェアを50%以上確保していた。しかし，大きなマーケットと比較的高い派遣料金がもたらす手数料収入の高さに魅力を感じた他社がその後相次いで乗り出すこととなった。すなわち，本研究の考察の中心をなす派遣看護師が誕生したのはLabor Pool社が人材派遣事業を始めた1960年代半ばであり，その背景には，政府の福祉プログラム，いわゆる「貧困に対する戦争」に基づく公的医療保険の創設がもたらしたRNの人手不足が存在したのである[26]。

1966年には全米派遣業協会（NATS：National Association of Temporary Service）が作られ，組織だったキャンペーンやロビイ活動などを展開させたため，人材派遣業はさらなる発展をみることになる。

### ③規制緩和のさきがけとしての成長（1970年代）

1970年代における先行研究はまだ非常に少なく，当時は派遣労働がそれほど大きな問題として捉えられていなかったことがわかる。そのうちの一つであるGannon(1974)は，女性の事務職種における派遣労働の実態について論じたものである。ここでは初めて派遣労働者および派遣先企業に対するアンケート調査が行われ，双方の就業意識が明らかになった。派遣労働者側が抱いている不満は，疾病手当，休日手当がないこと，仕事が不安定であることが主なものである。また，彼女らに対して，正規雇用に移りたいか否かを問うた質問では，43%が正規雇用に移りたい，27%が移りたくないと回答している。この結果を見る限り，当時の派遣労働者の多くは非自発的な選択で派遣を選んでおり，付加給付にも恵まれていない状態に置かれていたことがわかる。そして，派遣先企業に対して派遣労働者を使用する理由を問うた質問では，「正規雇用労働者が病気や休暇，欠員などで不在の時に代わりとして使う」「仕事量がピークのときに追加的な要員として」「特別な仕事やプロジェクトを扱う場合」で

---

[26] Finney et.al(1991),p.57.

ほとんどが占められている。1970年代においては，未だ欠員補充的な使い方に過ぎず，1980年代以降のように，派遣労働者を人件費削減のために戦略的に用いるという経営者側の意思は見られない。また，職種カテゴリーごとの分類もこのとき初めて行われており，70%が事務職種，28%が工場のブルーカラー職種，1960年代に始まった専門職種の派遣労働者は2%にすぎないことが明らかとなっている。

日本には労働者派遣法という独自の法律が存在するためか，派遣労働に関する先行研究は労働法分野で最も多くのこされているのに対し，派遣労働および人材派遣会社に関する連邦法が存在しないアメリカにおいては，労働法分野からの研究は非常に少ないことが特徴的であると言える。その貴重な一つにGonos(1997)がある。Gonosの研究は人材派遣会社の発展と政府の規制との関係に着眼したものである。これによれば，人材派遣業の団体は，パートタイマーに関する規制などを1960年代から1970年代前半にかけて次々と緩和させていったことがわかる。この時代は，未だ派遣労働というものが市民や政党にとって重要な話題にはなっていなかったため，規制緩和は容易に進められていった。当時の労働者組織や市民団体もまた，派遣労働の影響を低く見積もりすぎていた。州の財界によるバックアップもあって，人材派遣業界は他産業の規制緩和よりも10年早い段階でそれを成し遂げていたのである。

アメリカの人材派遣業をめぐる法的な議論においては，人材派遣会社を雇用者と認めることが可能か否かという点が大きな論点になっていた。1950年代には未だ曖昧だった判決が，1960年代における全米派遣業協会のキャンペーンもあって，少しずつ雇用者と認められる流れが優勢となり，1970年代には法的な雇用者としての地位を確かなものにした。職業紹介業に関しては法規制も多いアメリカであるが，人材派遣会社は職業紹介業の例外とすると明記された法律もできている。このため，1970年代という時代は，その後の派遣労働の拡大にとって非常に大きな意味

を持つ時代であったと Gonos は結論付けている[27]。

### ④積極的な人件費削減戦略と医療派遣労働の拡大（1980年代）
#### ⅰ）レーガノミックスと派遣労働の成長
　派遣労働に関する先行研究が徐々に増加していったのは1980年代である。石油ショック後の1974年から1975年にかけて，アメリカ経済は深刻な景気の後退を経験していた。第二次世界大戦は世界の先進工業国を二分し，傷跡からの立ち直りに時間のかかった欧州はアメリカの独走を許していた。しかし，1970年代には西ドイツの躍進を筆頭に欧州がアメリカを追い上げ，また，日本の産業の成長も著しかった。とりわけ，アメリカの基幹産業である製造業における国際競争激化の波は，大きくアメリカ経済を揺るがした。戦後伝統型労使関係によって高騰した人件費は，それまでのように価格に転嫁することができなくなり，国際競争力低下の最も大きな要因と目されるようになる。企業は人件費に対して，これまでにない敏感なコスト意識を持たざるを得なくなった。

　このような背景の中，1980年代のレーガノミックスは，国際競争力の回復を目指して諸規制の緩和・撤廃を行い，企業主導の産業再編を促した。このため，レイオフを伴うリストラクチャリングやリ・エンジニアリングが随所で行われた。伝統型労使関係に拠っていた労働組合は，レーガン政権の強硬姿勢を前に弱体化し，この動きを阻むことは困難であった。派遣労働者数の増加は，これらの政策と大きく関係するところである。Carey et.al(1986)では，正規雇用労働者の付加給付支出の高騰に悩んだ経営者が，派遣労働者の需要を活発にした旨，そして，人材派遣業の成長は1970年代後半から1980年代前半の不況と歩みをともにしている旨が述べられている。また，1981年から1982年にかけて，大量のレイオフや解雇を行い，地域社会からの評判を落とした経験も，多くの企業にとって派遣労働者を嗜好するようになった背景であろうとも述べ

---
[27] Gonos(1997),p.100。

られている[28]。Belous(1989a)からも，1980年代にアメリカ国内外の競争圧力が高まったことから労使関係をフレキシブルにする動きが始まったことがわかる[29]。

　このような環境においては，変化のスピードが速く，少品種大量生産から多品種少量生産への転換が迫られたため，これまでの硬直した労使関係では対応が難しくなるのは必然であった。派遣労働者は，こうした雇用のジャストインタイム化に欠かせない人材とされた。またBelousは，同時代を境に，従業員が企業からステークホルダーとみなされなくなったという変化にも触れている。それまで，賃金は他企業の動向を意識せざるを得ないものであったが，1980年代を境に，企業内部の事情だけを考慮したものになり，地域内でも格差が生じるようになった。そして，企業がコアとなる労働者を絞ったために，派遣のようなコンティンジェント労働者が増加することになったのである[30]。

　派遣労働者数が増え，広く普及するに従って，その問題点は一般的にも徐々に認識されるようになっていった。アメリカ労働統計局（Bureau of Labor Statistics：BLS）において，初の派遣労働者に関する統計が行われたのも1987年のことである。これによれば，当時全米で約60万人の派遣労働者が存在したと見積もられている。また，医療保険が支給されているのはこのうち4分の1程度にすぎないことも明らかとなった[31]。Magnam et.al(1985)でも同様の問題が指摘されており，派遣労働が正規雇用の入り口となる側面は否定しないが，現存の社会保障システムのもとでは多くの派遣労働者がそこから漏れてしまうため，何らかの法規制が必要と述べている[32]。

　これについてさらに踏み込んだ指摘をしているのがBelous(1989b)である。Belousは，労働市場がフレキシブルなものに変わったのにもかか

---

[28] Carey et.al(1986),p.38。
[29] Belous(1989a),pp.7-9。
[30] Belous(1989a),pp.8-9。
[31] Harry(1989),p.5。
[32] Magnam et.al(1985),p.610。

わらず，社会保障システムは「男性稼ぎ手モデル」のままであり，そこから抜け落ちてしまう層が派遣労働によって多く生まれることを指摘した。それゆえ，企業の枠を超えて持ち運び可能な年金や，国民皆保険制度が整備されるべきであると提言している。また，Belous(1989b)は，企業側，派遣労働者側双方におけるデメリットについても触れている。派遣労働者を中心としたコンティンジェント労働者を使い続けた場合，企業側にとっては長い目で見た品質と高い生産性が損なわれる可能性が挙げられている。派遣労働者側には経済的な不安定性が避けられないこと，能力開発を受ける機会に乏しいことの2点が，そして社会全体から見ても，コンティンジェント労働はアファーマティブアクションや雇用平等に反すると批判している。

### ⅱ）医療分野における拡大

　1965年にフロリダ州のLabor Pool社から始まった医療分野における派遣労働は，1970年代を通して成長を続け，1980年代にはかなりの大きなカテゴリーの一つとなっている。この時代の先行研究においても，これまで代表的だった女性事務職種や男性ブルーカラー職種についてよりもむしろ頻繁に医療分野の派遣労働に触れており，注目度が高まっていったことがわかる。1987年に労働省統計局（U.S. Department of Labor, Bureau of Labor Statistics）によって行われた派遣労働者に関する統計調査から，医療関係職種に関する具体的な数値が示される。RNの場合，全米で13,451人の派遣労働者がおり，うち7,935人は大都市圏で働いている。Licensed Practical Nurse（以下LPN：実務看護師）では9,714人の派遣労働者がおり，看護補助者・雑役係は22,964人が派遣労働者である。Gannon(1984)によれば，派遣労働者のカテゴリー別内訳は，65%が事務職，30%が工場のブルーカラー職，5%が専門職であり，1974年のデータよりもRNを含む専門職種の割合が高まっていることが示される。「医療分野の派遣は最も急速に成長した分野であ

る[33]」とも述べられている。Magnam et.al(1985)でも派遣労働者の割合が高い産業として，医療，ビジネスサービス，金融・保険の各産業が挙げられている。また，専門職，サービス職，それぞれのカテゴリーで派遣労働者の割合の高い職種は表 1-1 のとおりであるが，いずれのカテゴリーにおいても医療関係職種の割合が高いことがわかるであろう[34]。派遣労働者全体から見ればまだわずかな割合ではあるものの，医療分野の派遣労働はその存在感を高めつつあり，この時期には病院をはじめとする医療・福祉関連施設に完全に定着していったとみてよい。

　この時代には，医療分野の派遣労働に特化した先行研究も現れた。Gannon(1984)はスキルレベルの異なる看護・介護職種である RN, LPN, 看護補助者，ヘルパーの 4 つにおける派遣労働者を比較しながら，それぞれの嗜好性の違いを分析したものである。Gannon が明らかにした傾向は次のようなものである。スキルレベルの高い RN と LPN では，「希望する週当たりの労働時間が家庭の状況によって決まる」と答える割合が高く，固定されたシフトで決まった時間に働きたいと希望する割合が高い。つまり，時間的なフレキシビリティを優先する傾向が見られた。一方，スキルレベルの低い看護補助者とヘルパーの場合，「希望する労働時間は家庭の状況には左右されない」と答える割合が高く，希望する週当たりの勤務日数も多い。そして，時間的なフレキシビリティよりもむしろ，仕事のバラエティを好む傾向があった。この研究から，同じ看護・介護職種でも，スキルレベルによって派遣労働を選択する事情が異なることがうかがえるであろう。スキルレベルが高く，賃金の高い RN, LPN では時間的なフレキシビリティを求めて自発的に派遣労働を選択しているケースが多いが，スキルレベルが低く，低賃金の看護補助者やヘルパーでは長時間働きたいという希望が見られることから，非自発的な選択であるケースが多いと考えられる。

---

[33] Gannon(1984),p.26。
[34] Magnam et.al(1985),p.608。

表1−1　派遣労働者の割合の高い職種

| 専門職種 | **RN**，**LPN**，**診療放射線技師**，経理，プログラマー，下図工，イラストレーター，エンジニア，実験技術者，電気技術者 |
|---|---|
| サービス職種 | **看護補助者**，**病院の雑役係**，一般的な雑役係，飲食サービス，食事の介助員，警備員，家政婦 |

Magnam et.al(1985)より筆者作成。太字は医療関係職種。

　このように，医療分野の派遣労働には幅があり，専門職種と非専門職種ではまったく状況が異なるのである。Gannon は医療分野の派遣労働に関して，今後も十分に拡大の余地があるが，需要が多い夜勤のシフトに入ることのできる派遣労働者が多くないことが，その拡大の足かせになるであろうという観測を述べている。

　もうひとつの医療分野の派遣を中心とした先行研究である Carey et.al(1986)は，その派遣労働の詳細を明らかにしたものである。Carey らが明らかにしたのは次のような点である。第一に，医療分野の派遣労働は 1970 年代に病院が RN の不足に直面したことが増加の原因であることである。第二に，派遣労働は 1 シフト，あるいは 2-3 日の場合がほとんどであるが，より長期にわたるものも存在することである。これは，序章において述べた，Agency Nurse と Traveler の区分に相当するものである。第三に，派遣の RN は正規雇用の RN から好まれない準夜勤・夜勤・週末といったシフトに入ることが多いことである。第四に，派遣の RN が最もよく使われるのは夏季であることである。これは，夏季になると正規雇用の RN がバケーションをとることが多く，また，患者も夏季休暇を利用して入院してくることが多いことが背景にある。第五に，ほとんどの派遣看護師は労働時間を制限したいという理由から派遣を選ぶが，他の病院で正規雇用として働きながら，副業として派遣労働を行うムーンライターも存在することである。Carey らは今後の見通しにつ

いて，人口の高齢化と病院の在院日数が短縮していることを背景に，とりわけナーシングホーム（長期療養型施設）での需要が高まるであろうと述べている。また，在宅看護の分野においても，施設ほど看護の継続性が求められないため，派遣看護師が使いやすく，需要が伸びる可能性を指摘している。これらの背景の他にも，病院のコスト抑制戦略が進んだ場合には，派遣に依存する率が高まるかもしれないと予想している。

⑤戦略的人事における活用（1990年代）

1990年代にアメリカは好況を迎え，失業率の低い時期が続いた。このような状況にもかかわらず，雇用の質は全体として見れば改善することがなかった。なぜなら，この時期に雇用に関する概念が変化したからである。J. Atkinson が 1985 年に提唱した Projected Organizational Structure で提示したような，「一部のコア労働者 - その他の辺縁的労働者」という区別を用いたフレキシブルな雇用の戦略が先進国で普及した[35]。アメリカでも派遣労働者を始めとしたコンティンジェント雇用を活用することで，フレキシブルに経済状況に対応しようとする企業が増えた。また，正規雇用労働者もこのような雇用のジャストインタイム化の中にあって，ごく一部を除いては雇用の安定性が著しく損なわれていった。

1980年代後半から1990年代にかけて，人材派遣会社は新たな役割を担うことになる。それまで人材派遣会社は，人事部門長を相手に比較的受け身の交渉をしていたが，この時代はアメリカにおける人事部門の役割が変化した時代でもある。企業は従業員を「人的資源」とみなし，その管理も積極的に経営戦略の中に位置づけてゆこうとする動きが高まった。人材派遣会社はこの Human Resource Department に積極的に働きかけ，どのタイミングでどれだけの期間，どの種類の派遣労働者を用い

---

[35] Atkinson(1985), p.19。

れば最も合理的かというプランを提示していった[36]。そのような意味で，1990年代は人材派遣会社の経営戦略がある意味，洗練されていった時期なのである。

この時期は派遣労働のさらなる多様化を見た時期であり，専門職種への進出もさらに進んだ時期でもある。Parker（1994）でも，派遣業界はますます専門化するであろうこと，そして中でも医療関係と技術関係の職種で急成長が見られると述べられている。医療関係職種の人材派遣会社のパイオニアであるMedical Personnel Pool社（旧Labor Pool社，現Interim Healthcare社）は高齢化によって派遣労働者の需要が高まり，この時期には全米で250のオフィスを構えるに至っている[37]。Medical Personnel Pool社のような大きな人材派遣会社も存在するが，専門職種の派遣会社はおおむね小規模で，その職種に特化している傾向がある[38]。また，Dietz(1996)はこのような需要の高まりに伴って，医療専門職種の賃金が上昇していることに触れている。

先行研究の蓄積が最も多いのも，1990年代である。その内容も多岐にわたっているが，最も代表的な派遣労働研究であるParker(1994)もこの時期に書かれたものである。

Parker(1994)は労働者側からの視点で，人材派遣業を批判的に検討した研究である。特に，派遣労働者の利用による経営者の職場支配の強化の側面に着目している。その根拠は，次の点に求められる。第一は，派遣労働者が労働者の一員として認められるというよりも，生産プロセスにおける単なる資源としてマネジメントされる点である。第二は，ブレイヴァーマンの主張に基づくもので，労働の機械化，分業化，合理化によって，あるいは専門化と標準化によって単純作業化された労働過程が，派遣労働者の受け入れに適したものであるという点である。派遣労働者の受け入れの増加によって熟練が解体され続けた結果，労働者の伝統的

---

[36] Finney et.al(1991), pp.79-83。
[37] Parker(1994), p.40。
[38] U.S.Bureau of Labor Statistics(1995)。

なスキルは侵食され，職業というものが人材派遣会社を通じて手に入りやすいものに変わったとParkerは述べている。派遣労働者が，時間当たりの生産量を最大化し，労働価値をコントロールすることを促すスタッフィング戦略の一部となっているさまは，まさに1980年代後半から1990年代にかけての人材派遣会社の果たした役割であると言えよう[39]。

　日本の派遣労働研究において多くの研究者が着目した「三面契約関係から生じる不適切な人事労務管理」という概念であるが，アメリカにおいてはこれを扱った研究は意外に少ない。そのひとつにGottfried(1991)がある。これは人材派遣というシステムにおける機能の分裂，支配の二重構造が引き起こす固有の問題とはいかなるものかを，製造業における参与観察をもとに明らかにしたものである。Gottfriedによれば，管理者が二重になることで派遣労働者は孤独な環境に置かれ，生産性を上げなければというプレッシャーにさらされること，そして，二重の支配によって派遣先企業と人材派遣会社が異なるゴールを目指すことになる可能性を指摘している。この派遣労働者に対する二重の支配体制は，官僚的であり分権的でもあるという複雑な構造を生むため，一つの組織を対象とした従来のマネジメントシステムでは機能しないであろうと結論付けている[40]。

　また，日本の派遣労働研究の中で多く指摘されていた問題のもうひとつは，職業能力開発の機会に乏しいことであった。アメリカの先行研究の中においても，古くから随所で指摘されてきたことではあるが，この問題点を大きく扱った研究がNollen(1996)である。ここでは，派遣労働は低スキルの仕事が多く，訓練の機会も乏しいので，他の仕事に移ることが難しいこと，高スキルの仕事に上昇することはさらに難しいことが述べられている。その根拠としてNollenは，能力開発は投資してから回収するまでに時間がかかるために，派遣先企業は派遣労働者への投資

---

[39] Parker(1994), pp.137-153。
[40] Gottfried(1991), p.709。

を渋ることを挙げている[41]。

　そして，実際に職場で派遣労働者がいかなる職務を担っているのかを明らかにした貴重な研究として，Smith(1998)が挙げられる。Smithはハイテク産業の工場における派遣労働者のインタビュー調査から，以下の点を明らかにした。派遣労働者は最低賃金すれすれの賃率しか支払われず，付加給付も支給されない。また，職場においては違う色のバッジをつけなければならず，18ヶ月間の派遣期間制限が設けられている。フォーマルな会議やイベントからも除外される。しかし，派遣労働者でもスキル習得の機会はあり，意志決定の責任が課せられる場合もある。そして，派遣労働者間にも曖昧な権限のラインとヒエラルキーが存在する。派遣労働者の職務に関してはラインごとに様子が異なっている。あるラインでは，派遣労働者と正規雇用労働者が半々ずつの割合で働いており，双方とも組立から注文までを行う。一部の派遣労働者は，他の派遣労働者の教育係になることもある。別の不熟練のラインでは，ライン全員が派遣労働者であり，ファシリテーターも派遣労働者が務めている。派遣労働者はさまざまな職務を行えるように訓練されているため，互換性がある。また，その他にも90％が派遣労働者のライン，グループリーダーも派遣労働者が務めている半熟練のラインなど，その内容はさまざまであることを明らかにした。共通することは，このような管理の方法が，派遣労働者のモラールを高め，会社へのコミットメントを深いものにするという点であるとSmithは述べる。これらの管理手法は，派遣労働者に新しい技術を習得したいという意欲をかきたてさせ，管理者と並べるほどの力をつけるように仕向けるため，職場では一見，派遣労働者と正規雇用労働者の区別がつかないほどであると述べられている。これに関しては，戸室（2004）と一致した結果となっており，アメリカの製造業における派遣労働はほぼ日本と同様の状況で行われていることが推測される。

---

[41] Nollen(1996), p.575。

⑥さらなる専門化傾向の高まり（2000年代－現在）

　2000年代のアメリカを経済的な環境から見るとするならば，景気が後退し，労働者の置かれた環境は派遣労働者のみならず，全体としてより厳しいものになった時代ということができるであろう。ITを駆使した経営のさらなるグローバル化，そしてスピード化に伴い，雇用のジャストインタイム化は留まるところがなかった。この時期に企業が派遣労働者を用いる理由について，Houseman et.al(2003)は，「繁閑に対応するため」「正規雇用労働者の欠員補充として」「正規雇用労働者としてリクルートするため」を挙げており，表面的には従前と同様に見えるが，この時代の派遣労働者の使用には一つの背景が存在する。

　アメリカの付加給付における医療保険プランが占める割合は高いが，その負担は常に経営を圧迫する存在として見られてきた。強力な労働組合の存在がそれを守っていたが，不況によって労働組合の力が弱体化するにつれて，安い保険プランに切り替える動きが相次いだ。Housemanらは，派遣労働者の使用の増加を，この付加給付との関係に帰している。アメリカの場合，ERISA法や内国歳入庁の課税コードにより，正規雇用労働者に対して異なった付加給付のパッケージを提供することは難しいが，派遣労働者を利用すればそれが可能になるという企業側のメリットは，この時期，非常に歓迎された。その他にも，派遣労働者は解雇がしやすいので，正規雇用労働者を雇うよりもリスクのある労働者を避けることもできるというメリットもあった[42]。

　2000年代における人件費削減戦略としての派遣労働者の使用が一つ目の特徴とするならば，二つ目の特徴は専門職種の派遣労働者がさらに増加したことである。弛緩した労働市場にあっては派遣労働者の賃金の伸びは鈍く，不熟練職種の派遣労働者は全体として減少傾向にあった。中でも，運輸業や飲食業においていっそうその傾向が強い。これに対し，RNを含む専門職種の派遣労働者は以前から常に増加傾向にあり，その

---

[42] Houseman et.al(2003) ,p.109。

幅も広がっていったが，2000年代に入ってからはさらにその動きが加速した[43]。人手不足のRNは，特に派遣労働者の需要が高く，賃金も上昇していった職種の一つである。当然のことながら，派遣会社の手数料収入も不熟練職種より高いため，そこに商機を見出す派遣会社も多かった。

三つ目の近年の特徴は，大都市中心だった人材派遣会社が郊外へと進出して成長していることである。特に，南部・中西部は成長著しい地域であった[44]。医療労働者の派遣の場合も，郊外の病院では人手不足が著しく，多くの需要があったため，そこをターゲットとして成長した会社も多いと考えられる。

この時代の先行研究には，派遣労働をはじめとするコンティンジェント労働者全体を比較するKalleberg(2000)，この時代の派遣労働に関する概観を示したMorris et.al(2001)，Kilcoyne(2004)，1990年代以降の派遣労働者増加の背景を分析したLuo et.al(2010)などがあるが，研究の数自体は1980年代や1990年代と比べると少なくなっている。Kilcoyne(2004)によれば，近年でも派遣労働者は変わらず低スキル，低賃金職種が大部分を占めているにもかかわらず，批判的な検討もされなくなってきている。専門職種，特に労働市場がタイトな分野においては，はますます高い賃金や豊かな付加給付を支給されるようになったが，低スキル，低賃金の職種における派遣労働者の処遇に関する問題は，何一つ解決していない。このことは，急成長する目新しい存在として物議を醸していた1980年代や，雇用のジャストインタイム化が叫ばれた1990年代と比べると，良くも悪くも職場に定着した存在となりつつあるということを意味するのであろう。

数少ない批判的な見地からなされた研究は，Houseman et.al(2003)である。これは，企業が人材派遣会社を用いることによって，低賃金職種の増加が進むメカニズムを明らかにしたものであり，病院と自動車産業という2つの分野に絞って考察をした興味深い研究である。

---

[43] Luo et.al(2010),pp.3-5。
[44] Luo et.al(2010),pp.10-13。

Housemanらは5つの病院を対象にインタビューを行い，どのような職種の派遣労働者を用いているか，RNや放射線技師など高スキルの職種と，看護補助者や付添人など低スキルの職種との差異などを明らかにした。これらの内容に関しては次章で詳述する。

## (2) アメリカにおける医療派遣労働の位置づけ
### ①アメリカにおける派遣労働の位置づけ

日本における派遣労働との差異を意識しながら，アメリカの派遣労働について特徴的である点を挙げるとするならば，次のように整理できるであろう。

第一に，職種に関しては若干の違いが存在するということである。最も古い歴史をもつアメリカの派遣労働は，その起源を19世紀末にまで遡ることができるが，本格的な普及は第二次世界大戦後まで待たなければならなかった。そこでは既婚女性を主な対象とする事務職種を中心として普及した。この点は，普及の時期こそ違えど，日本の場合とほぼ同様である。しかし，労働者派遣法による職種規制の存在する日本とは異なるアメリカでは，いくつかの違いも見られる。たとえば，主に男性によるブルーカラー職種も当初から多く存在していたし，何よりその起源は，日本では禁止されている職種の一つである港湾労働者である。とはいえ，女性事務職種，男性ブルーカラー職種ともに，その多くは熟練を要しないものであり，低賃金の職種である。付加給付もほとんどの場合，支給されることがなかったという点に関しては，日本とほぼ同様である。

職種に関して大きく異なるのは，アメリカの場合，専門職種の派遣労働も珍しいことではなく，ひとつの分野として確立しているということである。本研究で考察対象とするRNをはじめとした医療専門職種，エンジニア，プログラマーなど，正規雇用労働者よりも高い賃率が支給される派遣労働者も存在するのである。この高い賃率は高い手数料につながるため，人材派遣会社にとってはメリットが大きい。それゆえ，とり

わけ1980年代以降，専門職種への参入が相次ぎ，年々その割合を高めている。これらの派遣労働者は自発的に派遣労働を選択している者がほとんどである。

　第二に，労働者派遣法による規制の存在する日本において，労働法の見地からさまざまな議論が行われてきたこととは対照的に，アメリカの場合はそのような議論はさほどなされてこなかったということである。ただし，人材派遣業が，規制の多い職業紹介業に当たるのか否かという点に関して，すなわち，人材派遣業は「雇用者」に相当するのかという点に関しては，1950年代より議論が積み重ねられている。業界団体のキャンペーンや財界の後押しもあり，現在は「雇用者」としての地位をほぼ認められるに至っている。

表1-2　アメリカにおける人材派遣業および派遣労働の歴史

| 1890's | タイプライター，計算機の発明 | Nugentがミルウォーキーの港湾労働者を組織化 |
|---|---|---|
| 1990's -1930' | 第一次世界大戦 世界恐慌 | |
| 1940's -1950's | 第二次世界大戦 | Stivers Office Servises, Russell Kelly, Manpowerなど，大都市で人材派遣会社が次々創業 |
| 1960's | ベトナム戦争 公的医療保険創設 | 医療分野初の人材派遣会社Labor Poolがフロリダで創業 全米派遣業協会創設 |
| 1970's | | 人材派遣会社が法的な雇用者としての地位を確立 さまざまな規制緩和 |
| 1980's | レーガノミックス 規制緩和・撤廃 リストラクチャリングの多発 | アメリカ労働統計局による初の統計調査実施 医療分野で派遣労働が拡大 |
| 1990's | | 戦略的人事に対する人材派遣会社の積極的な貢献 |
| 2000'- | | |

先行研究より筆者作成

第三に，日本で多く見られた職業能力開発の機会の欠損という問題点は，アメリカにおいても常に指摘されてきたものの，さほどウエイト置かれているわけではないという点である。それよりもむしろアメリカにおいては，ほとんどの派遣労働者が付加給付を支給されていないことの方が，より重大な問題として捉えられている。これに関しては，国民皆保険制度が敷かれていないアメリカ特有の事情であると言えよう。アメリカでは雇用主提供型の民間医療保険が中心をなしており，それを得られない場合でも，必ずしも公的医療保険の受給資格が得られるわけではない。個人加入の民間医療保険は非常に高額であり，加入できなければ無保険者となるほかないのである。それゆえ，付加給付の有無が生み出す問題の深刻さは，日本における比ではない。

　一方，このようなアメリカのシステムにおいて，付加給付は企業の側にとっても非常に大きな意味をもつ。付加給付の内容をめぐる攻防は，常に労使交渉の主要なテーマの中に置かれてきた。そして，付加給付はその時代における労使の力関係が如実に表れる部分でもあった。それゆえ，派遣先企業にとっては，労働協約の対象外とされ，付加給付の支給が強制されない派遣労働者を用いることで得られるメリットの大きさもまた，非常に重要なのである。国際競争の激化によって人件費を削減することが大きな課題となっていたアメリカ企業は，その課題の有力な解決方法のひとつとして，派遣労働者を一定の割合で戦略的に用いることに依存した。

　さらに注意が必要な点として，派遣労働者の使用によって，付加給付支出の削減によるメリットの大きさを再確認した企業は，正規雇用労働者に対するこれまでの付加給付の内容をも，より貧弱なものに変えることを躊躇しなくなったことを挙げたい。長谷川（2010）が1980年代以降，アメリカ企業が従業員に提供する医療保険プランをより安価なものに変えていった様子を詳しく述べているが[45]，そのことと派遣労働者の

---

[45] 長谷川（2010），pp.173-214。

使用は同時進行で起こったものである。付加給付の不要な派遣労働者の使用が，正規雇用労働者の付加給付内容を乏しいものにする梃子の役割を担った側面は否定しえないであろう。

## ②医療分野における派遣労働の特殊性と普遍性

それでは，アメリカの医療分野における派遣労働に関しては，先行研究からどのようなことが指摘できるであろうか。

第一に，事務職種，ブルーカラー職種と比べるとスタートは遅かったものの，順調に成長を続け，1980年代以降は特に存在感を高めていったことである。1980年代には既に，病院は派遣労働者を使用している割合の高い組織のひとつに数えられるようになった。その背景には，医療のマーケットが同時期に拡大し続け，労働者の需要が高かったこと，そして，高い賃率による手数料収入が魅力となって，多くの新規参入企業をひきつけたことがある。アメリカでは1965年に公的医療保険が創設され，医療需要が急拡大した。そして1980年代以降は市場原理主義的な色彩も強まり，病院のリストラクチャリングもたびたび行われた。常に大きな変化を経験してきたアメリカの医療分野において，さまざまな側面から派遣労働者が求められたと言える。そして，人手不足が続くRNのような職種に関しては，今後もさらなる成長が見込まれている。

第二に，医療分野の職種には専門性の高低に幅があり，派遣労働者も職種によって働き方が異なるということである。看護職種で言えば，スキルレベルの高いRNやLPNの派遣労働者は，正規雇用労働者をしのぐほど高い賃率が支給され，労働時間のフレキシビリティを求めて自発的に派遣という雇用形態を選ぶ者がほとんどであった。一方で，スキルレベルの低い看護補助者やヘルパーなどでは，他の不熟練職種の派遣労働者と同様に低賃金であり，非自発的な選択で派遣労働に従事している傾向があった。アメリカの病院では，臨床的な職種から，医療事務職種や給食サービス等の非臨床的な職種に至るまで，幅広く派遣労働者が用

いられており，一口に派遣労働として語ることはできない。しかし，専門性の高い職種に関しては，その賃率の高さから，彼女らの専門性がきちんと発揮されている様子が見て取れる。

　大まかに言ってこのような特徴を有する医療分野の派遣労働であるが，それではアメリカの場合，派遣看護師について，これまでにどのような問題点が指摘されてきたであろうか。次節では，派遣看護師に関する先行研究に焦点を絞ってレビューを行う。

## 4. 派遣看護師に関する先行研究

　アメリカの派遣看護師に関する日本国内の先行研究は非常に少ない。序章で述べた高山・竹内（2009）が派遣先である病院側からの視点で分析を行ったもの，田中（2002）が看護師側からの視点で分析を行ったものが主だったものである。その他には，アメリカのRN全体について概略的に論じた菅原（1999）で，派遣看護師の存在についても触れられている。三富（1992）は，1989年の時点における病院業務の外部化率，派遣労働者と正規雇用労働者との賃金およびフリンジベネフィットの違いについて示している。

　アメリカにおいては，派遣看護師の労働実態に関する先行研究も1970年代半ば頃から始まっており，看護学の分野を中心として，数多くの研究が残されている。病院における派遣看護師の労働[46]を主なテーマとした学術研究を時代ごとに整理したものが表1−3である[47]。ここにおいて示した通り，派遣看護師の先行研究には時代的な偏りがあり，そのほとんどは1970年代後半から1980年代前半に集中している。1960年代後半から現れ始めた派遣看護師が病院に定着し，さまざまな議論が噴出し

---

[46] ナーシングホーム，在宅看護等，病院以外における派遣看護師の労働をテーマとしたものは除外している。
[47] イギリスおよびオーストラリアにおける派遣看護師の労働に関する先行研究もいくつか存在しているが，本研究では採り上げないものとする。また，本研究では2000年代前半に多く見られた雑誌記事も参考文献として使用しているが，この年表には掲げていない。

たのが 1970 年代後半ということになるであろう。この時期には各州において派遣看護師の適切な使用に関するさまざまな取り組みがなされ，1979 年には American Nurses Association が派遣看護師に関するガイドラインを作成している。

　1980 年代までは派遣看護師のケアの安全性に関する議論が中心であったが，いくつかの背景から徐々に解決をみていったと考えられる。第一に，1980 年に JCAH（現 JCAHO）が外部の RN を使用する際の規定を設置したこともあり，派遣看護師を対象としたオリエンテーションプログラムや評価制度が各病院，各派遣会社において整備されたことである。Sheridan et.al(1982)では，スタンフォード大学付属病院において，文書化されたガイドラインが作成される過程が詳細に記録されている。第二に，1980 年代以降，急性期病院における患者の入院期間が短縮され，派遣看護師について問題視されていたケアの継続性という点がさほど大きな障害とはならなくなったことである[48]。このようにして，派遣看護師は信頼度を徐々に増してゆき，1990 年代以降は大きな議論の対象からは外れていったものと考えられる。

　これらが指摘している論点を整理するならば，医療の現場で派遣看護師に関して問題とされてきた点は，次の3点に集約される。

　第一に，先行研究の中で最も多いテーマはケアの安全性である。Langford et.al(1979)，Prescott et.al(1979)，Amenta(1977)などは，ケアの質が正規雇用の RN に比べて劣ると指摘している。Bae et.al(2010)は RN の総労働時間に占める派遣看護師の労働時間の割合によってカテゴライズしたグループの比較を行い，派遣看護師の労働時間が占める割合が一定以上になると安全性に問題が生じると指摘している。ただし，ケアの安全性に関しては賛否両論が存在する。Aiken et.al(2007)も派遣看護師が RN 全体に占める割合によって病院をカテゴライズし，事故の発生率を比較している研究である。しかし，Aiken らは派遣看護師の使

---

[48] Prescott(1982b), pp.413-414。

用率が高い病院は確かに事故発生率が高いが，このような病院はもともとRN不足であり，正規雇用のRNの満足度が低く，離職率が高いことから，事故の発生は派遣看護師の使用によるものではないとして，派遣看護師のケアの安全性には問題なしという異なった見解を述べている。

第二に，派遣看護師という存在が正規雇用のRNのモラールに与える悪影響という問題である。これに関しては，Prescott et. al(1979), Prescott (1986)等で指摘されている。この背景について Prescott et.al (1979), Langford et.al(1979)は，コロラド州において実施したインタビュー調査から，派遣看護師が自由にスケジュールを選択できるにもかかわらず，正規雇用のRNより良い賃金を得ていることから生じると分析している。同様に，Hughes et.al(1991)では，派遣看護師が管理的な職務，会議や委員会活動に携わらなくてよいにもかかわらず，良い賃金を得ていることに原因を求めている。また，Amenta(1977)が指摘するように，派遣看護師が職場に存在することで，正規雇用のRNたちは，自分たちがいつでも派遣看護師で置き換え可能な存在であるというメッセージを病院側から送られているように感じることから生じるネガティブな感情の場合もある。

第三に，Amenta(1977), Prescott(1982), Coss(1989)等が指摘している，賃金コストに関する問題である。賃金コストに関しては多面的な影響が考えられるため，明白に数値化して比較することは難しい。Amenta(1977)は，派遣看護師の使用によって1シフトあたり4〜5%のコストカットが可能としているが，このことによる波及的な影響や長期的な効果は考慮に入れられていない。Kaizer Parmanente Medical Group (2011)も，付加給付が不要な点を考慮すれば，派遣看護師の使用は人件費の削減につながると述べているが，短期的かつ限定的な試算であると言える。一方，Prescott(1982a), Coss(1989)は，病院がRNの寡占的な雇用主であった市場に対して，派遣会社は競争原理を持ち込み，RN全体の賃金を引き上げる役割を果たすと述べている。

表1−3　アメリカの病院における派遣看護師の労働に関する主な先行研究一覧

| 1970' | Wiley, Loy（1976）"Should you join rent-a-nurse for temporary service?"<br>Amenta（1977）"Staffing through temporary help agencies"<br>Prescott（1979）"Supplemental nursing service: Boon or Bane?"<br>Langford et.al（1979）"Hospitals and supplemental nursing agencies: An uneasy balance"<br>Leffler（1979）"A hospital orientation program for agency nurses"<br>Boyer（1979）"The use of supplemental nurses: Why, where, how?" |
|---|---|
| 1980' | Chaska et.al（1980）"A joint effort to mediate the 'outside source' staffing dilemma"<br>Johnston et.al（1981）"Hospital-based 'On-Call' nurse vs. outside contract nurses: A creative approach in cost and quality control"<br>Prescott et.al（1982）"Supplemental nursing service: Who uses them? Who does not?"<br>Prescott（1982a）"Supplemental nursing services: How much do hospitals really pay?"<br>Prescott（1982b）"Supplemental agency employment of nurses"<br>Sheridan et.al（1982）"Using registry nurses: Coping with cost and quality issues"<br>Prescott et.al（1983）"Supplemental nursing services: How and why are they used?"<br>Gannon（1984）"Preferences of temporary workers: time, variety, and flexibility"<br>Kehrer et.al（1984）"Temporary nursing services: Size, scope, significance"<br>Prescott（1986）"Use of nurses from supplemental services: implications for hospitals"<br>Carey et.al（1986）"Employment growth in the temporary help industry"<br>Foster（1987）"Supplemental Staffing"<br>Helmer et.al（1988）"One more time— Solutions to the nursing shortage"<br>Coss（1989）"Nursing registries and economic efficiency" |

| 1990' | Hughes et.al（1991）"Recruitment, retention, and compensation of agency and hospital nurses"<br>Braddy et.al（1991）"Factors influencing nurses to work for agencies"<br>Bliss et.al（1992）"Generic orientation for agency nurses"<br>Henry（1993）"The clinical practice of supplemental nursing personnel" |
|---|---|
| 2000'～ | Houseman et.al（2003）"The role of temporary agency employment in tight labor markets"<br>Aiken et.al（2006）"Supplemental nurse staffing in hospitals and quality of care"<br>Bae et.al（2010）"Use of temporary nurses and nurse and patient safety outcomes in acute care hospital units"<br>Kaizer Parmanente Medical Group（2011）"KPMGs 2011 U.S. Hospital Nursing Labor Costs Study" |

筆者作成

　派遣看護師に関する統計的な調査は非常に少ない。全米規模で行われた調査は1980年にU.S. Department of Health and Human Servicesが実施した調査が最初のものである。この調査と追加のアンケート調査に基づいて，派遣会社および派遣看護師の全体像を明らかにしたのがKehrer et. al(1984)である。1981年にはPrescottを中心として477の病院を対象としてアンケート調査が実施された。この調査に基づいて，派遣看護師を使用している病院としていない病院の違いを分析したものがPrescott et.al(1982)であり，地域ごとの比較もなされている。同調査から，派遣看護師の使用がコスト面から見て合理的か否かについて論じたものがPrescott(1982a)である。全国的な統計調査はこの二つに限られる。地域を限定したものにはBraddy et.al(1991)があり，中東部の3州を対象に，241人の派遣看護師，11社の派遣会社を分析している。Henry(1993)は，イリノイ州の派遣および正規雇用で働くRN66,005人を対

象としたアンケート調査の分析であり，雇用形態による差異を明らかにしている。

インタビュー調査には，1979年にコロラド州デンバーにおいて，病院経営者，正規雇用のRN，派遣看護師，派遣会社を対象としたインタビュー調査があり，これに基づいた論文が Prescott et.al(1979), Langford et.al(1979)である。また，Boyer(1979)は，ペンシルヴェニア州の Nurses Association が実施した調査の結果を分析した論文であり，病院が派遣看護師を用いる理由,オリエンテーションの内容,配置するポジション,使用のメリットとデメリットなどを明らかにしている。Helmer et.al (1988)はハワイ州の Nurses Association の調査を用いた分析であり，ハワイ州という土地ならではの背景に関しても述べられている。

そして，ひとつの看護分野における派遣看護師に対象を絞って論じたものは，手術室のRNに関する Foster(1987)のみである。

これらの看護学分野からの先行研究により，派遣看護師を利用することによってもたらされる，現場における断片的な問題点は明らかとなっている。しかし，アメリカの病院が派遣看護師を使用するに至った歴史的な背景を視野に入れたものは Foster(1987)が手術室看護という特殊な分野で触れるにとどまるなど限られており，現在までの変遷を全体的に論じたものも存在しない。政府の医療政策が看護師の労働市場に，あるいは病院経営における人事労務管理に，どのような影響を与えたのかという点と，派遣看護師という存在を結びつけた研究は非常に少ない。また，病院経営の中で，派遣看護師を用いることの意義を考察するという視点が，全体的に欠けているように感じられる。

社会科学の分野において，派遣看護師を含めた医療専門職種の派遣労働について詳しく論じられたものには，Gannon(1984), Carey et.al (1986), Houseman et.al(2003)がある。このうち最も古い Gannon(1984)は，派遣労働者の労働時間に関する希望と実態について明らかにすることを目的としたものであり，RN, LPN/LVN, 看護補助者，ヘルパーと

いう，専門性の異なる看護4職種を比較して分析を行っている。これによれば，スキルの高い RN, LPN/LVN の派遣労働者は時間的フレキシビリティを好み，週当たりの就労時間も短い傾向にあることがわかった。一方で，看護補助者，ヘルパーというスキルの低いグループの場合，時間的フレキシビリティよりも仕事のバラエティを重視する傾向があり，就労時間も長いことを明らかにした。この論文からは，1984年の時点で，RN の派遣労働者は，自発的に派遣という形態を選んでいる傾向を見ることができる。Gannon は「専門職派遣には未だ拡大の余地があるが，需要のある夜間のシフトに対する供給が多くないことが成長の足かせになっている」と述べている。Gannon の予見通り，医療専門職種の派遣労働はこの後，病院経営の合理化戦略のもとで拡大を続けることになる。

また，同時代の Magnam(1985)は，派遣看護師を中心に据えたものではないが，ここにおいて医療産業は派遣労働者を使う割合が最も高い産業の一つに挙げられ，専門職種カテゴリーの中では RN が，サービス職種カテゴリーの中では看護補助者が，最も派遣労働者数が多いということを示している。看護職種はその母集団自体の数が非常に多いとはいえ，すでに1980年代なかばには，派遣労働がこの職種の中にかなり浸透していることがわかる。

Carey et.al(1986)は，人材派遣業の増加について，需要側・供給側双方からの要因を分析し，産業別に特徴を挙げた研究である。ここにおいて，医療専門職種の派遣労働が1970年以降に拡大した要因は RN 不足であると述べられ，その背景には人口の増加と医療保険プログラムに基づく償還の増加が挙げられている。Carey らは，今後の展望について，高齢化を視野に入れると，病院よりもナーシングホームや高齢者介護施設での需要が非常に高くなるであろうこと，病院の人件費抑制戦略がさらに進んだ場合，派遣労働者に依存する率が高まるであろうことを指摘している。

最も新しい Houseman et.al(2003)は，派遣会社の使用が低賃金職種の

成長につながるメカニズム，および，1990年代の派遣労働者の増加の要因は需要側にあることを明らかにすることを目的としたものであり，自動車産業と病院の事例を用いている。ここでは，RNを始めとした医療専門職種の労働市場がこの時代に非常に逼迫していたことから需要が伸びたこと，調査した病院すべてでRNの派遣労働者が用いられていたことを明らかにしている。また，病院の人件費抑制戦略についても触れられており，定められたRN配置基準を満たしながらも過剰雇用になることを避けようとしていること，人件費を変動的なものにしたいと望む病院が多いことなどを挙げている。

いずれの先行研究も分析視点が異なり，その当時の派遣看護師をとりまく状況を具体的に提示してくれる有益なものである。しかし，派遣看護師研究の分野で通史的なものは未だ存在せず，異なる時代における派遣看護師の比較もなされていない。本研究はひとつの時点にとどまらず，より長いスパンで派遣看護師を考察することにより，また，その背景をも視野に入れながら分析を行うという点で，より大きな広がりを持つものであると考える。

## 5. 派遣看護師の歴史

前述の通り，アメリカにおいて人材派遣業の歴史は古く，19世紀後半にまで遡ることができる。看護職種の派遣労働は，人材派遣業界の中では比較的新しいものであり，1960年代後半から現れ始め，1970年代に普及した。

Oregon Nurses AssociationのA氏によれば，主に在宅治療中の患者個々人と契約を結ぶ自営のRN[49]（Private Duty Nurse）を斡旋する会社（Registry）が，1940年代から1960年代にかけての間に多く見られ

---

[49] 1940年代までは正看護師をGraduate Nurseと呼んでいたが，ここでは便宜上，RNとする。

たという。もともとはこれが看護師派遣会社の起源であった[50]。近代医療が確立される以前は在宅医療が中心であり，RN も病院に勤務する形態よりもむしろ，訪問看護の形をとる方が主流であった。このため，訪問 RN を登録する Registry が発生したのは自然なことであり，Foster(1987)によれば，Registry は世界恐慌以前から存在した[51]。派遣看護師に関する初期の研究に貢献した Prescott の論文にも，看護師派遣会社ができる以前に斡旋会社が存在したこと，アメリカで最初に非正規雇用の看護師を斡旋した組織が斡旋会社であったことが記されており，A 氏の証言を裏付けている[52]。

Registry の場合、RN はあくまでインディペンデント・コントラクター（Independent Contractor）と呼ばれる立場であり、RN と Registry の間に雇用関係は生まれない。アメリカ合衆国では、現在でも派遣会社および派遣労働に対する法的規制が比較的ゆるやかであるのに対し、Registry は州の登録や免許が必要であるなど，さまざまな法的規制が厳しく設けられている[53],[54]。そのため Registry はほとんどの場合，街にひとつしかない非営利の組織であり，管理者は RN である。

1965 年にフロリダ州で初めての医療専門の人材派遣会社である Labor Pool 社が創業して以降，RN 職業紹介所や病院内 RN プールといった組織に遅れて，あるいは並行して，RN の派遣会社が次々と生まれ，社会的に広まっていった。いずれにせよ，派遣会社が RN の雇用主となり，派遣先の病院と派遣契約を結ぶという形態を採る組織は，非正規雇用の RN を斡旋する組織のなかでは，最も新しいものである（表 1－4 参照）。

---

[50] Prescott(1986)によれば，RN 斡旋会社は 1930 年代にも存在していた。p.541。
[51] 1900 年代に病院付属の RN 養成学校が急増したため，RN は供給過剰状態に陥った。この RN たちを活用するべく作られたのが Registry である。なお，最初の Registry は手術室 RN のためのものであった。Foster(1987)。
[52] Prescott et al.(1979), pp.2140-2141。
[53] Wiley(1976),, p.82 参照。
[54] 民営の職業紹介業は人材派遣業よりも歴史が古く，19 世紀末から存在していた。これは 19 世紀末に増大した移民への職業斡旋から始まっている。しかし言語や習慣に不慣れな移民たちに対し，不法行為を行うところも多かったため，法による規制が求められた。仲野（1996），p24 参照。

表1-4 非正規雇用RN斡旋のための組織

| | RN職業紹介所 | 病院内RNプール | RN派遣会社 |
|---|---|---|---|
| RNとの雇用関係 | なし（斡旋先と雇用関係あり） | 病院と雇用関係あり | 派遣会社と雇用関係あり病院とは雇用関係なし |
| 経営主体 | 看護師の資格・教育団体など、さまざま | 病院施設内の雇用部門の一部 | ほとんどは私企業 |
| 営利性 | 非営利、営利 | （病院組織の一部なので独立した利益は発生しない） | 一般的には営利 |
| 組織の目的 | インディペンデント・コントラクターたるRNを個人や医療サービス組織に斡旋する | 組織内の必要な部門に配置する | RNを医療サービス機関や個人に派遣する |
| RNへの賃金の支払い義務 | RN職業紹介所はなし（斡旋先雇用主はあり） | 当該病院は支払い義務あり | 当該派遣会社は支払い義務あり |

Prescott et.al(1979), pp.2142-2143を参照の上，筆者作成

　派遣会社は参入障壁が低いために競争相手が多く生まれ、経営主体もほとんどが私企業である。そして，その規模は全国的なフランチャイズ組織をもつ企業から地域に特化した小さな企業まで多様である[55]。このように，次々と派遣会社が現れ，トラブルも多かった。そのため，American Nurses Associationは1979年に派遣看護師に関するガイドラインを作成し，責任の所在，オリエンテーションや評価の方法などを明記した（表1-5，1-6，1-7，1-8，1-9参照）。
　Keher et. alは，1981年に行われたRNの派遣会社に関する体系的な調査を行っている。この調査によると，Temporary Nursing Serviceの定義を満たす事業所は全米で1,513事業所であった[56]。これら派遣会社のうち、97.9%が営利企業であり，ほとんどは医療分野に特化している会

---

[55] Prescott et.al(1979), pp.2140-2141参照。
[56] この場合，派遣会社1社をひとつとカウントするのではなく，あくまで事業所数である。本社以外に支社，営業所等もひとつにカウントしている数字になっている。

社である。また，派遣会社の事業所の地理的な分布には大きな偏りがあり，南部・西部の州に多く存在していた[57]。現在でも Traveler と呼ばれる比較的長期にわたって派遣される RN の需要がとりわけ高い地域は，アリゾナ，カリフォルニア，フロリダ，テキサスなど南部の州である。

医療分野は人材派遣業の市場の中で最も急成長を遂げた分野のひとつである。数十年前には最も大きい看護師派遣会社でも現在の 1/5～1/10 の規模でしかなかったが，それらは今や 8 億ドル～9 億ドルの資産を持つに至っている。RN 派遣会社の数も当時は全米で 20～30 社しかなかったが，2004 年の時点では 200 社以上存在する[58,59]。

マサチューセッツ州は州法（CMR：Code of Massachusetts Regulations）で看護師派遣会社に独自の規制を設けている数少ない州である[60]。そこでは登録制がとられており，期限は 2 年間である。営業に関する収支のレポートを毎年作成し保管する義務が課される。

---

[57] 最も事業所の数が多い州はカリフォルニア州であり，256 事業所が存在する。これは全体の 17.8%を占める。次いで多いのはフロリダ州，テキサス州も 4 番目に多い。その他の州にも広く散らばっており，当時 RN 派遣の事業所が存在しないのはワイオミング，バーモント，ノースダゴタの 3 州だけであった。Keher et. al(1984)。

[58] Randolph(2003e), p.9 参照。

[59] Joint Commission on Accreditation of Healthcare Organization(JACHO)は，派遣会社の認定マニュアルを作成し，2004 年からスタートさせた。顧客満足度，監査の方法などによって評価される。24 の基準作成，120 の業績評価プロセス，教育プログラムデザインなどは内部で慎重に行っているが，派遣会社のメンバーも委員に加わった。このマニュアルができることで，各派遣会社は承認を得るために，あるいは優秀なスタッフを確保して競争優位に立つために，この基準と業績査定に従うであろうと期待されている。また，この基準は，派遣会社を比較する際の良い方法にもなる。しかし，JACHO の認定を受けた派遣会社のうち，2004 年の時点では 59 の派遣会社しかこの基準を満たすことができなかった。Evans(2005)参照。

[60] 114.3 CMR 45.00 および 105 CMR 157.000 による。

第1章 アメリカにおける看護師の派遣労働

表1-5 American Nurses Associationが定めた派遣看護師選抜に関する責任

| 雇用者（派遣元） | 派遣先と派遣元の共有 | 派遣先 | RN |
|---|---|---|---|
| 雇用する派遣看護師を選抜し，以下のことを実施する。<br>・個人的な面接 | 最新の州のRN免許を確認する。 | 派遣元によって用いられた選抜の手続きを確認する。 | 最新の免許を維持する。<br><br>評判の良い派遣会社を選ぶ。 |
| ・学歴と職歴を確認する（実務経験が1年に満たない者は使用しない）。 | | | 経験を蓄積し，必要とされるスキルを維持するように努める。 |
| ・スキルの棚卸。 | | | |
| ・能力テスト<br>（可能な場合） | | | 免許の維持。 |
| ・免許，継続教育単位，能力開発プログラムの受講，特殊技能（例：急性期ケア）の確認。 | | | 専門職賠償保険の維持。 |
| ・ヘルスケア施設との面談。地域によって必要とされている範囲で。 | | | 健康の維持に努める。 |
| 雇用予定者に以下の点を確認させる。<br>・方針<br>・看護実践<br>・機能が記された職務記述書，責任，そのポジションに必要な資格。 | | 派遣元に対して，施設の適切な手順と職務記述書を提供する。 | 派遣先の労働環境に関する十分な情報を得る。 |
| 専門職種として人手可能な照会事項を派遣先に提供。 | | | |

出典：American Nurses Association, Commission on Nursing Services(1979), *Guidelines for Use of Supplemental Nursing Services*, p.4 より引用

表1-6 American Nurses Associationが定めた派遣看護師のオリエンテーションに関する責任

| 雇用者（派遣元） | 派遣先と派遣元の共有 | 派遣先 | RN |
|---|---|---|---|
| 派遣先の方針、看護実践、職務記述書、看護サービスの哲学要項を確認する。 | 現在の使用可能な施設の方針と看護実践の準備。 | 派遣看護師の適切な使用のためのスタッフを揃える。 | 職務記述書における機能に慣れ、それに責任を持つ。 |
| | 現場におけるオリエンテーションを計画する。 | 現場のオリエンテーションは以下の適切なキーファクターを含んでいること。<br><br>・看護サービスの哲学<br><br>・配置されるユニットにおける看護実践や関連する手順に関する設定された基準<br><br>・直近の監督者の確認と連絡方法<br><br>・患者ケアにおける緊急の手順、器具や物資の場所の確認<br><br>・患者の確認システム<br><br>・与薬の手順<br><br>・書類管理の手順<br><br>・火災警報器、その他鬱血のコントロールなど患者の安全システムの場所と作動方法<br><br>・例外的な事故や怪我に関する報告の方法 | 倫理的な実践の基準を順守し、American Nurse Associationの定めたコードによって実践する。<br><br>看護実践に関する定められた手順を使用する。<br><br>看護プロセスを記録する。<br><br>派遣元、派遣先の方針と手順を順守する。 |

American Nurses Association, Commission on Nursing Services(1979), *Guidelines for Use of Supplemental Nursing Services*, p.5 より引用

表1-7 American Nurses Associationが定めた派遣看護師の配置に関する責任

| 雇用者（派遣元） | 派遣先と派遣元の共有 | 派遣先 | RN |
|---|---|---|---|
| 現在の学歴，職務経験，スキルに関する文書化されたツールを派遣先に対して提供できるように，スキルの棚卸を維持，更新しておく。 | | 派遣元に対して，必要とされる特殊なスキルを要求する指示を出す。<br><br>患者に必要な派遣看護師のスキルを一致させるように努める。 | 可能な範囲を超える職務の割り当てを拒否する。<br><br>割り当てられた時間に出勤する。<br><br>既定の手順に従って割り当てられた職務を遂行する。 |
| | | 特別ケアユニットに配置された看護師に対しては，それを行うことができる教育や職務経験を証明する書類の提出を求める。 | |
| | | 看護師長のポジションに派遣看護師を配置してはならない（その施設において当該派遣看護師がその能力を有していると確認できている場合を除く）。 | |
| | 可能な限り，派遣看護師を同じ派遣先，同じユニットに再配置する。 | 配置の継続性を優先すること。 | |

American Nurses Association, Commission on Nursing Services(1979) ,p.6 より引用

表1-8 American Nurses Associationが定めた派遣看護師の評価に関する責任

| 雇用者（派遣元） | 派遣先と派遣元の共有 | 派遣先 | RN |
|---|---|---|---|
| | パフォーマンス評価のシステムを構築する。以下の点を含めること。<br><br>・容認できない評価の場合にはすぐフィードバックできるシステム<br><br>・定期的な書面による評価<br>・派遣看護師とともに評価について振り返る<br><br>パフォーマンス評価の記録を保管すること。<br><br>派遣契約に関して担当者を設置すること。 | 派遣期間中，フィードバックを与えたり，即座にカウンセリングを行ったりするために，定められたケアの基準に基づいて，派遣看護師のパフォーマンスを観察すること。 | 看護実践の基準に対する自らのパフォーマンスを評価する。 |

American Nurses Association, Commission on Nursing Services (1979),
*Guidelines for Use of Supplemental Nursing Services*, p.7 より引用


表1-9 American Nurses Associationが定めた派遣看護師の専門職としての能力開発に関する責任

| 雇用者（派遣元） | 派遣先と派遣元の共有 | 派遣先 | RN |
|---|---|---|---|
| | 派遣看護師に対して，看護・医療団体が提供している継続教育プログラムを通じて，看護ケアの細心の基準を学び，知識を維持することを推奨すること。 | | 継続教育の適切なプログラムに積極的に参加することを通じて，看護の変化についてゆくこと。 |

American Nurses Association, Commission on Nursing Services (1979),
*Guidelines for Use of Supplemental Nursing Services*, p.8 より引用

## 6. 現在の派遣看護師

このように，Registryを起源に，長い歴史を経て現在に至っている派遣看護師であるが，それでは具体的に現在の派遣看護師はどのような働き方をしているのであろうか。本節では，インタビュー調査[61]と先行研究からこの点を明らかにする。

### (1) 2種類の派遣看護師
一般的にTemporary Nurse[62][63]と呼ばれている派遣看護師には，2種類が存在する。1つ目は，Agency Nurse[64]と称されているものである。Agency Nurseは1シフトあるいは数日間という短期間で，スポット的に派遣されるRNである。筆者がインタビューを行ったY病院の場合，Agency Nurseは，病院の比較的近くに住んでいることが多いということであった。

2つ目は，約13週間という比較的長い期間で派遣されるRNであり，一般的にTravelerあるいはTravel Nurseと呼ばれるRNである[65]。マサチューセッツ州法にはTravel Nurseに関する定義が存在する。それによると「マサチューセッツ州では①もっぱら特定のヘルスケア施設において，最低90日の特定の期間，医療提供者側と派遣会社の契約によ

---

[61] 調査を行ったのは，2008年9月4日〜5日，すべてオレゴン州X市においてである。対象者は，①全米最大の看護師組合である，American Nurse Associationの支部のひとつである，Oregon Nurse Associationの調査部門で働くA氏，同組合役員の一人であるB氏，②X市にあるY病院において看護師長を務めるC氏，③5年間の派遣看護師経験があり，現在はX市のZ病院において正規雇用の看護師として勤務するD氏，④V病院グループ全体のユニオンリーダーである看護師E氏，の5名である。
[62] 派遣会社を通じて採用するRNのみならず，直接雇用の臨時労働者としてのRNをTemporary Nurseと呼ぶ場合もある。
[63] 初期には，Supplemental Nurseと呼ばれることも多かった。まだ派遣看護師が信頼されていなかったため'temporary'（臨時の）という言葉に強いアレルギーを抱く病院が多かったのがその理由である。Wiley(1976), p.82.
[64] Travelerを含めた派遣看護師全体をAgency Nurseと呼ぶ場合もある。
[65] Travel Nurseと呼ばれることもあるが，ここではTravelerに統一する。

って働く労働者，②最低200マイル以上を移動して契約した派遣先と契約した期間，一時的な勤務をする労働者，③派遣会社によって用意された一時的な設備の労働者，以上の３つを Travel Nurse(Travel Employee)と看做す」とされている。

もともと Traveler は，患者数の季節的な増減に対応するために創出された。とりわけ，温暖な南部地域では，冬季に観光客や退職者がこぞって訪れるために人口が増加する。それに対応するための RN 増員策として，Traveler が古くから使われてきた。このようにして Traveler は，職を求めながら国じゅうの病院を文字通り「旅するように」転々としながら，看護の仕事をしている場合が多い。この働き方は，Agency Nurse がひとつの地域内に留まって働くことが多いこととは対照的である。

Houseman et.al(2003)によれば，Traveler は急性期病院のような高度に専門的な分野で働くことが多く，この調査が行われた病院でも多くの看護管理者は Traveler の能力に満足していると述べられている。

## (2) 病院の人事労務管理における派遣看護師
### ①派遣看護師が用いられるケース

現在，病院において，派遣看護師を使用するのはどのような場合であるのか。派遣看護師には，２つのタイプが存在することは前述の通りである。しかし,使用目的がそれぞれ異なっている。派遣期間の短い Agency Nurse に関しては，正規雇用 RN による突発的な病欠の場合，あるいは病院内のユニオンメンバーである正規雇用 RN がストライキに入る場合，さらに，正規雇用の RN が短期間の研修を受ける場合等が，病院に派遣される主なケースである。都市部にある病院では週単位・日単位での比較的短い派遣期間で多くの RN を使用するため，短時間で習得できる難易度の低い仕事を任されることが多い[66]。長期間派遣される Traveler に関しては，正規雇用の RN が数ヶ月間の産休をとる場合，あるいは恒常

---

[66] Prescott et.al.(1982b), pp.1714-1717, Prescott et.al.(1983), pp.554-557。

的な RN 不足を補う場合，さらに，正規雇用の RN が長期の研修を受ける場合等が主なケースである。アクセスの悪い地方の小さな病院の場合，遠方にある派遣会社から3か月～6か月という長期で派遣してもらうケースが多く見られる[67]。

また，患者数には季節的な変動がつきものである。そのために，インフルエンザの流行等によって患者が急に増えた場合，Agency Nurse をその期間だけ使用することもある。一方，患者数が相対的に多い冬季の間，病院が継続して Traveler を使用するケースもあるなど，使い分けがなされている。

病院の中でも恒常的な RN 不足が生じやすい部門がある。とりわけ RN 不足が深刻なのは，集中治療室（ICU）および手術室（OR）である。現在の Traveler の多くは，これらの部門で必要とされるスキルや経験をもっている。インタビューを行った Y 病院の場合，一般の病棟においては，75人で構成される1ユニットのうち3名程度が，恒常的に Traveler でまかなわれている。しかし，驚くべきことは，手術室においては30名の看護師中の15名が，恒常的に Traveler であるという事実である。看護師長の C 氏の説明によれば，「手術室の RN は非常に獲得が難しいポジションである。なぜなら，その職務内容の厳しさと，高度な技術を多く求められることから，離職してしまう RN が多く，後任の RN を育てようとしても，高度に専門的な知識と経験が要求されるため，教育・研修に多くの時間がかかってしまう。そのために，恒常的な RN 不足が起こり，当面の RN 不足をしのぐために Traveler の派遣を頼まざるを得ない」という状況である。

Z 病院においても，同様の状況が RN である D 氏によって語られた。「集中治療室の RN になるためには3か月～6か月の集中訓練が必要であり，その訓練費用は年間7万8千ドルにものぼる。手術室はさらに困難であり，手術室での看護業務を，勤務経験のない RN に引き継ぐため

---

[67] Prescott et.al.(1982b), pp.1714-1717, Prescott et.al.(1983), pp.554-557。

には、1年もの訓練期間をかけなければならない。それだけに、Travelerの力を借りざるを得ないのが現状である」

ネブラスカ州にある Order of Saint Francis Medical Center では、フレキシブルな派遣看護師を集めて Crisis Nurse という特別ユニットをつくった。これに選ばれる派遣看護師は急性期ケア病院で2年以上救急医療に携わった経験があり、上級看護師レベルの技術を持っていることが求められる。彼女たちは家庭からの救急電話に対応し、自らも難しい処置に当たる。数週間の試験期間を経てこのユニットの役割の重要性が認められ、特別予算が組まれた[68]。

また、一般の RN（Staff Nurse）のみならず、看護師長や部局の主任 RN が派遣看護師であるということも決して珍しいことではない。看護師長や主任 RN などの管理職もストレスの多い職位であるために、離職率が高くなっているためである。Y 病院では現在、主任 RN の 40%が空席の状態にあるという。

表 1-10 は、アメリカ国内すべての州に拠点を持つ人材派遣会社である Soliant Health 社が、オレゴン州内の病院に派遣するための Traveler を募集した際の求人票である。手術室（OR）、ICU、救急救命室（ER）など、専門的なスキルが求められるユニットが派遣先のほとんどを占めている。

先行研究より、医療専門職種の派遣労働者は賃率が高いことが明らかになっていたため、彼女らが専門性の高い職務に携わっているであろうことは伺われた。実際に、インタビュー調査の結果として、現在のアメリカの派遣看護師は病院において、手術室、集中治療室、そして看護管理者に至るまで、かなり専門性の高い職務を任されており、個々人が培ってきた看護の専門性を活かすことが可能となっていることが裏付けられた。このことは、不熟練の職務を割り当てられることの多い一般の派遣労働者とはまったく異なる働き方として、特筆すべきことである。

---

[68] Green(1998), p41 参照。

第1章 アメリカにおける看護師の派遣労働

表1-10 Soliant Health社のTraveler求人リスト

| | 勤務する<br>ユニット | 期間／シフトなどの<br>勤務条件 | 必要とされる資格 | 勤務地 |
|---|---|---|---|---|
| 1 | ICU | | 基礎的救命措置、二次心肺蘇生措置<br>のライセンス | Springfield |
| 2 | OR | 月曜から金曜の夜勤・<br>準夜勤で8時間×5シフト | 基礎的救命措置、二次心肺蘇生措置<br>のライセンス<br>整形外科、神経科、外科にも勤務可能なこと | Northeast<br>of Eugene |
| 3 | 心臓血管<br>ICU | 日勤で週12時間×3シフト<br>13週間 | 循環器の勤務経験があること<br>急性期の他のユニットも可能であれば望ましい | Portland |
| 4 | ICU | | レベル1（重症）外科の勤務経験があること<br>Travelerとしての3年の勤務経験があること<br>オレゴン州のRN資格<br>基礎的救命措置、二次心肺蘇生措置<br>のライセンス | Springfield |
| 5 | ER | | ERでの勤務経験があること<br>最低2年の実務経験があること<br>レベル1（重症）外科の勤務経験があること<br>オレゴン州のRN資格を現在所持していること | Eugene |
| 6 | カテーテル<br>検査室 | 10時間シフト、ないし8時間<br>シフトでの勤務<br>13週間（延長の場合もあり） | カテーテル検査室での勤務経験があること<br>Mac-Lab、あるいはWitt systemを用いた<br>測定とモニタリングができること<br>鎮静処置の管理ができること | Portland |
| 7 | 内視鏡<br>検査室 | 週5日<br>13週間 | 内視鏡検査室での勤務経験があること<br>麻酔後回復室での勤務経験があること<br>術前・術後処置室での勤務経験があれば尚可 | Portland |
| 8 | OR | 13週間<br>朝8時から夜8時まで<br>月に1度の週末シフトあり | 基礎的救命措置、二次心肺蘇生措置の<br>ライセンス<br>外科看護コアコースを修了していること<br>小児二次救命措置のライセンス<br>3年以上のERでの勤務経験があること | Springfield |
| 9 | ER | 13週間<br>日勤あるいは夜勤 | 2年以上の実務経験があること<br>基礎的救命措置、二次心肺蘇生措置の<br>ライセンス<br>外科看護コアコースを修了していること<br>小児二次救命措置のライセンス<br>手術室看護師ライセンス<br>必要に応じて他のユニットにも配置 | Springfield |
| 10 | OR | 13週間<br>10時間シフト×4回、あるいは<br>8時間シフト×5回 | 手術室認定看護第一助手のライセンス<br>直近の実務経験があること | Portland |
| 11 | カテーテル<br>検査室 | 13週間<br>10時間シフト、ないし時間<br>シフトでの勤務 | カテーテル検査室での勤務経験があること<br>Mac-Lab、あるいはWitt systemを用いた<br>測定とモニタリングができること<br>鎮静処置の管理ができること<br>二次心肺蘇生措置のライセンス | Portland |

| | | | | |
|---|---|---|---|---|
| 12 | 循環器カテーテル検査室 | 13週間<br>(正規雇用への登用もあり) | インタビューにて適性を見る | Portland |
| 13 | カテーテル検査室 | 13週間<br>月曜から金曜まで<br>8時間あるいは<br>10時間シフトでの勤務 | カテーテル検査室での勤務経験があること<br>Mac-Lab、あるいはWitt systemを用いた測定とモニタリングができること<br>鎮静処置の管理ができること<br>基礎的救命措置、二次心肺蘇生処置のライセンス | Portland |
| 14 | カテーテル検査室 | 月曜から金曜まで<br>8時間あるいは<br>10時間シフトでの勤務 | カテーテル検査室での勤務経験があること<br>Mac-Lab、あるいはWitt systemを用いた測定とモニタリングができること<br>鎮静処置の管理ができること<br>基礎的救命措置、二次心肺蘇生処置のライセンス | Portland |
| 15 | 麻酔後回復室 | 13週間<br>日勤のみ<br>8時間、10時間、あるいは12時間シフトでの勤務 | 基礎的救命措置のライセンス<br>術前処置室、フェイズ1・2回復室での勤務経験必須<br>ER, ICU, CCU、あるいは麻酔後回復室での勤務経験があること<br>看護学の学位があれば尚可 | Portland |
| 16 | OR | 13週間<br>週に8時間シフト×5回 | | Portland |
| 17 | OR | 13週間<br>(1年まで延長することも可能)<br>週に10時間シフト×4回 | 神経科、整形外科での勤務経験必須<br>ポジティブな態度のよきチームプレイヤーであること<br>倫理性があること | Portland |
| 18 | OR | 3週間<br>10時間シフト×4回、<br>あるいは8時間シフト×5回 | 整形外科、関節外科、ロボティクス科での勤務経験があること | Portland |
| 19 | OR | 13週間<br>夜勤の12時間シフト | 認定外科助手として最低2年の実務経験があること<br>加えて、整形外科での勤務経験があること<br>基礎的救命措置のライセンス | Portland |
| 20 | 産科 | 8週間<br>12時間シフトでの勤務 | 産前・分娩・産後に母子のケアの経験があること<br>場合によっては内科・外科の勤務も可能なこと<br>Pyxis、Paragon EMRが使用できること<br>静脈注射ができること<br>硬膜外麻酔ポンプが使用できること<br>場合によっては内科・外科の勤務も可能なこと<br>場合によっては一人で出産センターで勤務する | Madras |
| 21 | カテーテル検査 | | カテーテル検査室での勤務経験があること | Portland |
| 22 | カテーテル検査 | | カテーテル検査室での3年以上の勤務経験があること | Portland |

第1章　アメリカにおける看護師の派遣労働

| No. | 部署 | 勤務条件 | 要件 | 勤務地 |
|---|---|---|---|---|
| 23 | OR | | | Central Oregon |
| 24 | OR | | 手術室看護師ライセンス<br>麻酔後回復室での職務が可能であること | Eastern Oregon |
| 25 | OR | 時給52ドル程度 | 手術室看護師ライセンス<br>麻酔後回復室での職務が可能であること | South West Oregon |
| 26 | カテーテル検査室 | 10時間シフト、ないし8時間シフトでの勤務 | カテーテル検査室看護師ライセンス<br>カテーテル検査室での勤務経験があること<br>Mac-Lab、あるいはWitt systemを用いた測定とモニタリングができること<br>鎮静処置の管理ができること<br>最低1年以上のTravelerとしての経験があること<br>基礎的救命措置、二次心肺蘇生措置のライセンス | Portland |
| 27 | 麻酔後回復室 | | | Portland |
| 28 | OR | | | Portland |
| 29 | OR | | 手術室認定看護第一助手のライセンス | Portland |
| 30 | 麻酔後回復室 | 月曜から金曜まで<br>8時間×5シフトでの勤務<br>土曜出勤も時々あり | 急性期での勤務経験があること | Portland |
| 31 | OR | 週に10時間シフト×4回<br><br>13週間 | 最低2年の心臓血管手術室での勤務経験があること<br>最近まで心臓血管手術室で勤務していたこと | Portland |
| 32 | OR | 週に10時間シフト×4回あるいは8時間シフト×5回<br>13週間 | 手術室認定看護第一助手のライセンス<br>最低2年の手術室認定看護第一助手としての勤務経験があること | Portland |
| 33 | 麻酔後回復室 | 13週間<br>日勤で週5日 | | Portland |
| 34 | 内視鏡検査室 | 13週間<br>週5日 | 直近の内視鏡検査室での勤務経験があること<br>麻酔後回復室での勤務経験があること<br>術前・術後処置室での勤務経験があれば尚可 | Portland |
| 35 | OR | 週に10時間シフト×4回、あるいは8時間シフト×5回 | 外回りのみ、器械出しはなし | Portland |
| 36 | ER | 13週間<br>日勤、朝8時から夜8時まで | 基礎的救命措置、二次心肺蘇生措置のライセンス<br>外科看護コアコースを修了していること<br>小児二次救命措置のライセンス<br>3年以上のERでの勤務経験があること | Springfield |
| 37 | ER | 13週間<br>日勤あるいは夜勤 | 2年以上の実務経験があること<br>基礎的救命措置、二次心肺蘇生措置のライセンス<br>外科看護コアコースを修了していること<br>小児二次救命措置のライセンス<br>手術室看護師ライセンス<br>必要に応じて他のユニットにも配置 | Springfield |
| 38 | OR | 13週間<br>週に10時間シフト×4回、あるいは8時間シフト×5回 | 手術室認定看護第一助手のライセンス<br>直近の実務経験があること | Portland |
| 40 | 循環器カテーテル検査室 | | | Portland |

Soliant Health社ホームページより筆者作成[69]

---

[69] http://www.soliant.com/nursing/ （2014年7月24日アクセス）

②労使関係と派遣看護師
ⅰ）労働協約と派遣看護師

　もう一点，アメリカの派遣看護師の人事労務管理に関して特徴的なこととして，労使関係における規制の問題が挙げられる。日本が労働者派遣法で看護師の派遣労働に制限を設けているのとは異なり，アメリカの場合，RN の派遣労働に関する法的規制が設けられている場合は極めて少ない。オレゴン州法のひとつである看護業務法においても，RN の派遣労働を規制する条文は明示されていない[70]。

　しかし，個々の病院，または病院グループと，RN の労働組合との労働協約においては，派遣看護師の使用についての条項が設けられている場合が多い。America Nurses Association の下部組織である Oregon Nurses Association（以下，ONA）が組織化しているオレゴン州内の病院は下記の 43 病院であるが，これらのうち，派遣看護師に関する何らかの条項を設けているのは 36 病院である。また，それぞれの協約において，派遣看護師（Temporary Nurse/ Agency Nurse/ Traveler）について定められている事項は，表 1-11 の通りである。そして，組合員となる資格は，SAMARITAN ALBANY GENERAL HOSPITAL, GOOD SHEPHERD MEDICAL CENTER[71]を除いて，派遣看護師には与えられていない。

　具体的な条項を見たときに，全体として指摘できることを挙げたい。第一に，派遣看護師には組合員資格が与えられないため，労働組合が勝ち取ったさまざまな付加給付を病院からは得ることができないということである。第二に，人員削減や layoff が行われる場合には，派遣看護師は正規雇用の看護師よりも優先してその対象とされることが多いことである。第三に，空席の補充として派遣看護師を用いるに先立って，組合

---

[70] マサチューセッツ州法では，看護師派遣会社に対しても，RN の派遣労働に関しても，規制が設けられている。114.3 CMR（Code of Massachusetts Regulations：マサチューセッツ州法）45.00，105 CMR 157.000 および，Connolly（2001）。
[71] 付加給付に関しては資格なし。

員資格のある正規雇用の看護師にオファーをすることが求められることが多いことである。

　具体的な例をいくつか紹介すると，LAKE DISTRICT HOSPITAL の場合，派遣看護師の定義を「Travelar（Agency）Nurse とは，看護師不足を解消するために，限られた期間，雇用される者をいう。この看護師は交渉単位には組み入れられない」としている。そして，労働時間に関する条項においては，「そのシフトのスタッフ数に比して患者比率が低い場合，必要に応じて人員削減をする。その順序は，①志願者，②Agency Nurse あるいは個人契約の看護師，PRN あるいは Temporary Nurse，③通常のローテーションに入っている看護師とする。」と定めている。また，SKY LAKES MEDICAL CENTER, INC.は，派遣看護師を用いることができる場合について，「Temporary/Traveler/Agency Nurse や日給ベースの看護師を割り当てる前に,病院はそれぞれのシフトについて，その職務を行う資格のある看護師のメンバーに対してオファーをしなければならない。そのオファーは病院によってスケジュールが公開されてから可能な限り早く行われること。」と規定している。

ⅱ）ストライキと派遣看護師

　スト破りのために派遣労働者を用いることは日本では禁止されているが，アメリカの場合は原則として許されている。インタビュー調査を実施した Z 病院，V 病院グループと，雇用者側を代表するそれぞれの RN ユニオンとの労働協約においても，ストライキの際に派遣看護師の使用を認める条項が設けられている。Y 病院でも，ストライキの際に派遣看護師をたびたび用いている。Prescott(1982a)によれば，Nurse Union の活動が活発な地域にある病院では，Union に加入していないことが多い派遣看護師を高額な賃金を支払うことでかき集め，組合を弱体化させようという目的があった。また，Prescott(1979)では，病院の団体交渉が決裂したことにより退職した正規雇用 RN が，雇用形態を変えて派遣

看護師として同じ病院に戻ってきたというケースも存在したと述べられている[72]。

例えば，ミズーリ州の Creve Coeur にある St.John's Mercy Medical Center において RN の組合によるストライキが行われた際，派遣会社の U.S.Nursing 社 はウエブサイトで「最初の 40 時間は時給 40 ドル，それを越えた部分については時給 60 ドルを支払う」と宣伝し，多くの派遣看護師を集めて St.John's Mercy Medical Center に送り込んだ。St. John's Mercy Medical Center の RN の中にはストライキ中，収入を求めて自らも派遣会社に登録して働く者もいた。この時周辺の派遣会社には登録を求める St.John's Mercy Medical Center の看護師が殺到した。組合のリーダーたちはそれらの行為を仕方がないものとして黙認せざるを得なかった[73]。

### ③派遣看護師の処遇と賃金

前述の通り，アメリカにおいても，医療関連専門職種以外のほとんどの他職種の場合，派遣労働者の賃率は正規雇用労働者と比べて低いものとなっている[74]。「賃金が安く」「雇用が不安定」という一般的な派遣労働者のイメージは，我が国と同様である。しかし，派遣看護師のおかれている雇用条件は，それとはかなり異なるものである[75]。

---

[72] Prescott(1982a), p.1211, Prescott(1979), p.2141 参照。
[73] Feldstein(2004)。
[74] Rogers(2000), 仲野(2000)。少々古いデータになるが，アメリカ合衆国における全産業の女子派遣労働者の平均時給は 5.92 ドルである。日本労働政策・研修機構（1998），p.54。看護師の場合，男性も 5%程度いるため，厳密な比較対象とはなり得ないことをお断りしたうえで提示する。
[75] 派遣労働者の賃金水準が同分野での一般労働者の平均額を上回っているのは，RN を含む医療関連職種の労働者とプログラマーだけである。Kilcoyne(2004), p. 7。

第1章 アメリカにおける看護師の派遣労働

表1-11　ONAが組織化している病院における派遣看護師に関する労働協約規定の有無とその内容[76]

| | 規定の有無 | 定義 | 職員のカテゴリー | 労働時間 | 先任権 | lay off | その他 |
|---|---|---|---|---|---|---|---|
| SAMARITAN ALBANY GENERAL HOSPITAL | あり | ○ | | | | ○ | |
| Amedisys, Inc. | あり | ○ | | | | ○ | 試用期間 |
| AMERICAN RED CROSS | あり | ○ | | | | | |
| BAY AREA HOSPITAL | あり | | | | | | 有給休暇 |
| CASCADE HEALTH SOLUTIONS | なし | | | | | | |
| CLATSOP COUNTY, OREGON | なし | | | | | | |
| COLUMBIA MEMORIAL HOSPITAL | あり | | ○ | | | ○ | 呼び戻し |
| COOS COUNTY | あり | | | | ○ | ○ | |
| COQUILLE VALLEY HOSPITAL | あり | | | ○ | ○ | | |
| GRANDE RONDE HOSPITAL | あり | | ○ | | ○ | | 有給休暇、追加的な病気休暇、ドラッグとアルコール |
| GOOD SHEPHERD MEDICAL CENTER | あり | ○ | | | | ○ | 有給休暇、付加給付 |
| Good Samaritan Regional Medical Center | あり | | ○ | | ○ | ○ | |
| HARNEY DISTRICT HOSPITAL | あり | ○ | | | | | 有給休暇 |
| KAISER FOUNDATION HOSPITALS AND KAISER FOUNDATION HEALTH PLAN OF THE NORTHWEST | あり | ○ | | | ○ | | 労働組合の仕事の下請け、スケジュールとスタッフィング、試用期間 |
| KLAMATH COUNTY | あり | | | | | | 労働組合員となる資格 |
| Samaritan Lebanon Community Hospital | あり | ○ | | ○ | | | |
| LAKE DISTRICT HOSPITAL | あり | ○ | | ○ | | | |
| MARION COUNTY | あり | | | | ○ | | |
| MID-COLUMBIA MEDICAL CENTER | あり | | | | | | 時短 |
| McKENZIE-WILLAMETTE MEDICAL CENTER | あり | | | | ○ | ○ | |
| MERCY MEDICAL CENTER | あり | ○ | | | ○ | ○ | 有給休暇と短期間の障害 |
| Multnomah County, Oregon | あり | | | | ○ | ○ | 承認、欠員補充 |
| Oregon Health & Science University | あり | ○ | ○ | | | ○ | 病気休暇、呼び戻し、能力開発 |
| Samaritan Pacific Health Services, Inc. | あり | | | | | | 病院の権利 |

---

[76] ただし，Temporary Nurse という呼称を，直接雇用の一時的な労働者も含めて用いている可能性がある病院も存在する．

| | 規定の有無 | 定義 | 職員のカテゴリー | 労働時間 | 先任権 | layoff | その他 |
|---|---|---|---|---|---|---|---|
| PEACE HARBOR HOSPITAL | あり | | | | | | 呼び戻し、Temporary workerとしての地位に関する特別条項 |
| PROVIDENCE MILWAUKIE HOSPITAL | あり | ○ | | | | | 仕事のスケジュール、人員削減 |
| PROVIDENCE PORTLAND MEDICAL CENTER | なし | | | | | | |
| PROVIDENCE TRIAGE SERVICE CENTER | なし | | | | | | |
| PROVIDENCE SEASIDE HOSPITAL | あり | ○ | | | | | low census |
| PROVIDENCE WILLAMETTE FALLS MEDICAL CENTER | なし | | | | | | |
| ROGUE REGIONAL MEDICAL CENTER | あり | ○ | | | | ○ | 仕事の競争入札、委員会 |
| Saint Alphonsus Medical Center-Baker City | あり | ○ | | | | | |
| SAINT ALPHONSUS MEDICAL CENTER - ONTARIO | あり | ○ | | | | | |
| Sacred Heart Medical Center | あり | ○ | | ○ | | | |
| SILVERTON HOSPITAL | あり | | ○ | | | | |
| SKY LAKES MEDICAL CENTER, INC. | あり | ○ | | ○ | | ○ | スケジュール |
| ST. ANTHONY HOSPITAL | あり | ○ | | ○ | | | 人事異動、有給休暇 |
| STATE OF OREGON | あり | | | | | ○ | 強制的な残業、呼び戻し、病気休暇、病気休暇の残りの復元、職員の能力開発 |
| ST. CHARLES HEALTH SYSTEM, INC., dba ST. CHARLES MEDICAL CENTER - BEND | あり | | | | ○ | ○ | |
| ST CHARLES HEALTH SYSTEM - REDMOND | なし | | | | | | |
| PROVIDENCE ST. VINCENT MEDICAL CENTER | あり | ○ | | | | ○ | 休暇、タスクフォース、公募、人員削減とlow cecsus |
| TUALITY COMMUNITY HOSPITAL | あり | ○ | | | | | 人員削減 |
| WASHINGTON COUNTY, OREGON | なし | | | | | | |

ONAと各病院の労働協約より筆者作成[77]

---

[77] low census とは，患者数の減少，あるいは患者ケアの必要性の減少によって，一時的に職員の人員削減を行うことをいう。

第1章　アメリカにおける看護師の派遣労働

　単純に賃率を比較した場合，派遣看護師は，同じユニットに勤務する正規雇用のRNよりはるかに高い賃率が適用されている。D氏がAgency Nurseとして働いていたときに得ていた時給は，平日の日勤で44ドル，夜勤や週末の場合には52ドルであったという。当時，同じユニットに勤務する正規雇用のRNが得ていた時給は20ドル程度であったという。これらの賃金は週ベースで精算され，毎週金曜日に支払われていた。医療保険は3か月以上継続して勤務すれば支給された。

　全米最大手の看護師派遣会社であるQ社と派遣契約を結んでいたY病院のC氏の説明によれば，Agency Nurse，TravelerともにY病院から派遣会社には，1時間当たり72ドルの派遣料金を支払っている。この72ドルはあくまで派遣料金であるため，この中から派遣会社が手数料を控除した後の金額が，派遣看護師に支払われることになる。Y病院側は，派遣看護師のキャリアや勤務場所を問わず，一律に派遣料金を支払っているが，派遣会社側がそれらによって賃率に差を設けているかどうかは不明である。C氏によれば，「Y病院は派遣契約の終了時に，派遣看護師個々人に対する能力評価をQ社にフィードバックしているため，おそらくそれを基にボーナス[78]の金額などを決めているのではないか」とのことである。

　ちなみに，W病院の場合，労働協約で定められている正規雇用[79]RNの賃率は，経験年数に応じて31.72ドルから45.35ドルの範囲とのことである。V病院グループの場合には，管理職ではないRNの正規雇用労働者の賃率は32.45ドルから46.67ドルの範囲となる。また，W病院にはOn-callのRNの賃率が労働協約によって定められている。経験年数が5年以内の場合には39.32ドル，6年〜14年の場合には41.78ドル，15年以上の場合には45.46ドルである。これらと比較した場合にも，派遣看護師は恵まれた処遇を得ていると言うことができるであろう。

---

[78] Q社ホームページによれば，Travelerの場合，その継続期間に応じて500ドルから3,000ドルのボーナスが支給される。
[79] フルタイム労働者，パートタイム労働者の双方を含む。

医療保険給付金や年金等の支給は，雇用されている派遣会社によって異なる。大手の看護師派遣会社と契約した場合には，支給されることが多い。Q社の場合，医療・歯科保険，住宅手当，医療ミスに関する損害賠償保険が適用されている。また，一定の派遣期間を終了した際には，派遣看護師に対し，500ドルのボーナスが支給される場合もある。Q社のみならず，Travelerの場合には派遣先から派遣先へ，長い距離を移動することもしばしばあるため，その際の交通費，引っ越し費用，住宅手当，あるいは無料で貸し出される住宅等も派遣会社から支給される[80]。高額な賃率だけではなく，これらの恵まれた福利厚生もまた，派遣看護師の派遣料金を押し上げる要因のひとつとなっている。

　以上のような雇用条件から，派遣という働き方を選択するRNにはいくつかのパターンを見出すことができる。第一に，A氏の言葉を借りれば「働きたい時にだけ，好きな場所で働くことができる」という働き方のフレキシビリティを求めている層である。Prescott(1982b)によれば，派遣看護師と正規雇用のRNとで，勤務する時間帯の割合はあまり差異がないという。とはいえ，その時間帯を自ら選択して入る派遣看護師と，割り当て上の義務として入る正規雇用のRNとではまったく意味あいが異なると述べている[81]。さまざまな事情で日勤のシフトにしか入れないケース，あるいは夜勤や週末のシフトにしか入れないケースなど，変則的な勤務スケジュールの要望にも対応することができることが，派遣という働き方の最も大きな魅力になっていると考えられる。

　第二に，短期間に多くを稼ぎたいと望んでいる若い層である[82]。5年

---

[80] Randolph(2004), pp.10‐11。
[81] Prescott(1982b), p.404。
[82] 1970年代から80年代において派遣労働を選択したRNについての個人的なバックグラウンドを探ることは難しいが，いくつかの統計調査が存在する。1981年から1982年にかけての全米規模の調査では，年齢，性別，人種，既婚・未婚の別，世帯収入，子供の数，学歴などについて，派遣看護師と病院のpermanent staffとでは大きな差はないと述べている。また，少し新しい調査になるが，Hughes et.alによる1993年の調査では少々見解が異なる。派遣看護師においては独身男性，マイノリティの割合がRN全体よりも高く，学歴も高いと述べている。Prescott(1986), pp.83-84，Hughes et.al(1993), pp.84-85。

間の派遣看護師としての就業経験のある D 氏が，5 年間の勤務の後，Z 病院の正規雇用 RN に転じたように，D 氏によれば「退職金や年金保険が視野に入ってくる年齢になると，正規雇用へとシフトする人が多い」とのことである。また，A 氏によれば，正規雇用で働いている RN がオフの時間を使って別の病院で派遣看護師として働き，副収入を得ていることも多いようである。このようなムーンライターと呼ばれるケースの場合，休息を取るべき時間に派遣として働くことになる。そのため，労働時間が非常に長くなり，ケアの安全性を損ね可能性があるという意味で問題視されている。Aiken et.al(2007)の調査では，派遣看護師の 56% はムーンライターであった[83]。

第三に，専門的に特化された看護技術を磨きたいと考えている層である。派遣看護師は正規雇用の RN のように管理的な職務や，他部門との連絡といった職務に従事することは少なく，患者ケアに携わる傾向がある。そのため，さまざまな病院で経験を積んで，自らの専門的な看護技術を磨きたいと考えている RN にとっては，派遣という働き方は魅力的であると捉えられている。派遣看護師が用いられている割合が高い部門が集中治療室や手術室であることは，その現れであると言える。

正規雇用労働者相互の賃金格差と比較して，派遣労働者相互間の賃金格差が著しいということを考慮するならば，定型的な単純労働に従事することの多い一般的な派遣労働者の賃率と，医療専門職種のひとつである派遣看護師の賃率を比較することは適切ではないかもしれない。特に，派遣看護師の場合，集中治療室や手術室といった，RN の中でも高度な判断や技術を要する部門で働くケースが多いため，高い賃率はその表れであるとも考えられる。しかし，それを考慮に入れても，現在の派遣看護師の処遇は非常に恵まれている。

Kilcoyne(2004)によれば，派遣看護師の時給平均は 30.99 ドルであり，

---

[83] Aiken et.al(2007), p.338。

すべての RN の全国時給平均より 4.93 ドル高い[84]。また，Hollmer(2004)によれば，マサチューセッツ州のボストン地域にある病院において，特別ケアユニットに勤務する派遣看護師の時給は平日で 44.32 ドル，週末では 48.21 ドルであり，同じくボストン地域の別の病院では平日で 53.63 ドル，週末では 55.82 ドルが支払われていた。このような状況から，マサチューセッツ州では 1996 年に，正規雇用 RN の流出を防ぐ目的で，派遣看護師の給与に上限を定める規定が設けられている[85]。

だが，派遣看護師を導入し始めた初期段階にあたる 1970 年代～80 年代では，現在と比べると派遣看護師の賃率はそれほど高いわけではなかった。派遣看護師の賃率は，その地域の正規雇用の RN の平均賃率より若干高い水準からスタートすることが一般的であった[86]。Prescott(1986)によれば，82 年当時の派遣看護師の平均時給は 11.77 ドル，正規雇用看護師の平均時給は 9.97 ドルである。また，Wiley(1976)によれば，当時の派遣会社は，派遣看護師に福利厚生を支給していないことが多かった。1980 年代後半以後，派遣看護師の賃率は急上昇し，福利厚生も含めたその待遇は驚くほど改善されていったのである[87]。

大幅な賃金上昇の理由として考えられるひとつの要因は，RN 不足の

---

[84] Kilcoyne(2004), p.7.
[85] これは派遣看護師の待遇に一定の制限を設けることで正規雇用 RN の流出を防ぐ目的で創られた。対象になるのは，RN のみならず LPN や有資格看護補助者（Certified Nurse Aide：CNA）の派遣も含まれる。違反した場合には，州は罰金，登録の取り消し，営業の制限・中止等の手段をとることができる。この法律は，2001 年には州を 6 つの地域分け，派遣先施設の属する地域ごとに別々の上限率を設ける旨を加えて改正された。さらに，新たに正規雇用職員の時給の 135%以上を派遣看護師に支払うことを禁止する旨，および，ナーシングホームは派遣看護師を受け入れる適格性を有しないという旨の法案も検討されている。これによって，マサチューセッツ州内の派遣会社は大きな打撃を受け，法が制定された最初の年である 1996 年には全体で 396 万ドルの損失があった。派遣会社側は，このような制限を加えることで法制定の目的を達することは不可能であり，派遣看護師が給与の上限のない隣接州へ職を探しに出て行くだけであると主張している。Connolly(2001)。
[86] Wiley(1976), pp.87-88。
[87] 準夜勤・夜勤，休日，週末，集中ケア病棟などの負担の多い勤務に対して支払われる手当の額には，派遣看護師と正規雇用の RN との間に大きな差がある。正規雇用の RN が病院から支払われる手当の額より，派遣看護師が派遣会社から支払われる手当の額の方が多いのである。そのため，より多くの収入を得たいと考える派遣看護師はこれらの高額な手当てがつくシフトに入ることを希望するようになる。Prescott(1986), pp.84-85 参照。

深刻化である[88]。1979年の時点においても、「派遣看護師が売り手市場に大きく傾いた場合、派遣看護師は病院に大変なコスト増をもたらす存在となり、その時、病院はRNの人数自体を減らすか、RNの技術レベルを落とすしかなくなるのではないか」という警告がすでになされていた[89]。RN不足により派遣看護師のみならず、RNの労働市場全体が逼迫している現在の状況においては、まさにこの警告通りになっている。

いまひとつの要因について、Coss(1989)は、短期間の派遣契約を結ぶ派遣看護師の賃率は、長期間雇用される正規雇用のRNの場合と比べて、労働市場の短期的な需給関係の影響を受けやすいと指摘している。なぜならば、かつてRNは病院に勤務する場合がほとんどであり、地域の病院がRN労働市場の需要を独占している状態であった。その地域の病院はお互いにRNの賃金に関する情報を共有し、ほぼ同じ額を提示することができた。しかし、派遣看護師は、RNという存在が現在労働市場においてどれほどの価値を持つのか、さらに細かく、最も必要とされているのはどの地域の、どの部門の、どの時間帯であるのかということが如実に数値化されるという点で、これまでの安定した労働市場に強い影響を与えた[90]。このことは、派遣看護師が、閉鎖的で需要独占的状態であったRNの労働市場に、価格による競争をもたらす存在であったと言えよう。また、それはRN不足という時代的背景もあいまって、派遣看護師および派遣会社の側に有利に作用し、賃金の上昇をもたらした。

そして、RN自体の専門職種としての地位が向上したことが考えられる。とりわけ派遣看護師の場合、専門性の高い層が多く含まれている。それゆえ、そのような高い技術をもった派遣看護師が、全体の平均額を引き上げている可能性が高い。第3章以降で詳述するように、RNは1960年代から徐々に専門分化が始まり、さまざまな専門看護師資格も誕生し

---

[88] 看護師不足の要因に関しては、人口の高齢化および、RNの高齢化が最も大きいと考えられる。また、女性の就く職業の選択肢が広がったことも、相対的に看護師を選ぶ割合の減少につながったと考えられる。これに関しては、早川（2007）を参照。
[89] Langford et.al(1979), p.18.
[90] Coss(1989), pp.50-51.

た。そのような資格を持つRNたちは専門技術に関して高い信頼性が置かれており，専門分野ごとに組織横断的な労働市場も構築されているのである。

　派遣看護師の処遇が改善された背景には，その他にも連邦政府の医療政策の変化，そして，アメリカの病院経営が置かれた環境の大きな変化が存在すると考えられる。現状はインタビュー調査によって明らかになったが，次節では，過去にさかのぼって，実際に派遣看護師はどのような理由によって個々の病院に用いられてきたかを，先行研究より具体的に考察したい。

## 7．派遣看護師の役割とその変化

### （1）医療需要の増加による人手不足と派遣看護師

　1947年のヒル・バートン法の制定，1965年の公的医療保険の創設等により，医療へのアクセスは約20年の間に飛躍的に向上した。急増した患者に対応するべく，連邦政府は医療専門職種の養成を促進する諸政策を講じてはいたが，需要の増加を完全にカバーできるものではなかった。この時期に誕生した派遣看護師は，何よりRN不足を補う役割を求められたものであると考えられよう。医療アクセスの向上，とりわけ，公的医療保険の創設は，1960年代末から70年代にかけて，派遣看護師が生まれ，普及してゆく土台となったのである 。

　実際，この時期に行われた派遣看護師の使用目的に関する調査結果が存在する。ひとつめは，1979年にペンシルヴァニア州看護協会の協力のもとに行われた調査である。使用の理由については「地域にRNが不足しているため」という回答が圧倒的に多い。次いで「季節的なRNの需要の変動にフレキシブルに対応するため」という回答が続く。「コスト削減のため」という回答はわずかでしかない。この調査は，病院が派遣看護師を使用する最大のメリットが，多くの管理職が頭を悩ます人手不足

による，または急な欠勤などによるRNのシフト配置の困難性を解消することにあると結論づけている[91]。

ふたつめは，同年にハワイ州において行われた調査である。この調査では派遣看護師を使う場合に関して4つの要因を挙げている。1つは正規雇用労働者の病気や欠勤などで思いがけずRNの必要性が生まれた際に，その穴埋めとしてスポット的に使用する場合である。2つめは正規雇用労働者がバカンス等で定期的に発生する欠員の補充として使用する場合である。3つめは特別なケア，または特定の患者のケアのために必要が生じた場合である。4つめは特定のユニット全体，あるいは特定のシフトに配置するためである[92]。

1979年に行われたこれら2つの調査から指摘できることは，当時の派遣看護師はあくまでRN不足による必要に迫られて使うケースがほとんどであったことである。そして，コスト削減のための戦略的な使用は多くない。しかし，1983年に高齢者を対象とした公的医療保険であるメディケアに包括支払い方式（DRG/PPS）が導入されて以降，包括支払い方式や人頭払い方式が主流になってゆくと，病院は経営戦略を転換せざるをえなくなるような大きな変革期を迎える。それ以前の出来高払い方式が主流であった時代においては，病院経営はコスト意識がさほど求められずに医療を提供することが可能であった。むしろ問題は医療の供給が需要に追い付かないことの方にあった。それゆえ，派遣看護師の使用にも，人件費の削減といった意識は見られない。

当時の病棟における看護は，RNを中心に，LPN/LVNや看護補助者がチームを作って何人かの患者を担当する，Team Nursingと呼ばれる方式を採用していた。このため，派遣看護師はこのチームの一員として，正規雇用の看護師の指示のもと，一般病棟における患者ケアに携わっていた。そして，当時の派遣看護師の賃率は，現在ほど高いものではなく，その地域の正規雇用RNの平均賃率より若干高い水準からスタートする

---

[91] Boyer(1979), p.57。
[92] Langford et.al(1979), p.16。

ことが一般的であった[93]。Prescott(1986)によれば，82年当時の派遣看護師の平均時給は11.77ドル，正規雇用看護師の平均時給は9.97ドルである 。このことからも，当時の派遣看護師の専門性はさほど高いものではなかったと推測できる。

## (2) マネジドケアによる合理化戦略と派遣看護師

　戦後続いていた医療供給の拡大政策が曲がり角を迎えるのは，1970年代に入ってからである。そして，1980年代に入るとそれぞれの病院の自助努力，すなわち市場競争原理によって医療費を抑制するシステムへと変化した。さまざまな意味で最も大きな影響を与えたのは，1983年にメディケアに導入されて以後拡大した包括支払い方式を用いた，いわゆる「マネジドケア」である。それまで，出来高払い方式を採用していた公的医療保険の支払方式は，医療費抑制策の一環として，1983年にメディケアの一部に診断群別包括支払方式（DRG／PPS）が採用されることになった[94]。以後，メディケイドにもこの方式は採用され，民間医療保険も包括支払い方式をとるプランが主流になっていった[95]。1973年に制定されたHMO法によって勢いを増したHMOの場合，その多くは人頭支払い方式を採用していたことも影響している。そして，民間医療保険会社による介入によって治療や与薬に関するコスト管理が厳しくなった医療，すなわちマネジドケアが普及していった。

　包括支払い方式の場合，疾病ごとに償還される額が決められている。そのため，病院はこれまでのように，費用のすべてを保険償還することができず，一定の収入を所与のものとして，その中で予算管理を行わなければならないという大きな転換を強いられるようになる。すなわち，固定されたインプットからいかに利益を上げてゆくかということを経営戦略として据えなければならなくなったのである。

---

[93] Wiley(1976), pp.87-88。
[94] 当初はメディケア Part. A ，つまり病院に支払われる部分のみ適用された。
[95] 長谷川(2010)。

また，1986年にレーガン政権が推し進めた規制緩和政策により，これまでの医療供給規制が緩和されたことで，市場メカニズムに基づく病院間の競争が激しくなった。これにより，病院の倒産や合併が相次ぎ，1980年代後半以降，病院全体のリストラクチャリングが頻繁に行われるようになった。病院経営者の多くは倒産や買収を防ぐべく，短期的な事業収益を重視する経営に転換せざるを得ない状況に陥った。

多くの病院は，この時期にさまざまな面での経営合理化策を講じている。例えば，診療ガイドラインやクリティカルパスを用いて治療プロセスを標準化した。また，包括支払い方式のもとでは，患者の入院期間を短縮させたり[96]，入院から外来へとシフトさせる方法がコストの抑制につながった。そして，さまざまなアウトソーシングの利用もまた，この時期に進んだ[97]。

1990年代以降は，民間医療保険会社の影響力がより強まっていった。なぜなら，この時代，市場競争が激化したのは病院だけではなく，民間医療保険会社もまた，厳しい競争の中に置かれていたからである。従業員のために医療保険を購入する雇用主，つまり一般企業が市場競争を勝ち抜くべく，コスト削減に取り組んでおり，コスト削減の一環として，総額人件費を抑える戦略，とりわけ，その中で大きな割合を占めていた医療保険の見直しを図るようになったのである。民間医療保険会社は生き残りをかけ，こぞって値引き競争を行った。そして，そのしわ寄せは，病院や医師に対するコスト管理の強化，あるいは，個人に対する補償範囲の狭小化という形で表れてゆく。

病院内における合理化は，専門的な経営者や外部のコンサルタントを用いたマネジメント部門の中央集権的な指揮のもと，ドラスティックに行われていった。人事面でのコスト削減戦略で言えば，正規雇用の場合，賃金の高い専門職種を，より賃金の低い非専門職種に置き換える方法が

---

[96] Reinhardt(1996), p.148。
[97] 三富（1992）は，この時期にアメリカの病院は「経営効率をよくする努力」と称して外部化を進めたと述べている。ここでは特にクリーニングなどの低賃金職種が中心である。

とられた。看護職種で言えば，RN の割合を減らし，LPN/LVN や看護補助者の割合を増やすことで，賃金コストの削減が図られた[98][99]。

このように，1980 年代に医療費抑制策を，市場競争原理に委ねる方法に政策転換して以後，医療にかかわる各主体のバランスは大きく変化し，その結果として現在の状態があると言うことができよう。

派遣看護師との関係で指摘できることは，このような合理化策が多くの場合，派遣看護師の活用にとって追い風となったということである[100]。なぜならば，季節的な RN 需要の変動に備え，正規雇用の RN は最小限にとどめ，派遣看護師をバッファーとして用いる要員管理も，「合理的な」事業戦略と一致するものであったためである。いわゆる「雇用のジャス

図1-3　市場原理の導入による変化

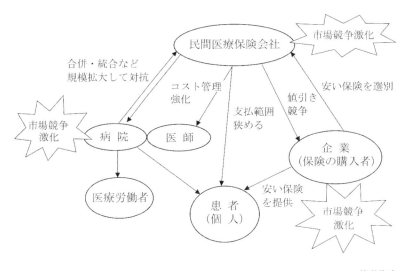

筆者作成

---

[98] Zhang et.al(1999), p.190, Buerhaus et.al(1999), pp.216-220。
[99] ただし，その後医療の高度化に伴って，ふたたび RN の割合が高まっている。
[100] 三富（1992）によれば，外部労働者は時間当たりの賃金は高いが，最も短く縮められた最低限の時間での未契約されるため，支払総額にすると正規雇用のフルタイム労働者を雇うよりもコストがかからないとされる。

トインタイム」化である。また，病院自らが RN を教育する必要がなくとりわけ，本来であれば育成に時間がかかるはずの専門的な技術を持った派遣看護師を，必要な時にだけ必要な場所に配置することもまた，病院における人事労務管理の「合理化」に役立ったのである[101]。

本章第3節で述べた通り，アメリカの場合，一般的に派遣労働者が用いられる理由の一つとして比重の高いものは，高額な付加給付を支給しなくてもよいという点であった。RN を始めとする医療専門職種が供給不足の状態にある場合，労使交渉によって付加給付をより恵まれたものへと導く方向に向かうであろう。全米最大の HMO である Kaizer Parmanente Medical Group の調査によれば，看護師の人件費のうち，支給する諸保険のコストは9%，採用コストは2%に相当する[102]。派遣看護師を用いることで，これらの10%にあたる費用を支払わずに済むというメリットは，病院側にとって非常に大きい。それゆえ，派遣看護師の場合も，一般的な派遣労働者の場合と同様に，付加給付を支払わないことによる人件費の削減戦略の一環として用いられた側面があると考えられる。

先に見た通り，現在の派遣看護師の賃率は，正規雇用看護師と比較しても非常に高いものであり，恵まれた付加給付も人材派遣会社から支給されていた。1960年代後半から1970年代にかけての初期の派遣看護師が，正規雇用 RN とさほど変わらない賃率しか得ておらず，付加給付も

---

[101] Y 病院の場合，正職員の看護師の入職時には6週間の研修が行われるが，派遣看護師の場合は1日で終了する。内容は，Agency Nurse，Travelar ともに同じである。1979年のアンケート調査によると，急性期ケア型の病院では「その日の仕事に先立って主任 RN から指示を受ける程度」と答えた割合が46%と「きちんと病院側で作成したオリエンテーションプログラムを受けている」と答えた割合の40%をわずかに上回っている。驚くべきは長期療養型の病院に至っては，前者が72%，後者が26%と，ほとんど正式なオリエンテーションプログラムを実施していないことである。このような状況を問題視した JCAHO（Joint Commission on Accreditation of Healthcare Organization：医療施設認定合同委員会）は，1980年に医療分野の外部労働者たる看護師へのオリエンテーションと評価に対する責任を定めた。以後，この JCAHO による評価基準を満たすために，派遣会社，派遣看護師を受け入れる病院側とも，オリエンテーションと評価に関する問題に取り組む必要が生じた。

[102] Kaizer Parmanente Medical Group(2011), p.9.

派遣会社から支給されていなかったことと比べると，そこには大きな変化がある。この背景のひとつとして，このような合理化戦略のもとでの人事労務管理が，派遣看護師の需要の増加をもたらしたことが考えられよう。この時期の需要増によって力をつけた人材派遣会社が，派遣看護師の賃金を大きく引き上げることになったのではないだろうか。人口の高齢化等により，RN不足の状況は現在も続いている。インタビューでも述べられていたように，現在であってもRN不足を補うための派遣看護師の使用は依然として存在する。そのことに加えて，人件費削減を目的とした戦略的な派遣看護師の使用という側面も，マネジドケアが普及して合理化が至上命題となった1980年代以降の病院では色濃く存在したと考えられる。その他の産業の派遣労働の場合，1980年代以降に人材派遣会社と企業の人事部門が戦略的なパートナーとなってフレキシブルな人事労務管理を推し進めたが，医療専門職種の派遣労働に関しても，同様の動きがあったとみることができる。

図1－4　派遣看護師利用の背景の変化

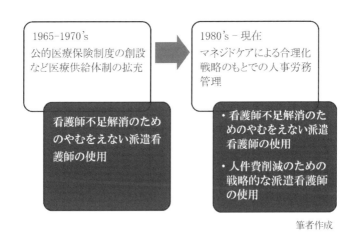

筆者作成

第1章　アメリカにおける看護師の派遣労働

## 8. おわりに－派遣看護師の歴史的考察と RN の位置づけ

　本章では，アメリカの病院における派遣看護師の歴史と現状を具体的に明らかにすることを主たる目的とした。そして，アメリカの医療制度の変遷を追いながら，派遣看護師がその時代ごとに求められた役割の変化についても論じた。マネジドケアが普及した 1980 年代を境に，派遣看護師の処遇は大きく改善されていったのであるが，最後に今一度，その要因についての議論を整理したい。

　第一に考えられることは，RN 全体の需給の変化である。人口の高齢化，あるいは RN 自体の高齢化が進んだことにより，RN 不足は年々深刻さを増している状況は，アメリカでも同様である。このため，人手不足のポジションを埋めるためにやむを得ず派遣看護師を用いるケースは，初期から現在に至るまで，引き続き多いと考えられる。ただ，1980 年代以降に人手不足が生じる背景をより深く見ると，そこには人件費の削減を余儀なくされてきた病院経営の姿が浮かび上がる。インタビュー調査によって，手術室や集中治療室などの教育に時間と費用がかかる部門に際立って RN 不足が生じやすく，派遣看護師が高い割合で用いられていることが明らかになったように，病院内で RN を育成する余裕が失われている。そして，管理者のポジションにも空席が多く，派遣が用いられていることもわかったが，このような責任の重いポジションを担えるような RN を育成し，維持する余裕も同様に病院から失われていると考えられる。正規雇用 RN の賃率と派遣看護師の賃率との差が年々拡大しつつあったことが意味するのは，病院が人件費抑制のために正規雇用 RN の処遇を向上しえない状況に置かれているということであるとも考えられよう。

　第二の要因は，派遣看護師の需要の増加と，それに伴う人材派遣会社の交渉力の上昇である。上記のように，恒常的な RN 不足に加えて，人

75

件費抑制のための戦略的な派遣看護師の使用が加わったことによって，派遣看護師の需要は伸び続けた。人材派遣会社全体の中においても，医療を専門とする人材派遣会社の存在感が高まっていったことは本章で述べた通りである。マネジドケアによって厳しい経営環境の下に置かれていた病院に対して，派遣看護師を擁する人材派遣会社は，強気な交渉姿勢で臨むことができたものと考えられる。

　最後に，第三の要因として，RN の中に非常に専門性が高く評価されている層が存在し，派遣看護師にはそのような RN の割合が多く含まれているということを挙げたい。そして，そのように高度な専門性を持つ RN を，派遣という形で外部から賄って活用できる何らかのシステムが病院内に存在していたと推察できる。そのシステムとはどのようなものだったのであろうか。これらを導き出す具体的な議論を進める前に，次章ではアメリカの医療システム自体を概観する。

# 第2章
# アメリカにおける医療政策と病院経営の変遷

## 1. はじめに

### (1) 本章の位置づけ

　前章では，アメリカの病院における派遣看護師の役割を歴史的に分析した。その結果，1980年代を境にして，その処遇が大きく改善されていることが明らかとなった。背景はいくつか考えられるが，RNの人手不足，病院経営の合理化の結果生じた，教育訓練費の削減による派遣看護師の需要増などが主なものである。また，派遣看護師が用いられている割合が高いのは，手術室や集中治療室などの高度な専門知識が要求されるユニットであった。このことに着目すると，近年派遣看護師として働いているRNの中には，相対的に専門性の高い層が多く含まれていることも考えられる。

　本章以降においては，このように派遣看護師が専門職種の派遣労働者として成立し得る要件を追究する。前章でもごく簡単にアメリカの医療政策の変化，およびそれに伴う病院経営の変化について触れたが，本章ではこれらをより詳しく見てゆきたい。アメリカの医療はさまざまな点において我が国とは異なった制度を有しており，RN制度もこのシステムの上に乗ったものである。RNの労働とも深いかかわりを持つ議論のベースである。それゆえ，次章以降における，派遣看護師成立のための具体的要件に関する考察の前提をなすものとして，この章を位置づけたい。

(2) アメリカの医療政策と病院経営に関する主な先行研究
①海外における先行研究

　この分野に関するアメリカの先行研究は多数存在するが，本研究において派遣看護師の労働を考察する上での中心的な論点となる時代的背景となる1970年代から1990年代のものを中心に示すことにする。

　後に詳述するように，アメリカの医療政策では，1970年代までの医療提供体制の拡充を目指した政策から，1980年代以降，医療費の抑制を課題とした政策へ転換した。これを背景としたいわゆる「マネジドケア」の広がりにより，医療ないしは病院経営に関する価値観が変化したのが1980年代の後半以降である。市場競争原理を体現した医療経営はCorporate Medicine（商業的な医療）と称された。このCorporate Medicineに関する先行研究には，医師の立場から批判的に述べられたKahn(1986)，当時全米最大の営利型ネットワークであったColumbiaグループの歴史と戦略からCorporate Medicineについて論じたKuttner(1996)，Corporate Medicineが形成されるまでの政策的背景を中心とした分析を行ったSchmidt(1999)，病院組織のみならず，HMO（Health Maintenance Organization）や医療保険会社の営利的傾向について述べたGeyman(2003)などがある。

　合併については，最も古い時代のものがShirley(1973)である。ここでは合併に対する従業員の態度について，カテゴライズされた分析がなされている。1980年代以降の合併との質的な違いを垣間見ることができる貴重な研究である。病院の閉鎖に重点を置いて書かれたものがLongo et.al(1984)である。1990年代にはより多くの文献が残されている。吸収合併後に，吸収された組織が強いられる変化と合併の目的との関係を論じたものがBogue et.al(1995)である。合併が消費者に与える影響について論じたものがConnor et.al(1997)である。統合に関するもので言えば，いくつかの病院の事例を挙げながら統合の性質について述べたものにWhite(1996)がある。そして，1986年から1997年までのカリフォルニ

ア州における病院オーナーシップの転換についての調査を中心としたSpetz et.al(2000)などがある。

　合併・統合などを通じた病院組織のリストラクチャリングに関しては，Alexander et.al(1988)が詳しく，ここでは主に病院の Board（評議員会）の形態の変化と経営に関する関係が論じられている。1990年代のものでは，Reardon et.al(1995)は病院が営利的な要素を強めるリストラクチャリングを行わざるを得なかった背景について論じている。2000年代のものでは病院リストラクチャリングを成功させる方法に関する Walston et.al(2004)がある。

　このようなリストラクチャリングに伴い，多くの場合，病院の管理組織にも変化が生じた。これに関する古いものでは，設立主体ごとに法人機能の比較調査を行った Coyne(1982)，1990年代のものでは競争戦略論の観点から病院の Board 機能の変化に関して論じた Goodstein et.al(1994)がある。

　また，このような管理組織の拡大や医療保険制度の複雑化を背景として，病院の一般管理費が増加したことに関する先行研究も多い。この問題に関して多くの先行研究を残しているのが Woolhandler である。そのうち，国が管理する公的医療保険に一本化されているカナダとの比較を通して，アメリカの病院における一般管理費が必要以上に嵩んでいることを批判的に論じたものが Woolhandler et.al(1991)であり，州ごとの比較調査を行うことで管理費用と HMO の入会者数との相関関係を調べたものが Woolhandler et.al(1993)，開設主体ごとに分類して一般管理費を比較したものが Woolhandler et.al(1997)，一般管理費を削減する方法について論じたものが Woolhandler et.al(2003)である。その他，病院，ナーシングホーム，医師，医療保険会社がそれぞれどのような一般管理費を必要とするかについて，一般的な企業や個人との比較において論じられたものが Thorpe(1992)である。管理費用の増加に伴って，管理に専門的に携わる職種も増加していることについて述べられたものには

Himmelstein et.al(1996)がある。

　マネジドケアの影響で合併や統合などが起こり，これを通じて医療提供体制がどのように変化したのかを歴史的,体系的に論じたものにScott et.al(2000)があり，この分野における最も代表的な文献であると考えられる。

②日本国内における先行研究
　ⅰ）病院経営に関する先行研究
　アメリカの医療機関に関する日本国内の先行研究は，本章が対象とする時代のうち，後半部分について論じられたものが多く，テーマにも偏りがある。病院経営に関しては，その市場性を採り上げたものがほとんどを占めると言ってよい。

　とりわけ，1980年代後半から形成されていった医療ネットワーク（Integrated Healthcare Network）に関しては，複数の論者がそれぞれの視点から論じている。高山（2000）は医療ネットワークが形成された歴史を振り返り，また関連産業へのインパクトについても論じている。田中・山口（2002）は医療保険政策と医療ネットワークとの関係を中心に，いくつかの医療ネットワークのケースを挙げながら論じている。松山（2002）は医療ネットワークと医療産業集積との関係を中心に論じられており，松山・河野（2005）は医療産業複合体の日本での応用可能性を視野に入れながら論じている。

　アメリカの病院組織の合併や統合は，1970年代後半から徐々に進んでいた。しかし，医療コングロマリットとも称されるほどに大規模化が加速度的に進んだという意味で，1980年代後半以降に形成された医療ネットワークのインパクトは非常に大きかった。そして，我が国における今後の医療提供体制を議論するに当たっても，このような医療ネットワークが築く組織は大きな関心を集めている。そのため，日本国内の先行研究はここに集中していると考えられる。ただし，それ以前の病院経営に

関するものは少なく，溜箭（2007）が公益法人としての病院という観点から概略的に述べたもの，あるいは上記の先行研究が歴史的な一過程として触れるに留まる。

このように，アメリカの病院経営は市場を意識した色彩が強いため，一方ではその公益性についても議論がなされている。前掲の溜箭（2007），そして，アメリカの非営利病院がどのようにコミュニティ・ベネフィットに貢献しているかについて論じた高山（2007），営利型病院の経営と，その対極にある公立病院の存在意義を比較した高山（2008）がある。

アメリカの病院における会計システムについては，荒井（1998）（1999）が詳細に分析を重ねている。

### ⅱ）医療政策に関する先行研究

アメリカの場合，基本的には，民間医療保険制度を根幹とする独特の医療保険体制をとっているために，医療政策の論点の中心を保険制度が占めてきた。それゆえ，国内の先行研究においても，医療保険制度に関するものは比較的豊富である。とりわけ，1980年代以降優勢となったマネジドケアに関するものが多いことが特徴と言える。

例えば，医療保険制度と病院管理との関係を論じたのが高山（2001）である。ここでは1990年代におけるマネジドケアの発展・拡大と，それに伴う病院の企業化と管理方法の変化が論じられている。高山はアメリカの医療提供体制について，「合衆国医療にみられる企業化の進展は，医療部門において社会的総括がなされず，経済主体間の力関係に応じてルールが決まる「市場型」医療制度の必然的な帰結である」と結んでいる。同様に，マネジドケアと病院経営の関係について多方面から論じたものに，広井ら（1999）がある。

その他，純粋に医療保険制度を概論的に述べたドゥエインら（1997），雇用主提供型の医療保険と政策との関係から，民間依存の医療保障体制がもつ問題点を論じた長谷川（2010），マネジドケアに関する歴史や多

様性について述べた堀ら（2001）が主なものと言えよう。

　医療専門職種の養成政策に関しては天野（2006）の研究に詳しく，とりわけ医師の専門化と政策，職業団体との関係を論じている。広井（1992）でも，医師，看護師を中心とした医療専門職種の養成政策の変遷が描かれている。また，ここでは医療保険制度や病院設置計画等，さまざまな方面から総合的に述べられている。政治学の分野から医療制度改革とそれらをめぐる政党政治を論じたものは天野（2009）である。

### ⅲ）本研究の位置づけ

　上記のように，アメリカ医療に関する日本国内の先行研究は，病院経営，医療政策，いずれにおいてもテーマに偏りがあり，埋めなければならない多くの隙間が未だ存在すると考えられる分野である。市場を重視した病院経営の是非，マネジドケアとその影響以外の分野においても，アメリカという特殊な医療提供体制を築いている国の事例を考察することは，我が国において大きな示唆を与えることが可能であると考える。とりわけ，看護師は医療専門職種の中で最大のボリュームをもつ職種でありながらも，その教育訓練政策に関しては社会科学の分野からはほとんど論じられてこなかったことが指摘できる。また，先行研究のほとんどは経済学の分野のものであり，経営学の分野からの研究は極めて少ない。中でも，RN がどのような働き方をしているのか，RN に対して具体的にどのようなマネジメントが行われているのかに関して詳細に論じられたものはほとんどない。

　そこで，本研究では，RN，そのうち派遣という雇用形態を選択した RN という枠をあえて設定し，その処遇や職務，歴史を考察し，その中から，派遣看護師の専門的な活用を可能とし，拡大した背景を考察する。そこで明らかになった事実から，演繹的に病院における RN 全体の雇用や管理について，病院経営との関係，そしてそれに大きな影響をあたえる医療政策との関係を歴史的に分析することも併せて行う。

## 2. 医療政策と病院経営

### (1) 現在の医療提供体制
#### ①現在の病院の概要

　アメリカの医療提供体制について特徴的なことは，医療提供施設の機能分化が進んでいるということである。大まかに言えば，医師が開設しているドクターズオフィスやクリニックで初期の診断を受け[103]，入院や手術が必要な急性期の患者のみが病院を利用するシステムである。その後，急性期を脱した患者はナーシングホームその他の長期療養型施設へ移るというパターンが一般的である。このため，病院に関しては我が国と比べた場合，ごく限られた機能をもつ施設にすぎないことに留意する必要がある。

　現在の医療提供体制について，アメリカ病院協会による *Hospital Statistics 2009* のデータをもとに概略を述べたい。アメリカで一般的に病院を指す場合，Community Hospital と称される短期的な入院を目的とした急性期の病院がこれに該当する。病院全体の大部分を占めており，その他の Hospital は例外的な存在と言ってよい。Community Hospital には非営利型 (Non-Profit) のものと，営利型 (Investor owned/For-Profit)，およびカウンティや市が所有する公立病院とがある。Community Hospital 以外には連邦政府所有の病院があり，これは退役軍人病院など軍関連の病院，および伝染病や精神疾患の治療を目的とした長期療養型の病院が中心である。

　後述するように Community Hospital の平均在院日数は短く，急性期の患者を対象としているが，以後はナーシングホームやリハビリテーション施設のような療養型施設が主な受け皿となる。2007年に GAO (The

---

[103] とりわけ HMO の場合，プライマリケア医と呼ばれる家庭医のクリニックが病院へのゲートキーパー的役割を果たし，不必要に高度な専門的医療を受診する患者を減らすシステムを作ることで，医療費の抑制を図ろうとした側面がある。

Government Accountability Office：政府説明責任局）が行った調査によれば，全米で16,114のNursing Homeが存在している[104]。その他，リハビリテーション施設，在宅看護などに移る患者もいる。

　もうひとつ特徴的なことを挙げるとするならば，アメリカには大規模な病院チェーン，医療ネットワーク（Integrated Healthcare Systems）が存在する。そして，主に医療保険会社が中心となりながら，さまざまな医療を提供する会員制の健康維持組織（HMO）と呼ばれる形態をとる場合も多い。これらの組織は，予防医療の指導から外来クリニック，急性期病院から療養施設に至るまで，機能分化されたさまざまな段階の医療を総合的に提供している。多くの患者は原則として，その加入する医療保険が参加している医療ネットワーク，あるいはHMOの中のいずれかの施設を，疾病のレベルに応じて利用することになる。

　図2-1は2007年の時点における病院の統計である。全米のHospital総数は5,708，そのうちCommunity Hospitalと呼ばれるカテゴリーの病院は4,897であり，うち営利型の病院は873である。本稿では以下，便宜上「病院」という用語を用いるが，この場合にはCommunity Hospitalのことを指すものとする。

　Community Hospitalを規模別ごとに見ると，図2-2のようになる。年々，小規模病院の数は減少している。500床以上の大規模病院は数だけで見るとさほど多くはないが，入院患者数，外来患者数，実施された手術数ともこのカテゴリーの病院が最も多いことから，影響力は大きいであろう。

　また，所有形態に関しては規模によって違いがみられる。とりわけ，公立病院は100床以下の小規模病院においてその割合が高い。これは患者数が少なく採算の悪い僻地での医療を担うことが多いためである[105]。また，営利型病院も比較的規模の小さい病院において割合が高く，400床以上の大規模病院ではあまり見られない。

---

[104] The Government Accountability Office(2008), pp.31-32.
[105] Coyne(1982), p.32.

第2章　アメリカにおける医療政策と病院経営の変遷

図2−1　アメリカにおける病院の区分とその施設数

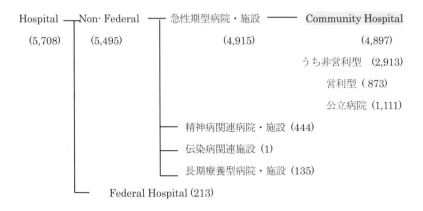

American Medical Association(2008)*American Hospital Statistics 2008*より筆者作成

図2−2　病床数別Community Hospital数と所有形態の割合

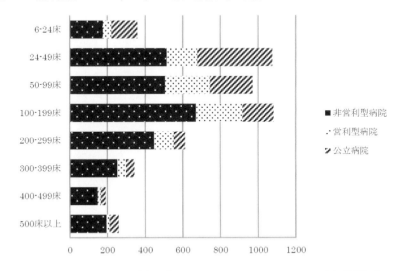

American Medical Association (2008)*American Hospital Statistics 2008*より筆者作成

85

次に，入院患者数の推移を1970年代から見ると，1970年代は公的医療保険の創設によるアクセスの向上のために一貫して増加している。1980年以降は医療技術の発展その他による外来へのシフトもあり，入院患者数は減少傾向にあった。しかし，2000年以降は高齢者人口の増加により，あるいは1980年代から1990年代にマネジドケアによる無理な入院制限に対する揺り戻し現象により，再び上昇に転じている(図2-3)。

　一方，著しい変化が見られるのは外来患者数の推移である(図2-4)。もともとアメリカの病院は入院のための施設であり，外来施設を備えている病院はさほど多くなかった。しかし，包括支払い方式の導入やマネジドケアの普及により，入院期間の短縮が求められたこと(図2-5)，そして，医療テクノロジーの発達により，CT, MRI等の非侵襲的な[106]診断機器が普及したり，日帰り手術が可能になったことなどを背景として，1980年代から外来施設を備える病院が急増したのである。外科手術は，1990年代になると外来で実施される数の方が多くなる。

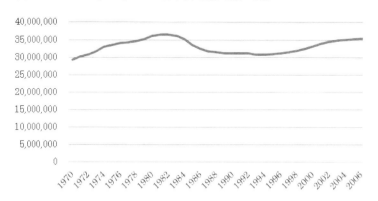

図2-3　Community Hospitalにおける入院患者数の推移

American Medical Association, *American Hospital Statistics* 各年版より筆者作成

---

[106] 非侵襲的検査法とは，皮膚の切開を伴わない検査法のことを指す。

第2章　アメリカにおける医療政策と病院経営の変遷

図2-4　Community Hospitalにおける外来患者数の推移

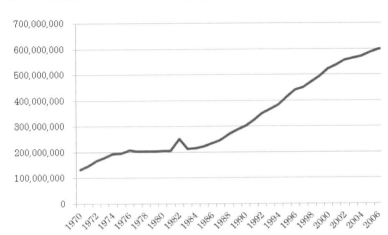

American Medical Association, *American Hospital Statistics* 各年版より筆者作成

図2-5　Community Hospitalにおける平均在院日数の推移

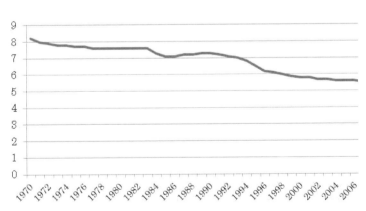

American Medical Association, *American Hospital Statistics* 各年版より筆者作成

87

②医療保険制度

　アメリカは先進国の中では唯一の、国民皆保険制度を設けていない国である。公的医療保険（メディケア・メディケイド）が支給されるのはメディケアの場合 65 歳以上の高齢者，メディケイドは障害者，低所得者など，限られた層のみである。それ以外の国民は，雇用主が提供する，あるいは個人で加入する，民間医療保険を利用することになる[107]。ただし，アメリカの場合，日本とは異なり，雇用主が従業員に医療保険の支給をすることが義務づけられてはいない。雇用主から医療保険の給付を受けられない場合には，個人で民間医療保険会社の保険に加入することになる。個人加入の民間医療保険プランは非常に高い費用がかかる。そのため，民間医療保険に加入するだけの収入はなく，メディケイドの対象になるほど低所得ではない層が無保険者として存在し，現在も大きな問題となっている。

　U.S. Census of Bureau の調査による医療保険の加入割合の内訳は表 2 − 1 の通りである。近年の傾向では民間医療保険に加入している人の割合が減少し，公的医療保険に加入している人および無保険者の割合が増加している。これは高齢者の増加と貧困層の増加が反映されたものである[108]。

　そのほかに特徴的なことは，医療保険の支払い方法には，公的医療保険、民間医療保険ともに、現在では主に包括支払い方式が採用されていることである。包括支払い方式の場合，実際にどのような治療が行われようとも，保険会社からの償還額は基本的には疾病ごとに一定であるため，さまざまなかたちでコストの管理が病院に求められる。詳しくは後述するが，1970 年代後半から先払い型（人頭支払い型）の会員制組織である HMO（Health Maintenance Organizations：健康維持組織）が発展したこと，そして 1983 年にメディケアが診断群別包括支払い方式（DRG/PPS）を採用し，クリティカルパスが普及したことを主な背景

---

[107] 主に大企業の場合，自家保険を有している場合が多い。長谷川（2010），pp.22-23。
[108] U.S.Census of Bureau(2010), p.71 参照。

表2-1 医療保険のタイプ別加入割合

| 何らかの民間医療保険に加入している者 | 64.00% |
|---|---|
| うち民間医療保険のみに加入している者 | 52.70% |
| うち雇用主提供型の民間医療保険に加入している者 | 55.30% |
| うち雇用主提供型の民間医療保険のみに加入している者 | 45.80% |
| うち個人で民間医療保険に加入している者 | 9.80% |
| うち個人加入型の民間医療保険の身に加入している者 | 3.70% |
| 何らかの公的医療保険に加入している者 | 31.00% |
| うち公的医療保険のみに加入している者 | 19.70% |
| うちメディケアに加入している者 | 14.50% |
| うちメディケアのみに加入している者 | 4.70% |
| うちメディケイドに加入している者 | 15.90% |
| うちメディケイドのみに加入している者 | 11.20% |
| うち軍関係の医療保険に加入している者 | 4.20% |
| うち軍関係の医療保険のみに加入している者 | 1.30% |
| 無保険者 | 16.30% |

出典：U.S.Census of Bureau(2010)*Income, Poverty, and Health Insurance Coverage in the United States: 2010* ,p.29 より引用

として，1980年代にこの医療保険の支払い方法を，出来高払い方式から包括支払い方式へとシフトさせたことが，アメリカの医療が向かう方向を決定づけるのに大きな影響を与えている[109]。

ここまで，現在のアメリカにおける医療提供体制を，病院と医療保険制度の面から概略的に示した。それでは，現在のシステムが構築されるに当たっては，どのような背景が存在し，どのような変遷をたどってき

---

[109] ただしアメリカの医療保険においても，100%が包括支払方式を採用しているわけではなく，出来高払い方式を用いている保険プラン，あるいは両者の混合型プランも存在する。出来高払い方式を採用したプランの場合，利用出来る医療施設の幅が広がるなど被保険者のメリットは大きいが，その分保険料は高額になる。そのため，雇用主は1990年代以降，被用者に提供する医療保険を包括支払い方式のマネジドケアプランにシフトさせていった。長谷川（2010），pp.173-179。

たのであろうか。連邦政府のとった医療政策，そしてそれに伴う病院経営の変化の結びつきを中心に考察する。前章で述べたように，派遣看護師も，そのような変化から影響を受け，それに応じて役割を適応させていると考えられる。

### (2) 歴史的変遷
#### ①アメリカ医療の原型－ニューディール期から第二次世界大戦期

アメリカに初めて社会保障法が誕生したのは 1935 年であり，一連のニューディール政策のうちのひとつであった。ドイツを皮切りに社会保障体制を整備しつつあった欧州諸国と比べると，かなり遅れたものである。加えて，連邦レベルの医療インフラストラクチャーに関しては，この社会保障法によってはほとんど進展がなかったと言ってよい。公的医療保険の創設案も一度は議論の俎上に載ったものの，民間医療保険会社や医師会の反対によって実現することはなかった。現在ある，民間を中心にしたアメリカ特有の医療提供体制は，既にこの時点で芽生えていたと言ってよい。

このように，医療に関する公的な社会保障体制が欠落していた戦間期のアメリカであったがゆえに，新しいタイプの医療保険システムが必然的に生み出された。これが後の HMO へとつながる，前払い制の保険グループである。代表的なものが，大恐慌を背景に 1929 年に創設されたブルークロス／ブルーシールドである。同年には，オクラホマ州で最初の医療生協も誕生した。そして，1933 年には，現在西部を中心とした全米最大規模の医療ネットワークを築いている HMO のカイザー・パーマネンテが誕生した。カイザー・パーマネンテはもともとカリフォルニア州で働く建設労働者のための組織であり，労働災害の多いこの分野の労働者のための医療互助組織のようなものであった。1980 年代以降，マネジドケアを推し進める代表的存在となった HMO ではあるが，当初の理念はこのような協同組合組織から出発しているのである。競争を排した

協同組合組織は社会主義的であるとして，これらの組織は当時の医師会から非難を受けた。

連邦政府が公的な医療保険制度を作らなかったがゆえに，民間が主体となって医療保険制度を発展させていったアメリカ特有のシステムは，この後，左右に大きく揺れながらその形態を進化させてゆく。国民やさまざまな利害関係者の力を反映させて，ところどころいびつな形を描きながら，現在もなお発展途上であるかのように見えるアメリカの医療提供体制のルーツは，この戦間期にあったのである。

その後，第二次世界大戦中は雇用主提供型の民間医療保険が定着しつつあった時期である。これは，戦時統制経済の中で民間企業の賃金もインフレを防ぐために統制され，その代償として付加給付を手厚く支給せざるを得なかったことによる。

## ②戦後から1970年代－好景気と寛大な医療費支出
### ⅰ）戦後の繁栄の中における医療
#### (a)営利型民間医療保険会社による医療保険制度の躍進

第二次世界大戦は，戦勝国である連合国諸国の中でも欧州とアメリカとの間に，その後の経済における明暗をはっきりと生み出した。国土に多くの損害を被った欧州諸国に対して，国土の荒廃を経験せずに済んだアメリカは，戦後，唯一の物資の供給源となった。アメリカはこれを産業，とりわけ製造業が成長する機会とし，大量生産方式をよりいっそう洗練させた。このような経済の好調を背景として，戦後の医療提供体制もまたアメリカ特有の形で築かれてゆく。

医療保険制度に関して言えば，民間医療保険会社が雇用主である企業と結びつき，労働者に付加給付として医療保険を提供するアメリカ型の制度が固まったのがこの時期である。企業では戦後伝統型労使関係が構築され，労使交渉において多くの労働者が高い賃金とともに恵まれた付加給付を得ることができた。戦後10年余りの間は，これらによってカ

バーされる中流層が大多数を占めたため，民間医療保険が半ば公的医療保険的な存在となり，問題視されることがなかった。このシステムによって民間医療保険会社は急成長を遂げた。

戦前と比較した場合，戦前はアメリカ病院協会の主導によって設立された非営利の医療保険組織であるブルークロス／ブルーシールドが最も多くの加入者を集めていたが，戦後は営利型の民間医療保険会社の台頭に押された。そして，戦前の医療保険は傷害保険会社によるものがほとんどであり，基本的には個人に対して販売されるものであった。しかし，戦時中の労使関係から生まれた雇用主が提供する団体保険が戦後は優勢となり，定着するに至った。保険会社も生命保険会社が主役となった。

これらの変化は非常に大きな意味をもつものである。戦前に発展したブルークロス／ブルーシールドは非営利組織であり，法的な規制が多かったため，医療保険しか提供することができなかった。そして，その保険プランにおいては，病歴や年齢を問わず，同じ料金を課すシステムであった。これに対して，営利型の民間医療保険会社は，医療保険のみならず，さまざまな保険を提供することができ，病歴によって料金に差異を設けることも可能であった。比較的若く，健康な従業員を多く抱える企業であれば，その分安い価格で医療保険を購入できる民間医療保険会社と提携することを望むことは当然であり，その他の保険も同時に購入できる「ワンストップサービス」の存在も都合のよいものであった。それゆえ，戦後の労使関係のもとで雇用主が従業員のために医療保険を団体購入するシステムにあっては，非営利型のブルークロス／ブルーシールドの衰退，営利型の民間医療保険会社の成長は必然であったと言える[110]。

このようにして，所得保障的な色彩の強い欧州の公的医療保険制度とは異なるシステムをもち，ニューディール期の社会保障法においても公的医療保険制度を設けることができなかったアメリカは，戦後も独自の

---

[110] Starr(1982), pp.328-330.

第2章 アメリカにおける医療政策と病院経営の変遷

医療保険システムを着々と育てていった。

(b)医療インフラストラクチャーの整備

　アメリカの場合，政府の医療予算を福祉に用いるか，科学研究に用いるのかのバランスが，その時々の政府の政策によって大きく変わってくる。第二次世界大戦中はマンハッタン計画やペニシリンの開発を中心として医療・科学研究に大きな国家予算が充てられたが[111]，戦後も引き続き，科学研究開発局の管轄のもとで科学研究を発展させることに重点を置く政策がとられた。

　一方，1940年代後半はさまざまな産業基盤や社会的インフラストラクチャーが整備された時期でもある。医療に関しても，1947年に制定されたヒル・バートン法は，計画的に国家的な医療提供体制を構築することを目指した初めての法である。これによって，病院数，ベッド数などが定められ，地域格差の是正がなされた[112]。また，病院数・病床数自体の拡大も必要であったため，病院建設に対して助成金が出された。第二次世界大戦は数百万人の復員兵を生んだことから，退役軍人病院も数多く設立された。このように，1940年代後半から1960年代にかけての間に，アメリカの医療インフラストラクチャーが現在に近い形に整い，国民の医療へのアクセスが飛躍的に向上していった。

　この戦後十数年の時代を総じて言うならば，好景気を背景として医学研究，医療提供体制ともに拡大路線をひた走っていた時代である。また，企業の発展とともに民間医療保険会社から購入する雇用主提供型の医療保険が主流となり，大多数の国民がそれを享受することができた時代であるとも言える。しかし，そのような中で置き去りにされた問題もあった。ひとつは，病院を始めとする医療提供施設の整備が進み，建設ラッシュのような状況にあった半面，そこで医療を提供する専門職種の育成

---
[111] 野村（2002），p.84。
[112] 特に，医療提供施設の設置が遅れていた南部に多くの病院が作られた。Starr(1982), p.373。

が遅れていたことである。このことは，1960 年代に創設された公的医療保険による医療需要の拡大とも相まって，以後切迫した問題になってゆく。いまひとつは，雇用主提供型の医療保険でカバーされない層が無保険者となり，医療を受けられない状態に置かれ続けたことである。ヒル・バートン法の制定によって医療へのアクセスが向上したにもかかわらず，そこから取り残された層の存在は看過できないものになっていた。つづく 1960 年代はそれら闇の部分を改善するべく，ケネディ，ジョンソンと続く民主党政権がさまざまな政策を講じた時代となる。

### ⅱ) 福祉政策の時代

アメリカにおける第二次世界大戦後の福祉は，戦後伝統型労使関係がもたらした企業福祉が中心となるものであった。このシステムによって，多くの労働者は恩恵を受けることができたが，非労働組合員や退職者はここから抜け落ちてしまうという問題が生じた。このような社会的背景の中で，アメリカはベトナム戦争に突入する。ベトナム戦争のさなかであった 1960 年代初頭は，大きな社会運動のうねりが高まる特別な時代であった。ベトナム反戦運動，公民権運動などによって，連邦政府は市民の声を無視できない状態に置かれた。ケネディの暗殺によって 1963 年に政権を引き継いだ民主党のジョンソン大統領は，「Great Society（偉大な社会）」というキャッチフレーズを掲げ，ベトナム戦争，そして「貧困に対する戦争」の双方に勝利することを目指すことになる[113]。この「Great Society」におけるふたつの闘いは，ベトナム戦争に対する国民の反戦運動から矛先をかわすための「貧困に対する戦争」であったという側面もある。

ともあれ，「貧困に対する戦争」には，先に掲げた問題，すなわち，医療マンパワーの絶対的な不足と無保険者問題の解決を始めとする，医療へのアクセス改善のためのいくつかのプログラムが含まれていた。その

---

[113] ケネディ政権時代の福祉政策は，コミュニティケアという側面から推進された。とりわけ，メンタルヘルスの分野における医療・福祉の遅れが重視され，改善策がとられた。Starr(1982), p.365。

うちで最も影響力が大きかったものは，後者の問題を解決するための初の公的医療保険，メディケアとメディケイドが1965年に創設されたことであろう[114]。公的医療保険に関しては，ニューディール期にも創設の試みがなされたし，1950年代後半にも高齢者の社会保障という観点から，一部の議員によって提案されてもいた。しかし，そのたびにアメリカ医師会が，公的医療保険はプライベートな医師と患者の関係を脅かすものであるとして反対キャンペーンを大規模に繰り広げてきたために，これまで実現を見ることがなかった。

しかし，その適用範囲を高齢者に絞り始めたことから，リベラルな政治家のなかで徐々に公的医療保険創設へ向けての議論が起こった。また，主な反対層であるアメリカ医師会の批判をかわすために，ドクターズフィーを別建てにすることを法案に含み，公的医療保険創設による医療需要の増加が医師の収入の増加にもつながる方向へと導いたという背景もある[115]。

公的医療保険創設後の医療需要の増加によって，病院の経営は安定した時代を迎える。当時は公的医療保険の支払い方式に出来高払い方式が採用されていたため，病院は提供した医療サービスに応じて収入を増加させることが可能であったことがその理由である。民間医療保険の場合もそのほとんどのプランは出来高払い方式が採用されており，人頭払い方式をとる前払い型のHMOの数も非常に少なかった。そして，病院への支払いと医師への支払いが原則として別々に取り扱われているアメリカの場合，出来高払い方式は医師にとっても収入をコントロールしやすいシステムとして，メリットが大きかった。

1960年代は公的医療保険の創設のみならず，医療供給体制の基盤が形作られていった時期でもある。ヒル・バートン法による病院建設も引き

---

[114] メディケアは65歳以上の高齢者を対象とする連邦政府のプログラムであり，メディケイドは低所得者や障害者を対象とするプログラムであり，州政府が管理している。それゆえ，メディケイドの場合，カバーする範囲や支給額は州によって異なる。
[115] Starr(1982), p.368。

続き進んだ。そして，公的医療保険の創設により，今まで無保険であったために治療を受けることができなかった患者が，病院に殺到した。ヒル・バートン法によって次々に建設された医療提供施設に対して，医療専門職種のマンパワーが追い付かない状態であったところに，さらに重なった公的医療保険による患者の急増は，連邦政府に医療専門職種の養成を促進する諸政策を講じさせた。相次いで制定された関連法案は表2－2の通りである。

　アメリカの医療提供体制が拡大した第一段階が第二次世界大戦後の約10年の間であるとすれば，1960年代はその第二段階であり，第一段階で救済されることのなかった少数派としての層に対する医療アクセスが改善された時期であるとStarr(1982)は総括している。いずれにせよ，第二次世界大戦後，1960年代までは，医療提供体制をさまざまな面から拡充し続けた時代であると言えよう。同時に，これらの医療・福祉政策は，医療需要を増大させ，国民医療費支出を急増させた。1970年代における上昇率は，医療費の抑制に関する議論を呼び起こすに十分なほど急激であった。

　1970年代以降，国民医療費の急増を問題視した連邦政府は，石油ショックによる1974年から1975年の景気後退の影響もあり，徐々に医療費抑制のための諸政策を打ち出すようになる。病院数，病床数の規制，公的医療保険使用の監視強化，医師養成数の抑制などである。だが，依然として国民医療費は増加を続け，医療の需要も抑えられることがなく，1969年には当時のニクソン大統領が「医療は危機的な状態にある」との異例の宣言を行うまでになった。

　戦後，先進諸国の中でも圧倒的な経済力を維持してきたアメリカであったが，戦争の傷跡から立ち直ってきた欧州諸国や日本の製造業に押され，その国際競争力は低下の一途をたどっていた。労働組合の力の弱い州や人件費の安い海外へ生産拠点を移す企業も多かったため，アメリカ国内の産業が徐々に空洞化した。そのような不況への解決策が強く求め

られたことを背景に，1981年に大統領に就任したレーガンは，これまでの政策路線を大きく転換させるような大胆な改革に乗り出すことになる。医療も当然のことながら，改革のターゲットとされた。

表2-2　医療専門職種の養成に関する連邦法案

| 年 | 法案 |
|---|---|
| 1963年 | 医療専門職教育援助法（Health Professions Education Assistance Act of 1963） |
| 1964年 | 看護師養成法（Nurse Training Act of 1964） |
| 1965年 | 1963年法の改正（補助の拡充） |
| 1966年 | 医療関連専門職種養成法（Allied Health Professions Personnel Training Act of 1966） |
| 1968年 | ヘルス・マンパワー法（Health Manpower Act of 1968） |
| 1970年 | 医療職種養成改善法（Health Training Improvement Act of 1970） |
| 1971年 | 包括的ヘルス・マンパワー養成法（Comprehensive Health Manpower Training Act of 1971）<br>看護師養成法（Nurse Training Act of 1971） |
| 1975年 | 看護師養成法（Nurse Training Act of 1975） |
| 1976年 | 医療専門職教育援助法（Health Professions Educational Assistance Act of 1976） |
| 1981年 | 1968年法の改正（補助の削減，予防医学への援助等） |

出典：広井（1992），p.187より引用

### ③1980年代以降　－市場競争による医療費抑制の時代

医療アクセスの飛躍的な改善を成し遂げた1960年代までの急速な拡大路線は，そのあまりにも大きな支出額と経済不況とによって，1970年代後半からは徐々に抑制の方向へと転換し始める。しかし，1970年代の間は公的な規制による部分が大きかった医療費抑制策であったが，1980年代に入るとそれぞれの病院の自助努力，すなわち市場競争原理によって医療費を抑制するシステムへと変化した。

レーガン政権は景気対策として大幅な減税を行ったものの，軍拡政策を推し進めることに執着したために，医療・福祉分野での支出削減に着

手せざるを得なかった。医療費支出の削減策はいくつかの形をとって行われたが，大きく二つに分けることができる。第一に，公的医療保険の支払方法の転換，第二に，医療供給規制の廃止・緩和である。以下，それぞれの政策について詳しく見てゆく。同時に，それらが病院経営を始めとして広い範囲に及ぼした影響についても考察したい。

### ⅰ）包括支払い方式とマネジドケア

　従来，公的医療保険はもとより，民間医療保険の多くも，その支払い方法は出来高払い方式を採用していた。しかし，この方式によると医師や病院といった医療提供者の側で医療需要を増やすことができてしまうため，医療費高騰の要因と目されていた。そこで，レーガン政権は医療費抑制策の一環として1983年，メディケアの一部[116]に診断群別包括支払方式（DRG／PPS）を導入した。

　これは，急増した国民医療費の抑制のための政策が連邦政府を中心に議論される中，何らかの形で医療保険のシステムを転換させることが必要であるとの合意が形成されたことから始まった。その方法には3つの案が提示されている。第一に，他の先進工業諸国のような国民皆保険制度を創設する方法である。第二に，公社を設けて独占的に医療保険を取り扱わせる方法である。第三に，市場競争原理を活用できるような医療保険制度に転換させる方法である。これら3つの案のうち，幅広い層から最も多くの支持が得られたのが第三の市場競争原理によるアプローチであった。とりわけ，従業員のための医療保険を負担する企業経営者の側は，グローバル化による厳しい競争のさなかにあり，保険料の負担を軽くすることが経営課題であったため，第三の方法を積極的に支持した。この経営者団体からの支持は政策の決定に大きな影響を与えた[117]。

　これまで出来高払い方式のもとで恩恵をこうむっていた病院と医師の側は，この議論にいかなる態度をとったのであろうか。病院の場合，設

---

[116] 当時はメディケア Part.A，つまり病院に支払われる部分のみ適用された。
[117] Schmidt(1999), pp.20-21.

立主体によっていくつかの反応に別れている。一部の非営利型病院や教育病院の団体は反対した。一方で，市場競争をビジネスチャンスと捉える営利型の病院も多かったことから，アメリカ病院協会は第三の方法を支持する意見を表明した[118]。医師の場合，医師会として統一的な見解を表明することはできず[119]，おおむね第一，第二の方法と比較すればまだしも第三の方法がよいという意見が多数派を占めていた[120]。

このようにして第三の方法，つまり市場競争原理の医療への適用を可能にするものとして打ち出された政策が，1983年の社会保障法の改正，すなわち，メディケアへの包括支払い方式の導入であった。

以後，メディケイドにもこの方式は採用された。そして，付加給付としての従業員の医療保険負担の軽減を求めていた企業側からの強い要請もあり，民間医療保険にも包括支払い方式は浸透していった。また，この時期は，1973年にHMO法が制定され，前払い型の人頭払い方式を採用するHMOの数が増加していた時期とも重なる。企業は，従業員に提供する医療保険を，より保険料の安いHMOの提供するプランに切り替える傾向が強まった[121]。民間医療保険会社が病院や医師に対して干渉し，診療の方法や範囲の管理によってコストを抑える新たなシステム，いわゆる「マネジドケア」は，1980年代以降の病院経営に大きな影響をもたらすようになった。

包括支払い方式の場合，疾病ごとに償還される額が決められているため，病院はこれまでのように，費用のすべてを保険償還することができず，一定の収入を所与のものとして，その中で予算管理を行わなければならないという大きな転換を強いられるようになった。すなわち，固定されたインプットからいかに利益を上げてゆくかということを経営戦略として据えなければならなくなったのである。

---

[118] 高山（2000），pp.22-23。
[119] 高山（2000），p.23。当時のアメリカ医師会は女性や外国人医師の増加，専門分化などにより分裂傾向にあった。Starr(1982)。
[120] Schmidt(1999), pp.21-23。
[121] 長谷川（2010），pp.173-179。

ⅱ）医療供給規制の緩和・撤廃

　レーガン政権は新自由主義を掲げ，ニューディール期以来続いてきたケインズ主義政策を転換することになる。市場機能を重視して公的な関与を可能な限り減らすことを目指した政策の一環として，公的規制を緩和・撤廃することで産業を活性化させる手段を推し進めた。さまざまな産業で公的規制が緩和・撤廃されたことで，企業主導の産業再編が進むことになった。企業内でもリストラクチャリング，リ・エンジニアリングなどの方法を用いた経営の合理化が行われた。そして，反トラスト法の運用基準も緩和されたため，企業の大規模な合併や統合，買収などがたびたび起こった。同時期に行われた金融の自由化とも相まって，株式市場は活性化され，アメリカは不況を脱出する。

　医療の分野においても，このような政策の例外とはなり得ず，これまでの医療供給規制が緩和された。一例を挙げれば，1974 年に連邦政府，州政府，地域医療圏の各段階で計画的な医療提供体制を構築することを目的として制定された，国家医療計画・資源開発法が，1986 年に廃止されている[122]。以後，市場メカニズムに基づく病院間の競争は徐々に激しくなった。これにより，病院の倒産や合併が相次ぎ，1980 年代後半以降，病院全体のリストラクチャリングが頻繁に行われるようになった。病院経営者の多くは倒産や買収を防ぐべく，短期的な事業収益を重視する経営に転換せざるを得ない状況に陥った。

　このようにして，包括支払い方式の医療保険への導入とマネジドケアの普及，および，公的規制の緩和・撤廃による自由競争の激化という大きな二つの変化を経た医療は，Corporate Medicine と呼ばれた。1980 年代後半から現在に至るまで，Corporate Medicine は，その強弱はありながらも，アメリカ医療の基本路線となっている。それでは，この Corporate Medicine とは，具体的にどのようなものであったのか，以下で詳しく見てゆきたい。

---

[122] 広井（1992），pp.149-151。

iii）Corporate Medicine と称される病院経営へ

　1980 年代に医療保険の支払い方式が公的医療保険，民間医療保険とも包括支払い方式が普及し，あるいは人頭払い方式を用いたマネジドケアを主流とするようになることで，アメリカの病院経営は限られた収入の中で利益を残すことを求められるようになった。このことは，それぞれの病院が存続をかけて，これまで以上にシビアな経営戦略を駆使した競争の中に放り込まれることを意味した。これは，もともとは医療費の抑制を目的とした諸政策に端を発したものであり，病院間の自由競争によって経営の合理化が進み，安価で質の高い医療を提供できる施設のみが存続できるであろうと目論見られたものであった。果たして，市場競争原理の医療への導入は病院経営にいかなる変化をもたらしたのであろうか。

　市場競争原理の医療への導入は，医療を他の産業同様に，そして病院における医療サービスの提供を一般的な他のサービスの提供と同様に扱うことが可能であるという意識の変革を，病院経営者の側に強いることを意味する。営利型，株式会社型の病院はもちろんのこと，非営利型の病院も同様にシビアな市場競争の中に置かれることを余儀なくされ，利益の追求に主眼を置いた経営にシフトせざるを得なかった。このように一般的な企業と同様に利益の追求姿勢を強めた医療が Corporate Medicine である。

　Corporate Medicine は 1980 年代からさまざまな形で現れることになるが，その最も大きなものは合併・統合と，それに伴う病院システムの大規模化である。その方法と目的は多様であり，全国的なチェーン展開を目指した水平型の合併の形や，地域社会においてさまざまなレベルの医療を総合的に提供することを目指した垂直型の合併，また，近隣のライバル病院を消滅させるための敵対的買収などもあった。詳細は次節に譲るが，いずれの場合もマネジドケアへの対策として行われた側面が大きい。民間医療保険会社は 1980 年代から 1990 年代にかけて，包括支払

い方式や人頭払い方式を用いたマネジドケアにより，病院への干渉を強めた[123]。アメリカの場合，公的医療保険を除いて診療報酬が公定されていないため，それぞれの民間医療保険会社と病院との交渉によって償還額が変わってくる。それゆえ，民間医療保険会社からより良い条件で償還率を引き出すための交渉力が経営を左右することになる。この交渉力を強化することを目的に，病院はさまざまな合併や統合を求めた。あるいは，マネジドケアによりシビアな経営環境に置かれた病院は，合併や統合を通じた規模の利益を期待した側面も大きい。実際に規模の利益がどの程度実現されたかは明らかでないものの，大規模な購買組合を結成して流通面での合理化をはかるなど，それまでの独立した病院組織とは異なる経営が行われるようになってゆく。それでは，Corporate Medicine は具体的にどのような形をとって表れたのであろうか。

(a)営利型病院の発展

アメリカには営利型病院も古くから存在しているが，Corporate Medicine は営利型病院の経営にも追い風となった。アメリカの場合，営利型の病院と非営利型の病院との区別は余剰金の配当の可否，法人所得税の扱い，株式の公開の可否などで決まる[124]。非営利型病院と認められるためには，内国歳入庁による審査が課される。非営利型病院と言えども自治体からの補助はなく，寄付と診療収入を中心に賄われている。非営利型病院は連邦所得税の免除を受けることができ，被寄付金控除の対象となることができる。その分，コミュニティ・ベネフィット基準と呼

---

[123] Woolhandler et.al(1991)は，医療保険会社が合理性を追求しようと病院や医師に過度な干渉をすることは非効率を生み，結果として全体としての医療費の抑制効果はなくなると述べている。また，民間医療保険会社同士の競争の激化はマーケティングや広告にかける費用の増加につながり，その費用が保険料に跳ね返る構造も，医療費の抑制を妨げるであろうとも述べている。このように多くの民間医療保険会社が競い合い，公的医療保険と共存する複雑なアメリカの医療保険制度は，病院側に多くの医療保険管理スタッフを必要とする構造を生みだす。そのスタッフの数は国営の医療保険制度に一本化されているカナダと比べると多く，その分多くの医療支出を必要とすることになる。
[124] 河野（2002）

ばれる一連の基準をクリアしなければならない。たとえば，地域理事会の設置，オープン・スタッフ制の採用，救急救命部の設置，慈善医療の提供などが義務付けられる[125]。営利型病院は一般的な営利企業と同様の課税がなされる一方で，純利益の配分，株式の発行や配当も自由に行うことができるといった違いがある[126]。

表2−3　営利型病院と非営利型病院の比較

|  | 営利型病院 | 非営利型病院，公的 |
| --- | --- | --- |
| 法人所得税の扱い | 一般的な企業と同様に課税 | 納税義務免除 |
| 慈善医療の提供義務 | なし | あり |
| 株式の公開 | 制限なし | 不可 |

河野（2002）より筆者作成

　アメリカにおける営利型病院は 20 世紀初頭には既に存在していた。1920年代に存在した営利型病院の多くは医師の私有であり，病院全体に占める割合は35％前後を保っていた。当時は公的な病院の整備が未だ進んでおらず，寄付に基づいて運営される非営利型の病院もさほど多くなかったため，現在よりも営利型病院の割合は高かった[127]。

　第二次世界大戦後，1946年に制定されたヒル・バートン法を中心に，ようやく社会的インフラストラクチャーのひとつとしての医療提供基盤が政府によって整えられてゆく。政府からの助成金を得て，公的病院と寄付に基づいて運営される非営利型の病院が増加する一方で，営利型病院はその割合を一時縮小させた。株式会社病院は1960年代に現れ始め，1965年の公的医療保険の創設による医療需要の伸びを機に，急速な発展を見る。図 2−6 は営利型病院の病床数の推移であるが，これが示すよ

---

[125] 高山（2007），pp.75-77。
[126] 河野（2006）。
[127] Kuttner(1996), p.362。

うに，そのピークは80年代半ばである[128]。

営利型病院が1970年代から1980年代中ごろにかけて力をつけた理由について，Kuttner(1996)は次の4点を挙げている。第一に，非営利型の病院と比べてコストに注意を払った経営を行う傾向があったことである。第二に，非営利型の病院が慈善医療の提供を義務付けられ，また地域の社会的インフラストラクチャーとしての存在を意識する傾向が強いのに対し，営利型病院は収益の上がらないサービスは提供せず，償還率の悪い保険を有した患者は診療しない傾向があったことである。営利型病院が忌避するこれらの不採算サービスや貧しい患者たちは，近隣の非営利型病院と公的病院が引き受けることとなり，ますます営利型病院は有利な経営を行うことが可能になる。第三に，リ・エンジニアリングやダウンサイジングなどのリストラクチャリングを積極的に行ったことである。第四に，提携している医師たちに病院の株式の付与等の金銭的インセンティブを与えて，多くの患者の紹介を集めることが可能であったことである[129]。

成長期にあった営利型病院には投資家の資金が集まりやすく，規模の拡大がしやすかったため，この時期に発展をみたが，さまざまな観点から否定的な意見も存在する。Reardon et.al(1995)は，規模の拡大により地域において寡占が進んだ場合，価格が市場の力ではなく病院の力で決定されるようになる点，そして地域社会や患者よりも株主の意向を優先した経営を行うようになる点を懸念している[130]。Kuttner(1996)は，医師と非営利型の病院はプロフェッショナルの倫理によって，あるいは慈善的な理由によって，利益の追求に対して抑制された態度をとっていたため，無保険者を診療したり研究や教育に投資をしたりすることが可能であったが，営利型病院はこの医師と非営利型病院の有していた「職業倫理と利益のバランス」を覆したと述べ，公共物としての病院の価値に

---

[128] 1971年までに38の病院営利型チェーンが生まれている。Kuttner(1996), p.363。
[129] Kuttner(1996) ,p.363 。
[130] Reardon et.al(1995), p.1076。

第2章　アメリカにおける医療政策と病院経営の変遷

重きを置かないと営利型病院の経営を批判している。White(1996)は，営利型病院は地域社会との結びつきが弱く，市場に左右されがちであるため，地域社会にとってメリットのある統合を行わないと指摘している[131]。

図2-6　1971年から1993年における営利型Community Hospital病床数の推移[132]

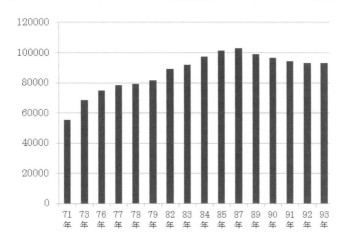

American Medical Association, *American Hospital Statistics* 各年版より筆者作成

これらの否定的な意見がある一方で，営利型病院のもつ良い点もいくつか挙げられている。たとえば，設立主体ごとにスタッフの構成や生産性を調査したCoyne(1982)の結果によれば，営利型病院と非営利型病院とで人員構成にそれほど大きな違いはない中で，営利型病院は高い生産性を上げていることを明らかにした。この理由についてCoyneは，営利型病院はスタッフのシェアとコーディネイトに関するマネジメントに成功していることを指摘した。そして，1980年代はスタッフの多様性とよ

---

[131] White(1996), p.11。
[132] 1972年，1974年，1975年，1980年，1981年，1986年，1988年に関してはデータがないため不明である。

くコーディネイトされたサービスの提供とがどの病院でも大きな鍵を握るであろうと結論付けている[133]。また，White(1996)は，営利型病院は非営利型病院と比べると投資家から情報公開が求められ，ケアの質が悪いと評された場合には市場での価値が下がるため，ケアの質の維持には十分注意を払うようになると述べている[134]。

Corporate Medicineという価値観は，営利型病院において，より端的に特徴を映し出したと言える。しかし，非営利型病院においてもその例外とはなりえなかった。営利型病院の積極的な拡大戦略の中で生き残りをかけるために，自らも合併や統合の当事者となり，コストを重視した経営を展開せざるを得なくなった。次節では，1980年代以降の病院の在り方を大きく変えることになる，合併と統合に関して述べる。

(b)合併と統合

アメリカの病院組織は1980年代以降，Corporate Medicineによってその機能と役割を大きく変えていった。1983年のメディケアへの診断群別包括支払い方式の導入，その後のマネジドケアの浸透，そして1980年代以降のさまざまな医療供給体制に関する公的規制の撤廃により，病院は市場原理による激しい競争の中に置かれた。この中で生き残りを託して採られた戦略が，病院同士の，あるいはその他の医療提供組織との合併と統合であった[135]。1980年代以降の病院はこの合併と統合が繰り返されることによる戦国時代のような様相を呈し，1990年代にかけての混乱の中で，新しい医療提供体制を構築していったのである。以後，この合併と統合による医療提供体制の変化を概観する。

ⓐ水平的な合併：営利型病院チェーン網構築の時代

買収による合併は，1970年代にも行われている。当初は小さな病院の

---

[133] Coyne(1982), p.27。
[134] White(1996), p.11。
[135] Shirley(1973)によれば，1962年から1973年までの間にも140の合併が行われている。

買収という形をとり，その後は新しい病院を設立することが多かった。しかし，1970年代後半になると，現存する比較的大きな病院をそのまま買収して合併するパターンが増えていった[136]。以降は1980年代，1990年代ともに，合併と提携が多く行われたことに変わりはないが，その内容は前期と後期では若干異なっている。

1970年代後半から1980年代前半にかけて，合併の主役はほとんどが営利型病院であった。この時期，資金調達のしやすさから営利型病院は高い利益を上げ，さらなる成長のために他の病院を買収して合併し，チェーン化するというパターンが多く見られた。こうして形成された病院グループはHealthcare Systemと呼ばれた。チェーン化する病院同士は同程度の規模をもつ急性期病院の場合が多く，水平的な提携関係と呼ばれた。また，病院間の距離も離れていることが多く，同じエリアの患者の奪い合いは生じないために，吸収合併の場合でも，吸収された側の病院はほぼそのまま急性期病院の形で存続することが多かった[137]。このような営利型病院の戦略に危機感を強めた非営利型の病院も，徐々に統合への動きを模索してゆくようになる。

**ⓑ垂直的な合併と統合：統合型医療ネットワークの時代**

1980年代後半になると，公的医療保険の償還額が政策により抑制され，利益が減少したことなどにより，営利型病院の勢いは以前より弱まった。そして1990年代には新しい統合の時代を迎える。1980年代の合併が，急性期病院同士の全国チェーン網構築を目指す水平的なものがほとんどであったのに対し，1990年代は異なる目的の医療提供施設を地域間で合併，あるいは提携させる垂直型のものが主流であった。急性期病院から

---

[136] Reardon et.al(1995), p.1065。
[137] Bogue et.al(1995), p.681。地域における市場の独占を狙った敵対的買収の場合には，吸収合併した病院の急性期部門を閉鎖し，ナーシングホームやリハビリ施設，外来施設などに変えてしまうケースが多い。特に外来施設は，メディケアにおける外来診療の償還率が入院よりも高かったことから経営しやすく，人気があった。また，病院自体を閉鎖してしまうケースも多くはないが見られた。

ナーシングホーム,リハビリ施設,外来施設までをひとつの傘下に収め,地域間ですべてのサービスを提供できるネットワークの構築が全米でみられた。これが統合型医療ネットワーク（Integrated Healthcare Network）と呼ばれるものである[138]。

これには非営利型のものと営利型のものとが存在し,その性質も営利的色彩の強いものから弱いもの,統合の度合いが強いものから弱いものまで,ネットワークごとに異なっている。そのため,ひとつの側面からその是非を論ずることは非常に難しいであろう[139]。しかし,いずれの場合も,地域間で分散していた,あるいは重複していたために,非合理的であるとみなされた医療提供サービスを合理的に再構築すること,そして,提携関係を築くことで規模の経済を達成することの2つを統合の最大の目的としていることに変わりはない。だが,自治体も参加した上で地域の医療供給体制の再構築に主眼を置いたものや,大学病院を中心に構成されたものなど,医療インフラストラクチャーの公的側面を強く意識したネットワークがある一方で,一般企業と変わらぬ営利性を打ち出したアグレッシブなネットワークも存在するのである。

例えば,後者の代表的なものとして1990年代に最大規模を誇ったコロンビアグループが挙げられる。コロンビアの場合,敵対的買収手段を多用しながら,地域独占による収益の向上を目指した。Good Samaritan Health Systemは1996年にコロンビアに買収され,3つあった急性期病院は外来専門施設へと転ぜられた。コロンビアグループの病院と重複していたサービスは閉鎖され,スタッフも解雇された[140]。またコロンビアはその規模の大きさを武器にGE社と5年間の医療機器の独占提供契約を締結し,その価格を下げる交渉も成功させた。このような攻撃的な

---

[138] Integrated Healthcare Delivery Systemと呼ばれる場合もあるが,本論ではIntegrated Healthcare Networkに統一する。

[139] 松山・河野（2005）はこの統合型ヘルスケアネットワークを,①純民間・地域密着型②自治体立・地域密着型③全国展開型④純民間・医科大学業務提携型⑤医科大学主導型⑥完全統合クローズ型の6つに分類している。本論で採りあげたコロンビアグループは③にあたる。pp.53-69。

[140] White(1996), p.10。

拡大戦略に基づく合併を繰り返すことで，コロンビアグループは 1990 年代前半にその規模を急激に大きくした（図 2－7）[141]。

**図 2－7　コロンビアグループ傘下の病院施設数**

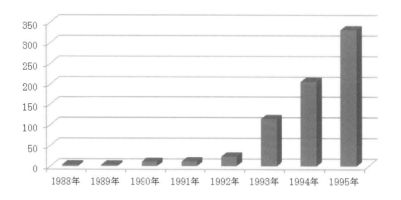

　　　　Kuttner(1996) , "Columbia/HCA and the resurgence of the for-profit hospital cusiness", *The New England Journal of Medicine*,Vol.335,No.5,p.364 より筆者作成

　このようなネットワークに参加している病院の割合はおおむね規模の大きさに比例しているが，100 床以下の小病院も比較的多い[142]。また，表 2－4 では参加率に地域差があることを示しているが，これを見てもわかるとおり，ネットワークに参加しているのは非都市部の場合が多く，僻地の小病院が都市部の大規模なメディカルセンターとネットワークを締結して高度な医療を必要とする場合に対応するパターンが多く見られる。そして，表 2－4 からは 1994 年から 1995 年までの 1 年間で大きな伸びを示していることもわかる。

---

[141] Kuttner(1996), p.364。
[142] AMA(1993), p.35。

表 2-4 1994 年から 1995 年にかけての地域別ネットワーク加入率とその変化

|  | 1994 年 | 1995 年 |
|---|---|---|
| New England | 14.7% | 19.4% |
| Middle Atlantic | 23.6% | 31.3% |
| South Atlantic | 25.3% | 32.4% |
| East North Central | 17.4% | 22.9% |
| East South Central | 18.0% | 29.8% |
| West North Central | 24.9% | 32.7% |
| West South Central | 25.9% | 30.3% |
| Mountain | 22.0% | 23.7% |
| Pacific | 14.2% | 16.2% |

American Medical Association(1994)*American Hospital Statistics* AMA ,p.25 および
American Medical Association(1995)*American Hospital Statistics* ,p.25 より筆者作成

　このような 1970 年代後半から 1990 年代にかけて行われた病院組織のさまざまな合併や統合は，アメリカにおける医療提供体制をそれまでとはまったく異なる形に再編成し，新しいシステムを生みだした。新しい分業構造は，とりわけ垂直的統合において，それまで病院間で重複していた非合理的な医療サービスを再構築し，病院ごとに独自の目的を定め直すという形で行われた。そして新しい協業構造は，そのように分業された病院を地域内で結びつけ，上流から下流までさまざまな医療サービスを提供できるネットワークを構築することで築かれた。あるいは，地域を超えた水平的合併により，同一チェーン網を構築することで合理化し，規模の利益を追求した。

　Corporate Medicine という価値観とも相まって，このような分業・協業体制が築かれた病院経営は，新しい経営戦略のもとで新しい経営組織を構築して対処しなければマネジメントできないほど飛躍的に規模の大きなものになっていった。それは自ずと病院組織内においても新しい分

業・協業体制を生みだすこととなり，人事労務管理を変化させざるを得なかったと考えられる。

### (c)組織構造の変化－Corporate Restructuring と中央集権管理

1970年代まで，病院は入院を目的とした医療施設であり，一部の宗教関連病院や軍関係の病院を除いては独立した経営組織であった。それゆえ組織としての規模もさほど大きくなく，構造も比較的シンプルなものであった。しかし，病院間の合併や統合が相次ぎ，図2-8のようなチェーン化，ネットワーク化が進む中，病院組織はその規模を拡大させ，ひとつのシステムとなっていった。また，多くの病院は収益力のある外来施設を設けて収入のウエイトをそちらに移していったこともあり，さまざまな付属施設を備えた複雑な組織構造が生み出されていった。外来施設を設ける病院が増加した理由は，①医療技術の進展によって外来手術や非侵襲的検査が可能になったこと，②包括支払い方式のもとでは，入院期間を最短にとどめることが有利だったこと，③公的医療保険の診療報酬が外来診療の方がより高く設定されていたこと，以上の3点である。

このように，大規模で複雑な構造をもち，かつ収益を上げて激しい競争に勝ち残らなければならない新しい病院システムを管理するために，病院の組織構造は変化を余儀なくされた。1980年代以降の病院がCorporate Medicineと呼ばれたように，病院の管理組織も専門的経営者によって行われる一般的な企業に近い形態へと再構成されることとなった。この管理組織の再構成はCorporate Restructuringと呼ばれるものであり，組織内に新たな分業と協業の体制を生みだすものであった[143]。

---

[143] Corporate Restructuring を行うのは余裕のある大きな病院であることが多く，これの成否によってさらに病院間の格差を拡大させた。また，1980年代前半は保険償還の交渉に有利な立場を確保することを目的として，1980年代後半以降は多角的な経営を行うために行われることが多かった。そして，非営利型の病院であってもCorporate Restructuringを実施した後には営利的な戦略によって経営される傾向が強まった。Alexander et.al(1988), pp. 324-333 。

Corporate Restructuring は病院ごとにさまざまな形態をとって行われた。しかし，共通して指摘できることは，従前までのライン組織と管理組織との距離が近い比較的単純な組織構造（Philanthropic Model）から，高度に専門的な管理組織を分離して設置することで，多様で複雑なライン組織を管理する組織構造（Corporate Model）へと変化したことである。多くの場合，持ち株会社を設置してその下に病院や付属組織を置く構造にする方法が用いられた[144]。

　これと比較する上で，1970年代の病院に関する Shirley の研究を見てみたい。この調査は8つの病院を備え，全体で3600人の従業員を雇用するアリゾナ州の Samaritan Health Service という病院グループにおいて行われたものである。この調査の目的は合併に対する従業員の態度を決定するファクターを調べることであったが，有意な相関を示したのは「トップマネジメントへの信頼の有無」であった[145]。このことは，1970年代の病院が未だライン組織とマネジメント層との距離が近く，大きな意思決定の権限も現場に残されていたことの表れであり，Philanthropic Model をとっていたであろうことがうかがわれる。　しかし，病院のグループ化，チェーン化に伴う大型化が進み，Corporate Restructuring を行う病院が増えるにつれ，病院組織は階層的な構造をとることで複雑な管理を行うことが求められるようになる。このために，これまで以上に管理スタッフを多く配置する必要が生じ，病院の職種構成に変化が生じていた。

　もともとアメリカの病院組織は早くから経営管理業務の自立化と専門化が進んでいたが[146]，1970年代までは医師の権力が強かったこともあり，経営管理層の影響力はさほど大きくなかった。しかし，さまざまな背景から医師の力が弱体化する一方で病院組織は拡大の一途をたどったことにより，経営に関する専門的な知識をもつ管理職を集めた本部組織に管

---

[144] Alexander et.al(1988), p.325 。
[145] Shirley(1973), p.478 。
[146] 高山（2000），p.13 。

理権限を集約化するに至ったのである[147]。このことは、経営に関する意思決定を現場のライン組織から切り離し、非医療専門職種の経営管理層へと移す、水平的な分業が生じたと言うことができよう。

図2-8　病院組織の新しいネットワーク関係

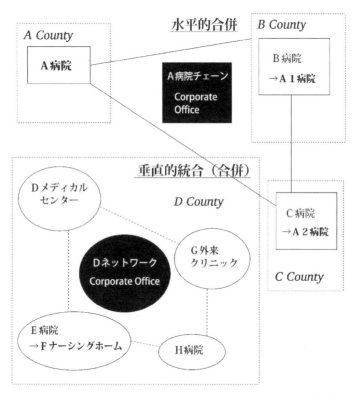

筆者作成

---

[147] *American Hospital Statistics* の支出統計の欄に、"Professional Fees" が現れる。このことは、Corporate Office において、外部の専門家が用いられることが増えたことの表れであると考えられる。

⑷アウトソーシング戦略

　1970 年代になって戦後企業体制の限界に直面したアメリカの多くの企業は，さまざまな形でのリストラクチャリングを実施した。そのひとつに，アウトソーシングが挙げられる。それまで多角化されていた経営を縮小し，コアとなる事業に集中するために，辺縁的であるとみなされた事業全体を外部化するパターンがしばしば見られた。また，かつての少品種大量生産システムから，より柔軟な多品種少量生産システムへと移行するにあたっては，人事戦略もよりフレキシブルに行われることが目指された。そのため，戦後発達してきた人材派遣会社から労働者をアウトソーシングするケースも一層増えていった。人材派遣会社，および派遣労働者が拡大してきた変遷に関しては，第 1 章において述べた通りである。

　アメリカの病院に関しても他の産業と同様に，Corporate Medicine のもとでさまざまなアウトソーシングが行われた。初期のアウトソーシングは非臨床部門，例えばランドリーサービス，カフェテリア，雑役などや，事務部門における文書管理，コピーなどが主体であり，これらは請負契約によって委託されていた。臨床部門である麻酔技術者や放射線技師などを外部の人材派遣業者からアウトソーシングする戦略は後期になって現れたと言える。派遣看護師はそれらの臨床部門のうちでは最も歴史が古い部類に入るであろう[148]。

　Balakrishnan et.al(2007)は，この時期に包括支払い方式やマネジドケアの普及によってコスト削減圧力が高まり，病院間の競争が激化したことと，アウトソーシング戦略が進んだこととの相関を明らかにしている[149]。その根拠は以下のとおりである。

　第一に，合併や統合が頻繁に起こった 1980 年代後半から 1990 年代前

---

[148] Balakrishnan et.al(2007), p.3。
[149] 公立病院のケースを除く。公立病院に相関関係が生まれなかったのは以下の背景による。①公立病院は存在目的がより多様であるため，この時代においても経済的インセンティブがさほど強まらなかったこと，②連邦政府系の病院は正規雇用労働者に対する解雇規制が厳しく，部門ごと解雇してアウトソーシングするのは容易でないこと，の 2 点である。

半にかけては，変化の激しい時代であり，そのような経営環境の変化に適応するためには固定費としての支出，つまり正規雇用労働者を採用したり，新しい技術を備えた部門を正式に設置するよりは，変動費としてアウトソーシングすることで，その需要や収益力をテストした方が合理的であったことである。

第二に，合併や統合が起きた場合，病院はこれまで提供していたサービスの見直しを行い，より収益率の高いサービスの割合を高める機会を得ることとなったことである。この際に，収益力の高いサービスの部門を拡大するべく外部人材を登用するケースもあるし，不採算部門をそのままアウトソーシングすることで，コスト削減につなげるケースもある。

第三に，アウトソーシングによってサービスの幅を広げることができるからである。このような競争的な経営環境におかれた場合，病院はより多くの患者，あるいは患者を連れてくる医師をひきつけることが重要となる。その際には，できるだけ幅広いサービスや施設，医療機器を備えていることが有利となる。そこで，新たに固定的な投資をせずともそれらの幅を広げることのできるアウトソーシングは，非常に魅力的なものであると捉えられたのである[150]。

同調査では，アウトソーシング戦略と設立主体との関係も明らかにしているが，これによれば，営利型病院の場合，臨床部門のアウトソーシングはその部門の需要がどれくらいあり，正規雇用労働者を用いて常設するべきものなのか，収益はどれくらいあるのかをテストするために用いることが多く，非臨床部門のアウトソーシングは直接的なコスト削減のために用いられることが多い。また，臨床部門のアウトソーシングは，営利型病院よりも非営利型病院の方がより多く用いられていることも明らかになった。これは非営利型病院の方が規模が大きい傾向にあり，よ

---

[150] Wachter(2006)はこのような例として，派遣の通訳による通訳サービスを設けたり，放射線技師をフルタイムで雇う代わりにマンモグラフィーの専門技師を派遣で賄う等を挙げている。p. 662。

り複雑に多様なサービスを提供しているためであろうと述べている[151]。

## 3. おわりに－医療政策と病院経営からみた派遣看護師

　以上，ニューディール期から現在に至るまでのアメリカにおける病院経営の歴史的変遷，およびその背後にある連邦政府の医療政策について述べてきた。近代医療体制が整い始める 20 世紀初頭より，アメリカは欧州諸国とは異なる，民間主導型の医療提供体制がつくられていた。その後も，第二次世界大戦後の経済成長期，社会運動の高まりやベトナム戦争とともに存在した福祉の時代，市場原理主義経済政策のもとで生まれた Corporate Medicine の時代と，アメリカの医療制度は世界でも際立った特徴をもつ独自のスタイルを構築し続けている。国民皆保険制度の存在しない唯一の先進国であり，医療費の対 GDP 比は常に群を抜いて高い。

　このような変化を経てきたアメリカの病院において派遣看護師は，1960 年代後半に誕生し，順調にその規模を拡大し続けてきた。なおかつ，現在では専門職種として，自らの知識と技術を活かした働き方をしていることが伺われる。前章での考察と，本章における医療政策，病院経営に関する考察を重ねながら，今一度派遣看護師が用いられた背景に関する議論を整理したい。

　第一に，戦後から 1960 年代までの拡大路線と RN 養成の遅れによる人手不足の存在である。第二次世界大戦後から 1960 年代にかけて，連邦政府は国民の医療へのアクセスを改善するために，さまざまな政策を講じてきた。1947 年に制定されたヒル・バートン法によって病院を始めとする医療提供施設が整備され，地域格差も是正された。また，1965 年の社会保障法の改正によって，初めての公的医療保険が創設された。これらの政策により，高齢者や貧困層をも含む幅広い国民が医療を受け

---

[151] Balakrishnan et.al(2007), p.28。

ることが可能となるのと同時に，医療専門職種の需要も急増した。しかし，RN をはじめとする医療専門職種の供給は，医療の急拡大に追いつくことができずにいた。

それゆえ，1965 年に初の医療専門人材派遣会社 Labor Pool 社が誕生して以後，雨後の筍のように医療専門人材派遣会社が生まれ，順調に成長するに至った初期の要因は，この医療アクセス改善のために連邦政府が講じた諸政策による，RN の人手不足にあると考える。前述の通り，1960 年代から 1970 年代前半にかけて，RN の養成数を増加させるための法がいくつも制定された。しかし，ヒル・バートン法による病院数・病床数の増加や，公的医療保険の創設による医療需要の増加のスピードは想像以上であり，その不足分を派遣看護師で賄い，暫定的に頭数を揃えようと試みる病院が多かったものと考えられる。

第二に，1980 年代以降の経営合理化策である。1980 年代において，医療保険に包括支払い方式や人頭払い方式が普及して以後，病院は従前の出来高払い方式の時代のように，供給を増やすことで利益を上げることが難しくなった。一定のインプットのもとで利益を上げることを至上命題とされた病院は，これを境に，さまざまな経営戦略を合理化へと向けて集中し始めた。人事労務管理もいくつかの方法で合理化が進められたが，そのうちのひとつが派遣看護師を含む人材アウトソーシング戦略であろう。合併や統合，あるいは病院内のリストラクチャリング等，変化の激しかったこの時代にあって，フレキシブルに用いることのできる派遣看護師は，その変化の波を乗り切る一助となりえたと考えることができる。また，医療保険，年金保険，傷害保険，退職金等の付加給付の支払いが一切不要であり，募集や選別にかかる費用も不要になる派遣看護師を用いることは，たとえ賃率じたいが多少高かったとしても，病院側にはコスト面で大きなメリットがあった。このように, 1980 年代以降，派遣看護師がさらなる増加を見た背景には，マネジドケアの浸透による病院経営の合理化戦略が存在すると考える。

前章および本章においては，1960年代に派遣看護師が誕生して以後の分析を中心に行い，派遣看護師が専門職種としての知識や技術を活かして活躍していることを，医療政策や病院経営との結びつきから明らかにしてきた。しかし，派遣看護師のこのような働き方を可能にした要因を探るとするならば，派遣看護師のみならず，RNという職種の労働自体に対するより深い考察を行うことが必要となるであろう。次章では，RNとはアメリカの医療システムの中において，相対的にどのような位置づけにあるのかを明らかにしたい。

# 第3章
# Registered Nurse と専門職化

## 1. はじめに－本章の位置づけ

　第1章においては，アメリカの病院における派遣看護師の役割を歴史的に追究し，第2章においては，アメリカの医療政策と病院経営との関係からそれを裏付けた。それらの考察の結果，1980年代を境にして，その処遇が大きく改善されていることが明らかになった。背景にあると考えられるのは，RNの人手不足の深刻化と，病院経営の合理化の結果生じた人件費の削減による需要の増加である。この需要増により，人材派遣会社は強い交渉力を持つこととなったと考えられる。また，派遣看護師制度が活用されている割合が高いのは，手術室や集中治療室などの高度な専門知識が要求されるユニットであり，派遣による看護管理者も多く存在した。それゆえ，近年派遣看護師となっているのは，相対的に専門性の高い層が多いということが指摘できるであろう。

　本章およびこれに続く第4章，第5章では，専門職種の派遣労働を可能とする要件を導き出し，その要因についてひとつずつ検討したい。はじめに，本章においては，アメリカにおけるRNの職種的な位置づけという視点からこれを分析する。

　アメリカの病院において，専門性の高いRNたちが外部から派遣労働者として労働に参加し，内部のRN同様に自らの専門的スキルを発揮できる要因については，2つの仮説が考えられるであろう。第一に，アメリカの派遣労働者じたいの地位が高いという可能性である。第二に，RNという職種じたいが、専門職として高い地位を確立しているという可能

119

性である。

　第一の仮説については，多くの先行研究や統計資料などにより，否定してよいと考える。第1章のふりかえりとなるが，平均的な，あるいは大多数を占める派遣労働者は，一般事務，製造ライン労働者などの不熟練職種であり，処遇は決して恵まれてはいない。ただし，専門性の高い職種の派遣労働者も少なからず存在しており，派遣看護師もそのひとつである。そのため，これらの専門性の高い派遣労働者は処遇も良く，人材派遣会社は多くの手数料を手にすることができるため，1980年代以降，その比重を高める戦略をとってきている。

　第二の仮説については，近年のRNの高学歴化，キャリアの長期化という現象，そして実際の処遇を鑑みる限り，より妥当性があると言えるであろう。図3-1は，1980年から2008年に至るまでの，RNの最終学歴の割合である。戦前はDiploma Degree，すなわち病院付属の看護師養成所がほとんどを占めていたが，戦後の比較的早い段階から4年制大学による教育の必要性がANAを中心とした看護リーダーの中から主張された。その結果として，1980年以降においてRNの高学歴化が進行し，今日，約半数が大卒以上の学歴を持っている。その割合こそ多くはないが，修士以上の学位をもつRNの伸び率は顕著である。大学院レベルの教育を受けたRNが占める割合の増加傾向は，研究・教育職の増加というよりも，むしろ，臨床現場でその専門知識を活用する上級看護師（Advanced Practice Registered Nurse）の増加によってもたらされたところによる。

　また，RNの平均年齢は上昇傾向にある。1980年では25歳から29歳の層が最も多かったが，現在最も多いのは50歳から54歳の層である。これには，女性の職業の選択肢が広がったため，RNを選択する若年層が減ったと見る向きもある。だが他方では，結婚・出産を経ても離職せずに活躍し続けるRNが増えたことの証と見ることもできるであろう。医療の高度化に伴ってさまざまなテクノロジーが導入され，分業体制が

図 3-1　RN の最終学歴の推移

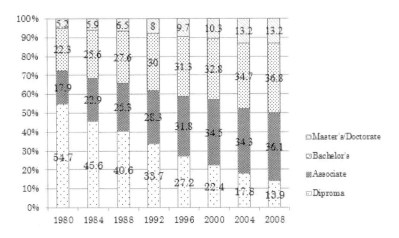

U.S.Department of Health and Human Service (2010)
The Registered Nurse Population Survey 2008 より筆者作成

進んだために，RN の職務も拡大した現在，RN は積極的に継続教育を受け，スキルアップすることに意欲を見せている。そのことは，図 3-1 で示したように，RN が高学歴化していることからも明らかであろう。従前は，未婚の若い RN が，さほど専門的な知識や技術を要しない職務に従事するといったパターンが多かった。しかし，近年では現場での実践を積みながら，大学や大学院で学ぶことによって専門性を高め，長く RN として活躍するパターンが増えていると言える。本論においては，むしろこの点を重視するべきであると考える。

それでは，彼女らアメリカの RN は，いかにして専門職としての高い地位を確立し得たのであろうか。結論を先取りすれば，これには二つの要因が存在する。ひとつは，ANA をはじめとする職能団体が中心となって，RN の専門職としての地位の確立について尽力してきたことである。もうひとつは，RN たちを下支えする下位職種，すなわち，Licensed Practical Nurse （以下，LPN）や Certified Nurse Assistant （以下，

CNA）等が存在したことである。本章において，前者の過程を明らかにした上で，次章では後者の分業構造について論じてゆきたい。

現在のRNは，専門職種としての地位を確かなものにしているが，それは長い時間をかけて少しずつ手にしてきたものである。アメリカでは20世紀初頭からRNの専門職団体が組織されるようになり，資格制度や養成制度の整備による専門職性の確立，RNの地位向上などに関して，絶えざる努力が続けられてきた歴史がある。その結果として，現在のRN，とりわけ病院に勤務するRNは高度な専門スキルを有する者が多く，病院内で自らの専門性を発揮しており，処遇も恵まれたものになっている。このようなRN自体の専門職化の過程は，そして，専門職種としての職種別労働市場を構築してきた過程は，RNのみならず，専門職派遣労働者全般としての成立要件を満たす過程とも重なると言うことができる。

アメリカのRNたちが目指した専門職化とは，どのような形をもつものだったのであろうか。そして，そのような方向性を目指した背景には，何が存在したのか。筆者は，以下の2つの点が存在したと考え、本章における分析のポイントとする。

第一に，RNが専門職としての地位獲得を目指すに当たり，「自律性の追求」に主眼を置いたということである。現在のRNは医療専門職として確かな地位を得，その専門性は病院の内外で尊重されてもいる。このためにRNが最大の目標としてきたのは，自律性を手に入れることであった。そのための手段として選ばれたのは，医学，薬学，看護学等の関わる高度な専門的知識の習得に重点を置く，いわば「技術」の習得に力点を置いた教育訓練システムであった。これは，「技能」の習得を目指した，古くからの徒弟制度の否定であるとも言える。普遍性をもつ科学的な知識の習得の大部分は，病院外の各種専門教育機関において行われた。

第二に，RNが病院外の各種専門教育による専門的知識の習得を重視することによって，専門職としての地位を獲得しようとした結果，診療科ごとに細分化された各自の専門性を高めるキャリアのパターンが形成

されたことである。このことは，RN のスペシャリスト志向を強め，早い段階から各分野における上級資格を生み出し，活躍させる素地を作った。

以上の 2 点について論ずるに当たり，本章の前半にあたる 2. では，20 世紀を通じて行われた「自律性の追求」を歴史的に考察する。そして，後半にあたる 3. および 4. では，現状についての実証分析を行いたい。そのために，養成機関における教育訓練プログラム，州法における職務の規定，および労働協約の 3 つを用いる。労働協約は，ANA の下部組織である ONA によって組織化された 43 の病院と，ONA との間で，それぞれ別個に締結されたものである。RN にどのような職務が求められ，そのためにどのような教育訓練が課せられるのか，その結果としてどのようなシステムが構築されるのかを，本章を通して考察したい。また最後に，それらが外部労働者である派遣看護師の活用と，どのような因果関係を持つのかについても加えて論じる。

なお，アメリカの場合，資格認定は州ごとに行われることが一般的であり，関連規定も州によって異なる。そのため，本章でも，分析の対象をオレゴン州に限定する。また，本章においても，看護師という用語をRegistered Nurse（RN）と表記する。後述する通り，アメリカの看護職種は階層化されており，RN の他にも LPN/LVN や看護補助者などが存在するからである。

## 2. 自律性と RN の専門職化

アメリカの RN は，100 年の歴史の中において，常にその専門職としての地位の確立が追求されてきた。また，そのための方策として最も強く意識されてきたのは「自律性」という概念である。いかに自律性を獲得し，専門職としての権威を認めさせるかということが，かなり早い段階から RN の職能団体や研究者たちから提起され，実現されてきた。自

律性ある医療専門職という自画像に対する想いの強さ，そして，その実現までの過程には，アメリカ医療の土壌が背景に存在している。なぜ，アメリカのRNが「自律性」を追い求め，どのように獲得してきたのか，その過程と手段について見たい。

### (1) RNの起源からの萌芽

アメリカのRNが，なぜ現在に至るまで強く自律性の獲得を志向してきたのかを考えるに当たっては，アメリカにおける看護職の起源の中に，ふたつの萌芽を見ることができる。

ひとつめは，アメリカにおける看護職の起源，すなわち教会や救貧院における看護活動に従事した女性たちの中においてである[152]。彼女たちは，修道女や裕福な家庭の女性たちによるボランティアも多く，その内容は専門職と呼べるものではなかった。しかし，注意すべきことは，そこに医師が常駐し，管理する施設ではなかったという点である。あくまで医師は外部から必要な時にのみ医療に参加する者であり，その施設を実際に運営する中心となるのは看護を担う女性たちであった。それゆえ，医師の指示を仰ぐことはあるにせよ，看護を担う女性たちが自ら考え，判断しなければならない機会は多かったはずである。この最も古い時代の，病院の原型とも言える施設の中においても，RNの自律性の芽は存在していたと言うことができる。このような，医師が外部から必要な時にだけ参加する方式は，現在の「オープンシステム」と称されている病院の在り方へとつながっている。

ふたつめは，病院での治療がまだ一般的ではなかった時代の，訪問看護師の中においてである。20世紀初頭から少しずつ看護師[153]の養成学校ができはじめ，正規のカリキュラムを修了した看護師がRNとなった。そして，近代医療の確立とともに病院の数も増え，徐々に病院という存

---

[152] セイマー(1978), pp.205-221。
[153] この時期は未だ看護師の資格制度や登録制度はなく，Registered Nurseとは称されていなかったため，ここでは「看護師」と表記する。

在が，それまでの救貧院的な施設から，近代医療の提供の場へと変化を遂げつつあった。しかし，当時の疾病は伝染病が多くを占め，依然として自宅における長期療養の形がほとんどであった。RNも，病院に勤務する者より，このような在宅療養を続ける患者のもとを訪問する，訪問看護師の方が多かった。そして，病院の存在しない僻地を訪れるFrontier Nurseと呼ばれる看護師も活躍していた。彼女たちはほとんどの場合，医師を伴わずに訪問看護を行うため，自ずと自律的に判断し，行動することが求められた[154]。1912年にはシカゴ訪問看護師協会が，訪問看護師の職務の範囲を提示している[155]。

以上のように，看護職種の起源とも言える時期において，すでに看護師は医師の指示を待っていればよいだけの存在ではなく，自律的に判断することを行っていたのである。このような性質は，大恐慌を機に，病院に勤務するRNが多数派となって以後も，依然として残ったものと考えるのが自然であろう。

### (2) 科学的知識を伴う自律性への志向

アメリカのRNの自律性という概念は，専門的知識，すなわち，科学的知識との結びつきを強めながら発展した。RNが専門職として認知されるために，あるいは，自律性ある働き方を可能とするために必要と考えられたのが，科学的な知識を身につけることであった。看護リーダーたちは，RNが科学的な知識に基づく客観的な判断を自ら行うことができることによって，その他の医療専門職や患者から，初めて専門職としての信頼を得ることができると捉えていた。そのような志向性は20世紀初頭からすでに表れており，看護は科学的に行われるべきものであって，徒弟制度のような客観化できない経験や勘に基づいて行われるべきではないという議論が，早くも行われていた[156]。つまり，徒弟制度的な

---

[154] Judd et.al(2009), pp.102-108。
[155] セイマー(1978), pp.363-364。
[156] Judd et.al(2009), p.110。

色彩の強かった病院付属看護学校における「技能」を中心とした教育は否定的に捉えられ，大学等の「一般の教育機関」において，「技術」を中心として行われる教育こそがふさわしいと主張されていた[157]。大恐慌時代には，訪問看護を担っていた看護職種たちの中からも多くの失業者が出た。そのほとんどは正式な教育を受けていない看護職種や付添人たちであったことから，正規の資格を得ることの重大性を改めて認識させる結果となり，科学的知識の教育に対する信頼を高める一因となっている[158]。

このように，アメリカにおいて専門職としての地位を確立することと，科学的知識への傾倒との間に強い結びつきが生まれた背景には，いくつかの要因が存在していると考えられる。

第一に，病院への科学的管理法の普及により，「科学的であること」がアメリカでは非常に肯定的に捉えられていたことである[159]。これについては第5章で詳述する。

第二に，看護職種の階層化の問題である。アメリカの場合，第一次世界大戦，第二次世界大戦の時期に，看護師不足を補うべく，多くのボランティアが養成された。短期間のトレーニングを受けたにすぎないボランティアたちは，その後も看護補助者として病院に根付き，戦後の階層的なアメリカの看護職種の底辺を担う存在となっている[160] [161]。科学的知識に基づく自律的判断の可否が専門職としての指標だとするならば，その対極にあるものが看護の情緒的な「奉仕」あるいは「援助」といった側面であると捉えられた[162]。これらは，専門的な教育訓練を経ていな

---

[157] Judd et.al(2009), pp.100-101。
[158] Judd et.al(2009), pp.109。
[159] Howell(1995), pp.31-32, Morman(1989), p.266。
[160] このほかにも，それまでタブー視されていた黒人の看護師も戦時中の看護師不足から誕生している。Judd et.al(2009), p.84。
[161] アメリカの戦争は看護職以外の医療職種にも影響を与えている。例えば，第一次世界大戦の後には，傷痍軍人のリハビリを担当する理学療法士（PT）や作業療法士（OT）が制度化された。また，ベトナム戦争に従軍した衛生兵たちは，その後 Physician Assistant（PA）の起源となった。野村（2002），pp.98-99。
[162] Devereux(1950)は，このような側面を「患者の自己愛の充足」と表現しており，これに

第3章　Registered Nurseと専門職化

いボランティアでも行うことが可能であると考えられており，このような側面を強調することは，専門職としての地位の確立からは遠ざかることを意味した[163]。それゆえ，アメリカのRNは，このようなボランティアや，後の看護補助者との差異化を求めて，科学的知識の習得をより強く訴えたものと考える。

　第三に，性労働の視点からの問題である。男女同権化が進んだアメリカにおいても，現在のRNの圧倒的多数は女性である[164]。それゆえ，看護労働の変遷には，女性運動の発展が大きく関係している。アメリカの看護師の歴史を振り返った場合に，19世紀末からの度重なる戦争の影響を無視することはできない。看護師の正式な養成制度ができる以前の南北戦争，米西戦争までは男性衛生兵が従軍看護の中心を担っており，それを女性聖職者やボランティアがサポートする体制をとっていた。しかし，F. ナイチンゲールの提示した看護師像が徐々に浸透するに従い，看護師は女性の職業，そして白人の職業という概念が定着することとなった[165]。1901年に陸軍，1907年に海軍において，初めて従軍看護師の部隊が創設されたが，この時期には既に看護師は白人女性で占められていた[166]。

　看護労働をジェンダーの視点から論じた論文にDevereux et.al(1950)がある。ここでDevereuxらは，看護職種の職務はもともと「男性社会が女性に望む役割」に起源を持っており，ビクトリア朝時代の価値観をそのまま引きずったものであると述べている。その例として，「育児」「骨折り仕事（掃除等）」そして，「自律性のない，男性に監督される仕事」

---

　　携わることは「アマチュアの仕事」とみなされてしまうと述べている。p.631。
[163] Conrad (1949), pp.110-111。
[164] 男性の看護師は増加傾向にあるとはいえ，現在でも9.1％にすぎない。Health Resources and Services Administration Bureau of Health Professions(2013), p.24。
[165] Judd et.al(2009) ,p.84, p.111, p.135。第一次世界大戦，第二次世界大戦の期間に従軍看護師の需要から看護師不足が起こり，これまで排除されてきた黒人女性と男性に対して門戸が開かれた。しかし，第1章でも述べた通り，RNにおける有色人種の比率は，全人口におけるその比率と比べるとかなり低いものとなっており，白人女性のための職業という伝統的な価値観は完全には払しょくできていないものと思われる。
[166] Judd et.al(2009), pp.72。

の 3 つを挙げている。それゆえ，看護職種の行う職務は，「家政婦の職務と大差のないもの」，そして，教育訓練によって培われるものではなく，パーソナリティに帰するものとみなされることが多かった[167]。当時のRN の地位は専門職としてのものではなく，賃金も一般的な女性事務職種よりも低いくらいであった[168] [169]。それゆえ，このような伝統的な女性役割の範囲に留まっている限り，RN は専門職種としての権威を持つことはできないと考えた看護リーダーや職能団体は，曖昧なものであったRN の職務を限定して明示化し，専門的な知識や技術を習得する体系化された教育訓練や，公的な資格制度によってそれらが担保される専門的職業であるということを打ち出すことに努めるようになったのである[170]。RN がアマチュアでも可能な職業，適したパーソナリティを備えていれば誰にでもできる職業というイメージから脱却するためには，専門的な教育訓練，それもジェンダー的特性からは自由な，そして普遍性をもつ科学的知識の習得に力点が置かれた側面が大きいと指摘することができる。

　その後，アメリカの女性運動は 1960 年代から 1970 年代にかけてよりいっそう活発化し、大きな前進を見た。RN もそれと歩調を同じくして専門職としての地位を確かなものにしていった。高学歴化の進展を見ても明らかなように、この歩みにおいても、科学的知識の習得への傾倒の強まりを見ることができる。自律性の獲得のための手段として科学的知識の習得を掲げることは、アメリカの RN の中に定着したものと考えられる。

---

[167] Devereux et.al(1950), pp.629-634。
[168] Devereux et.al(1950), pp.628-634。
[169] 第二次世界大戦に従軍した RN のうち，戦後，もとのポジションに戻ったものはわずかに 1/6 であった。その理由は，従軍看護師に自律性が与えられていたのとは対照的に，当時の一般的な RN は賃金が安く，専門職種とはみなされていなかったからである。Judd et.al(2009), p.142。
[170] Judd et.al(2009), pp.86。

## （3）第二次世界大戦後の指針決定

　以上のように，看護職種の萌芽期とも言える段階から戦時期を経るまでの段階で，RN は，専門的で体系的な教育訓練の必要のない非専門職種としての存在から，科学的知識を備え，客観的な判断を，自律性をもって行うことが可能な専門職としての存在へと，変化を遂げようとする努力を既に行っていた。そのような職業としての方向付けがよりいっそう確かになったのは，第二次世界大戦直後に相次いでなされた，看護リーダーや職能団体からの声明によってである。1940 年代後半という時期は，その後の RN の専門職種としての地位を確立するに当たっての土台を築いたという意味で，非常に重要であった。

　1948 年に提出された報告書である『これからの看護』，いわゆる『ブラウン・リポート』において，RN の果たすべき役割に対する提言が行われている。下位の看護職種，すなわち LPN や看護補助者に対するリーダーシップ，あるいは，他の専門職との連携を担うためには，大学教育が必要であり，科学的な看護の知識を身につけなければならないこと，そして，看護研究を積み重ねることの重要性が説かれている[171]。また，1948 年に出された「看護専門職プログラム」においては，専門職としての RN という位置づけが強く意識されており，実務を担う LPN や看護補助者とは異なる方向性を提示している。そして，1950 年から続く ANAによる「看護機能研究計画」においても，RN，LPN，看護補助者，それぞれの階層における機能と関係を明示化することの必要性が説かれ，RN が看護と無関係な職務を担うことについても反対意見が述べられた[172]。

　戦後間もないこの時期における実際の現場では多くの場合，RN は未だ専門職としては認められておらず，科学的な知識に基づく自律的な判断を任されるケースは，現在と比較するとそう多くなかったと考えられる。しかし，ANA をはじめとする職能団体は，将来の RN の方向性に

---

[171] ブラウン（1994）参照。
[172] セイマー（1978），pp.383-390。

ついて，専門職としての権威を確立することを目指すものと明確に打ち出した。そして，そのためには科学的な知識を身につけ，自律的な判断ができるようにならなければならないことが提示された。このような職能団体の目指す専門職としての RN 像の実現を可能としたものは，科学的で原理原則に基づく専門知識を重視した教育訓練システムである。そして，それらに基づく診断や自律的な判断といった"専門的な"職務に RN が専念するためには，実務としてのベッドサイド看護を担うための LPN，看護補助者という下位職種と一体となった階層的な看護チーム体制の構築もまた，必要であった。この分業体制については第4章において詳述する。

それでは，このような RN の自律性の追求は，どのようにして RN をとりまくシステムの中に現れたのであろうか。また，その結果として，アメリカの看護に何をもたらしたのか。

## 3. 科学的知識の重視と専門分化－RN の場合

本節および次節では，長い努力の積み重ねの末に自律性を獲得し，専門職種としての地位を確立するに至った RN が，現在それをどのように体現しているかについて論じる。これを考察するに当たっては，3段階のプロセスを用いる。はじめに，州法の規定に着目したい。アメリカにおいては，州看護法によってそれぞれの看護職種に割り当てられるべき職務が詳細に規定されている。2つ目のプロセスとして，その職務を行うためにどのような教育訓練が行われているのかを，養成校のカリキュラムより検討したい[173]。最後に，ONA と州内の43病院が締結したそれぞれの労働協約より，RN の専門性が病院の中でどのように評価されて

---

[173] 前述のように、アメリカの場合、RN の資格は州ごとに管理されており，養成プログラムや実行可能な職務の範囲なども州によって内容が異なる。それゆえ，本論ではオレゴン州の教育訓練システムを考察対象としており、以下で述べる内容がすべての州について当てはまるわけではないことをはじめにお断りしておく。

いるのかを分析する。本節では RN を，次節ではさらに専門性を高め，上級資格を取得した RN を考察対象としたい。

端的に言えば，アメリカの RN の養成プログラムに特徴的であることは，看護実務よりも，科学的・医学的な知識の教育や，管理能力の養成に力を注いでいるということである。また，RN 資格取得後に，自らの知識や技術を専門化するための継続教育システムが整えられている。このことは，上級 RN 資格や，多くの細分化された専門資格の存在とも相まって，RN の専門化傾向に拍車をかけたと指摘することができる。

### (1) 州法に見る RN の養成課程

RN の養成は，主に病院付属看護学校による Diploma Degree，短期大学やコミュニティカレッジ等による Associate Degree，4 年制大学による Bachelor Degree，以上の 3 つのコースに分けて行われる。前述の通り，現在は高学歴化が進み，Bachelor Degree を取得している RN が多数派となっている。

オレゴン州の看護法において，RN 養成課程に求められる必要最低限の単位は，下記の通りである。

> 認定の基準（カリキュラム）[174]
> 　RN のプログラムにおいて，コースの内容と必要な実技は最低 84 単位（4 学期制の場合），あるいは 56 単位（2 学期制の場合）を含んでいなければならない。
> 　(A) 自然科学，生命科学，社会科学，行動科学，人文科学
> 　　：最低 36 単位（4 学期制），あるいは 24 単位（2 学期制）
> 　(B) 看護科目：最低 48 単位（4 学期制），あるいは 32 単位（2 学期制）
> 　　このうち 24 単位（4 学期制），あるいは 16 単位（2 学期制）以上を実習にあてなければならない。

---

[174] Oregon Administrative Rules (OARs)　chapter851 division021-0050(1985) Standards for Approval: Curriculum

次に，RN の養成プログラムに関するより具体的な規定を見たい。特徴的であることは，臨床実習において求められる技術である。RN の場合は州法で下記のように定められている。(A)(B)(C)および(E)の内容は LPN と同様であるが，それ以外の項目はすべて RN にのみ求められているものである。RN は，下位の看護職種をも交えた看護チームにおけるリーダーとしての役割を求められる。そのため，リーダーシップ能力や管理・監督といったマネジメント能力を培うことが，すでに養成課程の中で要求されているのである。また，Bachelor Degree 以上においては，看護研究者としての役割，ないし地域医療のリーダーとしての役割も求められている。(L)(ⅲ)のように国民皆保険の国ではないアメリカの事情が反映されたものもある[175]。

　　RN のプログラムは，RN として仕事を行う範囲において必要とされる能力を養うために，理論および施設における監督のもとで行われる臨床実習を提供しなければならない。それには以下のものを含む。
　(A) 安全なケア環境を作り，維持すること。
　(B) 看護実践における専門的，法的，倫理的な行動の実演。
　(C) 問題解決スキル，熟考，看護実践における臨床的判断の使用。
　(D) 患者，家族，グループに対する処方，指示，管理，委任，看護ケアの監督。
　(E) 安全で，臨床的に適切で，文化的に配慮がなされ，顧客中心のケアの提供。健康の促進。回復，維持のための，あるいは生涯を通じて，そしてケア環境においての一時的緩和のための。
　(F) 患者，家族，グループに対する，文化的に配慮が行き届き，エビデンスに基づいた教育，カウンセリング，擁護の提供。
　(G) チーム医療体制への参加とリーダーシップの発揮。

---

[175] Oregon Administrative Rules (OARs)　chapter851 division021-0050(1985) Standards for Approval: Curriculum

(H) 必要性を明らかにするための，そして変化を促進するためのリーダーシップの応用。
(I) 効果的で適切なコミュニケーション技術，情報技術の使用。
(J) 地域医療およびコミュニティベースのケアの原理の，看護実践への応用と統合。
(K) 資源の利用，品質改善，ケア提供を改良するためのシステムの概念を統合すること。
(L) 学士，修士，博士プログラムは以下に関する能力を含んでいなければならない。
　（ⅰ）コミュニティおよび住民に対する，健康促進の目標と戦略を定め，実践するための疫学的，社会的，環境的なデータと原理の応用。
　（ⅱ）チームに参加することを通じてのリーダーシップの想定と変化の達成，および管理知識の応用の開始。
　（ⅲ）個人および行政サービスが行き届いていないグループに対する，ヘルスケアのアクセスを改善するための指標の同定と実施。
　（ⅳ）患者，家族，グループへの看護ケアが正しいと証明し，改善するための研究における理論と実践の使用。
　（ⅴ）看護ケアの質を改善するために，同僚や医療従事者を助けるための，指導学習原理の使用。

### (2) RN養成課程のカリキュラムに見る専門性と自律性

このような規定は，いかなる科目となって実際のカリキュラムの中に現れてくるのであろうか。オレゴン州では17のAssociate Degreeプログラム，および6つのBachelor Degreeプログラムが設置されている。このうちのAssociate Degreeプログラムに当たる，Mt.Foot Community CollegeにおけるRN養成プログラムのカリキュラムを表3-1で、Bachelor Degreeプログラムに当たるOregon Health & Science

University（以下，OHSU）School of Nursing の RN 養成プログラムのカリキュラムを表 3-2 で掲げる。

　RN の養成プログラムに特徴的であることを指摘するとすれば，教室で行う座学の時間が非常に多く，内容も多岐にわたっていることである。前節で述べたように，RN の専門性を確立するためには，科学的な知識の習得が必須であると捉えられていた。この点は，養成課程においても重視されており，自然科学系科目に割かれる時間数が非常に多い。

　看護系の科目においての特徴をまとめると，次のようになる。

　第一に，一般的な科目が多いと言うことである。アメリカの RN は診療科ごとに専門分化されていることが多いが，養成プログラムの段階ではごく一般的な看護学の知識にとどめ，自らの専門性を磨くのは RN 資格を取得して以後の継続教育においてということになる。

　第二に，看護系科目においても座学の時間が多く，実習には意外なほど少ない時間数しか割かれていないということである。とりわけ，OHSU School of Nursing のカリキュラムにおいては，「看護におけるリーダーシップと成果のマネジメント」に 10 単位という最大の時間数が割かれていることが特徴的である。看護チームにおけるリーダーとしての RN の養成が目されている。同じく，「地域住民のための看護」にも 9 単位とこれに次ぐ時間数が割かれている。RN は地域住民への看護教育・医学教育の担い手としても期待されていると考えられる。

　第三に，双方のカリキュラムに「病態生理学的プロセス」の科目が存在していることから，看護診断の力が求められるものと考えられる。RN は自律的な判断力の養成を目標に掲げてきたが，その点の表れがここに見られる。

　すなわち，これら二つの養成プログラムにおけるカリキュラムから見えてくることは，RN に求められる役割がベッドサイドにおける看護実務の実践ではなく，知識労働者としての医療専門職としての職務，そして自律的に判断をなしうる能力をもつ現場のリーダーとしての職務であ

るということである。LPNの訓練プログラムの場合，実習科目の占める割合がより高く[176]，看護補助者の訓練プログラムに至ってはさらにその

表3-1　Mt.Foot Community CollegeにおけるRN養成プログラムのカリキュラム
【入学前プログラム】

| 健康に関連した生物学 | 5単位 |
| --- | --- |
| 人体の解剖学，生理学Ⅰ | 4単位 |
| 人体の解剖学，生理学Ⅱ | 4単位 |
| 人体の解剖学，生理学Ⅲ | 4単位 |
| 栄養学 | 4単位 |
| 中級代数（正三角法以上） | 5単位 |
| 看護のための技術と戦略 | 2単位 |
| 一般心理学（あるいは社会科学） | 3-4単位 |
| 人間発達 | 4単位 |
| 英作文 | 4単位 |
| 英作文：批判的思考法あるいは技術的レポート作成法 | 4単位 |
| 英作文：人文科学 | 3単位 |

【RN養成プログラム・1学期】

| 看護基礎：健康の促進Ⅰ | 5単位 |
| --- | --- |
| 看護基礎：健康の促進Ⅱ | 4単位 |
| 医療薬学Ⅰ | 3単位 |
| 微生物学 | 4単位 |

【RN養成プログラム・2学期】

| 基礎看護：慢性疾患1-A | 2単位 |
| --- | --- |
| 基礎看護：慢性疾患1-B | 4単位 |

---

[176] 早川（2008），p.40。

| 医療薬学 II | 3 単位 |
| --- | --- |
| 病態生理学的プロセス I | 3 単位 |
| 英作文：研究 | 3 単位 |

【RN 養成プログラム・3 学期】

| 基礎看護：急性期ケア I - A | 2 単位 |
| --- | --- |
| 基礎看護：急性期ケア I - B | 4 単位 |
| 病態生理学的プロセス II | 3 単位 |
| 生活における健康とフィットネス | 3 単位 |
| 現代数学入門 | 4 単位 |

【RN 養成プログラム・4 学期】

| 基礎看護：慢性疾患 II，終末期ケア A | 4 単位 |
| --- | --- |
| 基礎看護：慢性疾患 II，終末期ケア B | 5 単位 |
| 人文科学 | 3 単位 |
| 社会科学 | 3 単位 |

【RN 養成プログラム・5 学期】

| 基礎看護：急性期ケア II，終末期ケア A | 4 単位 |
| --- | --- |
| 基礎看護：急性期ケア II，終末期ケア B | 5 単位 |
| 人文科学 | 3 単位 |
| 社会科学 | 3 単位 |

【RN 養成プログラム・6 学期】

| 総合実習 | 9 単位 |
| --- | --- |
| 選択科目 | 3 単位 |

Mt.Foot Community College ホームページより筆者作成

表 3-2 OHSU School of Nursing の RN 養成プログラムのカリキュラム
【一般教養科目】計 53 単位

| | | |
|---|---|---|
| 自然科学系科目 | 解剖学・生理学 Ⅰ Ⅱ Ⅲ | 3 単位 |
| | 栄養学 | 3 単位 |
| | 微生物学 | 4 単位 |
| | 遺伝学入門 | 3 単位 |
| | 統計学 | 4 単位 |
| 英語 | 英作文 Ⅰ・Ⅱ | 6 単位 |
| | 技術的・科学的執筆法 | 3 単位 |
| 人文科学 | 英語，外国語，芸術史または芸術鑑賞，音楽史または音楽鑑賞、言語学、哲学、宗教学、スピーチまたは演劇学、女性学 | 9 単位 |
| 社会科学 | 人間の成長と発達 | 3 単位 |
| | 社会科学選択（文化人類学，心理学，政治学，社会学，経済学，一般社会学，歴史） | 6 単位 |
| 上級非看護科目 | | 15 単位 |

【選択科目】計 34 単位

【看護科目】計 93 単位

| | |
|---|---|
| 基礎看護学：健康の促進 | 9 単位 |
| 基礎看護学：慢性疾患看護 Ⅰ | 6 単位 |
| 基礎看護学：急性期ケア看護 Ⅰ | 6 単位 |
| 医療薬学 Ⅰ | 3 単位 |
| 医療薬学 Ⅱ | 3 単位 |
| 病態生理学的プロセス Ⅰ | 3 単位 |
| 病態生理学的プロセス Ⅱ | 3 単位 |
| 看護学：慢性疾患 Ⅱ・終末期 | 9 単位 |
| 看護学：急性期ケア Ⅱ・終末期 | 9 単位 |

| 地域住民のためのケア | 9 単位 |
| --- | --- |
| 疫学 | 3 単位 |
| 看護におけるリーダーシップと成果のマネジメント | 10 単位 |
| 総合実習 I | 9 単位 |
| コースに特化した科目 | 1 単位 |
| 総合実習 II | 9 単位 |
| コースに特化した科目 | 1 単位 |

OHSU School of Nursing ホームページより筆者作成

割合は高くなる[177]。アメリカの看護職種における階層的な分業体制は，訓練プログラムの段階からも明白になっている。

　このようにして，RN 養成プログラムにおいては，実務よりも座学が重視され，一般教養を含めた幅広い知識と，看護チームのリーダーとして求められる，意思決定能力やリーダーシップ能力に関する科目が用意されていることが明らかとなった。ベースとなる RN 養成プログラムにおいては，専門看護に関する科目はほとんどない。しかし，現場に出た RN は継続教育を受け，自らの専門分野に磨きをかける。そして，ある者はさらなる上級資格，専門資格を取得するためのプログラムへと進むことになる。

### (3) 労働協約より見る RN の処遇

　このような養成課程を経た RN たちは，実際にどのような処遇の下で働いているのであろうか。これを分析するに当たっては，ONA と各病院との労働協約を用いる。ONA に組織化された 43 の病院のうち，賃金テーブルが労働協約で明示されているのは 37 の病院である。これらの賃金テーブルをまとめたものが，表 3-3 である 。このベースとなる賃率

---

[177] 早川（2014），p.92, p.95。

表 3-3　ONA が組織化している病院における RN の賃率

| | Hospital | Hourly wage rate | Step[178] |
|---|---|---|---|
| 1 | SAMARITAN ALBANY GENERAL HOSPITAL | $33.48-$50.64 | Step1-15 |
| 2 | Amedisys, Inc. | $32.72-$46.32 | Step1-23 |
| 3 | AMERICAN RED CROSS | $37.45-$34.07 | Step1-9 |
| 4 | BAY AREA HOSPITAL | $30.91-$48.20 | Step1-21 |
| 5 | CASCADE HEALTH SOLUTIONS | $31.81-$47.13 | Step1-13 |
| 6 | CLATSOP COUNTY, OREGON | 明記なし | |
| 7 | COLUMBIA MEMORIAL HOSPITAL | $30.80-$47.54 | Step1-25 |
| 8 | COOS COUNTY | 明記なし | |
| 9 | COQUILLE VALLEY HOSPITAL | $30.25-$46.00 | Step1-15 |
| 10 | GRANDE RONDE HOSPITAL | $29.71-$47.72 | Step1-24 |
| 11 | GOOD SHEPHERD MEDICAL CENTER | $28.25-$44.76 | Step1-13 |
| 12 | Good Samaritan Regional Medical Center | $33.54-$50.74 | Step1-15 |
| 13 | HARNEY DISTRICT HOSPITAL | $29.27-$44.68 | Step1-10 |

---

[178] Step のカウントの仕方については、病院ごとに Step0 から始まったり、途中の階層が抜けていたりするなど、さまざまである。この表を作成するに当たっては、比較しやすいよう、カウントの仕方を揃え、単純に何段階に分かれているかを示すよう、筆者が調整した。

| | | | |
|---|---|---|---|
| 14 | KAISER FOUNDATION HOSPITALS AND KAISER FOUNDATION HEALTH PLAN OF THE NORTHWEST | $34.44 -$49.52 | Step1 -11 |
| 15 | KLAMATH COUNTY | $23.90 -$30.24 | Step1 -7 |
| 16 | Samaritan Lebanon Community Hospital | $33.37 -$50.47 | Step1 -15 |
| 17 | LAKE DISTRICT HOSPITAL | $27.89 -$37.45 | Step1 -15 |
| 18 | MARION COUNTY | 明記なし | |
| 19 | MID-COLUMBIA MEDICAL CENTER | $32.77 -$51.08 | Step1 -16 |
| 20 | McKENZIE-WILLAMETTE MEDICAL CENTER | $33.95 -$51.29 | Step1 -13 |
| 21 | MERCY MEDICAL CENTER | $32.04 -$47.10 | Step1 -26 |
| 22 | Multnomah County, Oregon | 明記なし | |
| 23 | Oregon Health & Science University | $33.63 -$51.18 | Step1 -10 |
| 24 | Samaritan Pacific Health Services, Inc. | $32.92 -$50.74 | Step1 -14 |
| 25 | PEACE HARBOR HOSPITAL | $31.54 -$47.74 | Step1 -13 |
| 26 | PROVIDENCE MILWAUKIE HOSPITAL | $34.33 -$50.07 | Step1 -23 |
| 27 | PROVIDENCE PORTLAND MEDICAL CENTER | $34.17 -$51.48 | Step1 -24 |
| 28 | PROVIDENCE TRIAGE SERVICE CENTER | $33.55 -$46.00 | Step1 -11 |
| 29 | PROVIDENCE SEASIDE HOSPITAL | $26.16 -$38.18 | Step1 -15 |

| | | | |
|---|---|---|---|
| 30 | PROVIDENCE WILLAMETTE FALLS MEDICAL CENTER | $34.67 -$50.05 | Step1 -17 |
| 31 | ROGUE REGIONAL MEDICAL CENTER | $32.04 -$49.68 | Step1 -13 |
| 32 | Saint Alphonsus Medical Center-Baker City | $27.46 -$45.00 | Step1 -20 |
| 33 | SAINT ALPHONSUS MEDICAL CENTER - ONTARIO | $22.93 -$38.17 | Step1 -3 |
| 34 | Sacred Heart Medical Center | $33.00 -$51.02 | Step1 -16 |
| 35 | SILVERTON HOSPITAL | $32.13 -$48.81 | Step1 -14 |
| 36 | SKY LAKES MEDICAL CENTER, INC. | $29.89 -$43.37 | Step1 -12 |
| 37 | ST. ANTHONY HOSPITAL | $28.88 -$46.27 | Step1 -15 |
| 38 | STATE OF OREGON* | * | |
| 39 | ST. CHARLES HEALTH SYSTEM, INC., dba ST. CHARLES MEDICAL CENTER - BEND | $32.95 -$50.92 | Step1 -12 |
| 40 | ST CHARLES HEALTH SYSTEM - REDMOND | $33.77 -$51.90 | Step1 -13 |
| 41 | PROVIDENCE ST. VINCENT MEDICAL CENTER | $34.69 -$52.25 | Step1 -24 |
| 42 | TUALITY COMMUNITY HOSPITAL | $31.83 -$49.18 | Step1 -20 |
| 43 | WASHINGTON COUNTY, OREGON | 明記なし | |

*Mental Health RN,NP のみ記載あり

ONA と各病院の労働協約より筆者作成

表 3-4　PROVIDENCE MILWAUKIE HOSPITAL における諸手当[179]

| 準夜勤（午後 3 時から午後 11 時）手当 | $2.35/h |
|---|---|
| 夜勤（午後 11 時から午前 7 時）手当 | $5.60/h |

PROFESSIONAL AGREEMENT between OREGON NURSES ASSOCIATION and OREGON FEDERATION OF NURSES AND HEALTH PROFESSIONALS, LOCAL 5017, AMERICAN FEDERATIONOF TEACHERS and PROVIDENCE MILWAUKIE HOSPITAL July 2, 2013 – May 31, 2015 より筆者作成

に加え，夜勤手当や残業手当等の諸手当がつくことが一般的であり，フルタイムの場合には，医療保険や年金が付加される。また，他の病院での勤務経験もきちんと評価され，その評価方法が労働協約の中に明示されている。

　具体的なケースを挙げれば，PROVIDENCE MILWAUKIE HOSPITAL の場合，RN の賃率は表 3-5 の通りである。これに加え，表 3-4 の諸手当が支給される。KAISER FOUNDATION HOSPITALS AND KAISER FOUNDATION HEALTH PLAN OF THE NORTHWEST の賃率は表 3-6，諸手当は表 3-7 である。双方とも，他の病院における経験年数は，自院に勤務していたのとほぼ同様に評価される。

---

[179] その他、スタンバイ手当、追加シフト手当、コールバック手当等がある。役職手当、資格手当については後述のこと。

第3章 Registered Nurse と専門職化

表 3-5　PROVIDENCE MILWAUKIE HOSPITAL における正規雇用 RN の賃率

| 経験年数 | 賃率 |
| --- | --- |
| 1 年未満 | $34.33/h |
| 1 年以上 2 年未満 | $36.20/h |
| 2 年以上 3 年未満 | $37.38/h |
| 3 年以上 4 年未満 | $38.58/h |
| 4 年以上 5 年未満 | $40.20/h |
| 5 年以上 6 年未満 | $42.43/h |
| 7 年以上 8 年未満 | $42.84/h |
| 8 年以上 9 年未満 | $43.26/h |
| 9 年以上 10 年未満 | $43.48/h |
| 10 年以上 11 年未満 | $43.70/h |
| 11 年以上 12 年未満 | $44.12/h |
| 12 年以上 13 年未満 | $44.64/h |
| 13 年以上 14 年未満 | $45.17/h |
| 14 年以上 15 年未満 | $45.83/h |
| 15 年以上 16 年未満 | $46.20/h |
| 16 年以上 17 年未満 | $47.11/h |
| 17 年以上 18 年未満 | $47.58/h |
| 18 年以上 19 年未満 | $48.05/h |
| 19 年以上 20 年未満 | $48.51/h |
| 20 年以上 21 年未満 | $49.09/h |
| 21 年以上 | $50.07/h |

PROFESSIONAL AGREEMENT between OREGON NURSES ASSOCIATION and OREGON FEDERATION OF NURSES AND HEALTH PROFESSIONALS, LOCAL 5017, AMERICAN FEDERATIONOF TEACHERS and PROVIDENCE MILWAUKIE HOSPITAL　July 2, 2013 – May 31, 2015 より筆者作成

表3-6 KAISER FOUNDATION HOSPITALS AND KAISER FOUNDATION HEALTH PLAN OF THE NORTHWEST におけるRNの賃率

| 経験年数 | 賃率 |
| --- | --- |
| 1年未満 | $34.44/h |
| 1年以上2年未満 | $35.75/h |
| 2年以上3年未満 | $37.13/h |
| 3年以上4年未満 | $38.47/h |
| 4年以上5年未満 | $39.90/h |
| 5年以上8年未満 | $41.51/h |
| 8年以上10年未満 | $43.14/h |
| 10年以上15年未満 | $44.87/h |
| 15年以上16年未満 | $46.69/h |
| 16年以上20年未満 | $48.08/h |
| 20年以上 | $49.52/h |

AGREEMENT BETWEEN KAISER FOUNDATION HOSPITALS AND KAISER FOUNDATION HEALTH PLAN OF THE NORTHWEST AND OREGON NURSES ASSOCIATION AND OREGON FEDERATION OF NURSES AND HEALTH PROFESSIONALS, LOCAL 5017 AFT HEALTHCARE -AFL-CIO より筆者作成

　このようなRNの賃率と，下位の看護職種であるLPN，およびCNAの賃率との比較を行うと，表3-8のようになる。Columbia Memorial Hospitalの場合，RNはONAが，LPNとCNAについては，SEIU（Service Employee International Union）が組織化しており，労働協約は別個に締結されている[180]。そのため，Stepごとの滞留年数等の条

---

[180] LPNに関しては，ONAが組織化している病院と，SEIUが組織化している病院とがある。CNAに関しては，すべてSEIUである。しかし，オレゴン州内でCNAが組織化されている病院はSAMARITAN ALBANY GENERAL HOSPITAL，Good Samaritan Regional Medical Center，KAISER FOUNDATION HOSPITALS AND KAISER FOUNDATION HEALTH PLAN OF THE NORTHWEST，McKENZIE-WILLAMETTE MEDICAL CENTER, Samaritan Pacific Health Services, Inc.，COLUMBIA MEMORIAL HOSPITALのみであり，RNと比較した場合には，極めて少ないと言える。このような組織化率の差を鑑みても，RNが有利な労働条件を勝ち

第3章　Registered Nurseと専門職化

表3-7　KAISER FOUNDATION HOSPITALS AND KAISER FOUNDATION HEALTH PLAN OF THE NORTHWESTにおける諸手当

| 代替付加給付[181]（病棟） | $1.72/h |
|---|---|
| スタンバイ手当 | $3.50/h |
| スタンバイ手当（特定の休日の場合） | $6.88/h |
| 準夜勤手当（病棟） | $2.50/h |
| 夜勤手当（病棟） | $5.00/h |

AGREEMENT BETWEEN KAISER FOUNDATION HOSPITALS AND KAISER FOUNDATION HEALTH PLAN OF THE NORTHWEST AND OREGON NURSES ASSOCIATION AND OREGON FEDERATION OF NURSES AND HEALTH PROFESSIONALS, LOCAL 5017 AFT HEALTHCARE ·AFL-CIO より筆者作成

件が異なっており，厳密な比較にはなりえないかもしれない。しかし，それぞれの看護職種が，どの程度その専門性を評価されているのかという点では，示唆に富んでいる。

　このように，現在のアメリカのRNは，ベッドサイドでの看護を担う中心となるよりも，看護チームのリーダーとなることが求められ，そのための教育が養成学校の段階で既になされてきている。また，労働協約から見えてくるのは，RNのキャリア形成を特徴づける諸側面である。

　第一に，ここに，賃率や諸手当，支給される福利厚生のみならず，前職における経験の評価方法も明示されているため，外部からでもそれを知ることができるということである。つまり，中途採用で外部から入職するRNにとっても，不利になることが少ないシステムになっていると言える。第二に，経験年数に応じた賃金カーブが，早い段階でなだらかになることなく，20年以上の期間にわたってほぼ直線的に上昇するとい

---

取りやすいことがわかるであろう。
[181] 代替付加給付とは，勤務時間の関係上，一般的な付加給付を得る権利を持たない労働者に支給される手当を指す。なお，KAISER FOUNDATION HOSPITALS AND KAISER FOUNDATION HEALTH PLAN OF THE NORTHWESTの場合，派遣看護師とオンコール看護師はこの手当の対象とはならない。

145

表3-8 Columbia Memorial Hospitalにおける各種看護職種の賃率

| Step | RN | LPN | CNA |
| --- | --- | --- | --- |
| 1 | $30.80/h | $18.24/h | $12.33/h |
| 2 | $31.55/h | $18.78/h | $12.70/h |
| 3 | $32.35/h | $19.34/h | $13.09/h |
| 4 | $33.15/h | $19.91/h | $13.48/h |
| 5 | $34.00/h | $20.50/h | $13.88/h |
| 6 | $34.85/h | $21.14/h | $14.31/h |
| 7 | $35.71/h | $21.77/h | $14.73/h |
| 8 | $36.61/h | $22.42/h | $15.17/h |
| 9 | $37.70/h | $23.09/h | $15.63/h |
| 10 | $38.84/h | $23.79/h | $16.10/h |
| 11 | $40.01/h | $24.50/h | $16.59/h |
| 12 | $41.00/h | $25.23/h | $17.09/h |
| 13 | $42.01/h | $25.99/h | $17.58/h |
| 14 | $43.07/h | $26.76/h | $18.12/h |
| 15 | $44.16/h | $27.56/h | $18.66/h |
| 16 | $45.26/h | $28.40/h | $19.23/h |
| 17 | $46.39/h | $29.24/h | $19.80/h |
| 18 | $47.54/h | | |

COLLECTIVE BARGAINING AGREEMENT BETWEEN OREGON NURSES ASSOCIATION AND COLUMBIA MEMORIAL HOSPITAL TERM OF AGREEMENT: June 1, 2013 through May 31, 2016、および Collective Bargaining Agreement between SEIU local 49 and Columbia Memorial Hospital MARCH 10,2012 through MARCH 9, 2015 より筆者作成

うことである。ONA との労働協約において賃金テーブルを明記している 37 の病院の賃率の上昇率は，直線的な上昇傾向を示している。一般的に，賃金カーブの形は，その組織が従業員に対して求めるキャリアの

形のシグナルとなる。そうだとすれば，このように直線的に上昇する形を採り入れることにより，RN たちの中に長期的なキャリアを構築することへのインセンティブが生み出されると考えられる。

それでは，このような長期にわたるキャリアの間に，RN たちはどのようなキャリアアップの方法を選び取ることができるのであろうか。次節では，RN の深化した専門性について述べる。

## 4. 科学的知識の重視と専門分化－上級 RN の場合

本節では，現在の RN が実現している，それぞれの専門分野を極める方向へのキャリア形成のあり方について論ずる。RN がキャリアアップする際に考えられる選択肢として最も一般的なのは，看護管理者になることであろう。アメリカにおいても，下級管理職である Charge Nurse 等から始まり，さまざまな Supervisor のポジションが用意されている。しかし，非常に特徴的であるのは，それぞれの専門分野のスペシャリストを目指す方向へのキャリアの選択肢が，豊富に用意されているということである。自身の適性を見極めながら，Supervisor，あるいはスペシャリストとして，RN としてのキャリアを築いてゆくことが可能なのである。それはどのようにして実現し，看護に何をもたらしたのであろうか。

### （1）RN の専門分化とその背景

RN の専門化は，RN 自身からの要求のほかに，医療の高度化，そして医療費抑制政策による医師の職務の代替というふたつの時代背景によって促進された。

戦前においては，ほとんどの RN（Graduate Nurse[182]）が病院付属看

---

[182] 1940 年代までは RN のことを Graduate Nurse と称することが多かった。1930 年代までの病院看護の担い手のほとんどは看護学生であり，看護学校を卒業し，免許を取得した看護師は病院においてはむしろ例外的な存在であったためである。

護学校で養成された Diploma Degree でしかなかった。これに対し，1940 年代後半から 1950 年代にかけては，コミュニティカレッジを卒業した Associate Degree の RN が主流になっていった。そして，1960 年代後半以降は，医療の高度化により，病院の RN に求められる知識は大学卒レベルである Bachelor Degree となった。また，1970 年代以降は修士課程が増設され，さらなる専門化が奨励されることとなった。それまでの修士課程は，看護研究者や教育者の養成を目的としたものであり，現場での専門看護の実践との結びつきは弱かった。しかし，1970 年代以降の修士課程は，NP を中心に，臨床的な知識や技術の向上を主な目的としたものであるという点で異なっている。

古くから，アメリカには麻酔や助産を専門とする上級看護師が存在していたが，先鞭をつけたのは第二次世界大戦の退役軍人の看護を目的とした，精神科看護の分野である。1946 年に施行された The National Mental Health Act によって，看護大学には精神科看護専攻設置のための助成金が，連邦政府から拠出された。

その他の分野で専門分化が進んだのは，主に 1960 年代からである。これについても，1963 年に始まった連邦政府の各種助成金の影響が大きい。この時代にもっとも勢いのあった分野は，集中治療室における ICU 専門看護師であった。1950 年代から 1960 年代にかけては医療技術の高度化が進み，病院に集中治療室が普及した。集中治療室に導入された高度な医療機器に対する知識は，医師よりも，新しく設けられた専門技師たちや RN の方が積極的に吸収したこともあり，RN の責任は大きなものになった。政府も ICU 専門看護師養成の必要を理解し，教育に対して助成金を拠出した。1970 年代に ICU 専門看護師の教育は標準化され，増加する需要に対応できるように急ピッチで養成された[183]。1969 年に創設されたアメリカ急性期医療看護協会（the American Association of Critical-Care Nurses: AACN）は，その後、最大の専門看護師団体とな

---

[183] Lynaugh et.al(1996), p.15。

っている。また，1975年にはがん看護専門看護師のための腫瘍専門看護協会（Oncology Nursing Society: ONC）が設立され，がん看護実践のためのスタンダードが作られた。その他，腎臓病専門看護，救急医療看護などの分野もこれに続いた。

これらの専門看護師団体が創設される以前の専門看護師の養成は，それぞれの病院内において行われ，各自がその分野の医師とともに学会に参加して知識を深めてゆく方法で行われており，体系化されたものではなかった。しかし，専門看護師団体が創設されるようになってからは，これらの団体が教育プログラムを作成し，認定制度を設け，専門看護実践のためのスタンダードをつくっていった。このようにして，専門看護師たちは，病院の枠を超えた団体を作ることで標準化された知識や技術を共有し，現場で活躍することを可能にしていったのである[184]。たとえば，1965年にはカリフォルニア州オレンジ郡に循環器トレーニングセンターが設置された。これはRN以外にも循環器専門医，循環器エンジニアと共有する施設であり，職種の壁を超えた訓練を共に行うことも可能である。RNの場合は，レベルによって3段階のコースが提供されており，全日制と夜間コースとがある[185]。

専門看護師たちの増加は，医師との役割分担の再定義を余儀なくさせた。医師が独占的に有していた職務も，徐々にこれらの専門看護師たちに委譲された。このことは，増加した医療需要に対応するという目的もあったが，同時に大きく影響していたのは，医療費抑制という目的である。医師の養成数を抑制する一方で，これらの専門看護師を増加させ，医師の職務を委譲させることで，医師に支払われる診療報酬を削減することが政策的に志向された。

## (2) 4つのAPRN（上級看護師）

アメリカにはRNの上級資格ともいうべき，Advanced Practice

---

[184] Lynaugh et.al(1996), pp.50-56。
[185] Zschoche(1969), p.2374。

Registered Nurse（以下，APRN）という4種類の資格が存在する。RNとして，実務の経験を積んだのち，自らの専門分野を定めて更なる知識と技術の習得を経たうえで，それらの資格を取得する。APRNの資格については，各々の州法の規定によるので詳細は異なるが，一般的には下記の4つの資格（CNS, CNM, CRNA, NP）の総称である。RN資格をもつ者が看護系大学院を修了し，それぞれの全米認定機構による認定を受けることで，APRNの資格を取得することができる。2008年の調査によれば，全米のRNの約8%にあたる250,527人が，何らかのAPRN資格を持っており，その数は年々増加している[186]。それぞれのAPRNにはほとんど医師と同格の裁量権が付与されており，診断及び処方など，医療行為において，より自律した意思決定を行うことが可能である。RNと同様に，APRN資格にも更新制度が設けられており，州ごとに定められた一定の条件を満たさない限り，継続することができない。

　CNS（Clinical Nurse Specialist）は，看護の専門領域で直接的なケアを提供する，この中では最も新しい資格である。2008年の時点で59,242人が資格を取得している[187]。あくまで看護師という立場からエキスパートとして看護を実践し，他職種とのコーディネイトをするという管理的な側面が強い。

　より分野の限られたAPRNとして，CNM（Certified Nurse-Midwife：認定助産看護師）とCRNA（Certified Registered Nurse Anesthetist：認定麻酔登録看護師）がある。CNMは18,492人が，CRNAは34,821人が資格を有している[188]。日本では医師にのみ許可された麻酔行為についても，CRNAには幅広く許可されており，手術の際には麻酔科医ではなく，CRNAのみが加わることも多い。オレゴン州の場合，

---

[186] U.S.Department of Health and Human Service Health Resources and Services Administration(2010), p.19。
[187] U.S.Department of Health and Human Service Health Resources and Services Administration(2010), p.19。
[188] U.S.Department of Health and Human Service Health Resources and Services Administration(2010), p.19。

第3章 Registered Nurse と専門職化

CMN と CRNA の養成プログラムは OHSU School of Nursing の修士課程に設置されている。カリキュラムは表3-9, 表3-10 の通りである。また, KAISER FOUNDATION HOSPITALS AND KAISER FOUNDATION HEALTH PLAN OF THE NORTHWEST における CMN の賃率は表3-11 の通りであり, 前掲表3-6 で示した同病院の RN の賃金と比べると非常に高額になっている。

表3-9　OHSU School of Nursing における CMN（認定助産看護師）養成プログラム
【1年次】

| 1学期 | 上級看護実践におけるエビデンス評価 | 3単位 |
|---|---|---|
| | 上級看護実践における健康評価と身体診察 | 4単位 |
| | 生殖健康ケア管理 | 4単位 |
| | 上級看護実践における包括的ケアの概念 | 3単位 |
| 2学期 | 生殖サイクル期における助産学の基礎 | 2単位 |
| | 上級生理学・病態生理学 I | 3単位 |
| | 分娩前後の管理 | 5単位 |
| | 分娩前後の管理に関する実習 | 2単位 |
| 3学期 | 上級看護師のための薬理学と処方の原理 | 3単位 |
| | 上級生理学・病態生理学 II | 3単位 |
| | 分娩時の助産看護管理 | 4単位 |
| | 分娩時の助産看護管理に関する実習 | 3単位 |

【2年次】

| 1学期 | ケアの前後関係とシステム | 3単位 |
|---|---|---|
| | 新生児の管理 | 3単位 |
| | 分娩時の助産看護管理に関する実習 | 2単位 |
| | 助産師学生教育の基礎 | 3単位 |
| 2学期 | プライマリケアに対する上級薬理学 | 2単位 |
| | 医療システムと組織、その変化 | |
| | 上級女性健康ケア管理 | 3単位 |

151

| | | | |
|---|---|---|---|
| 3学期 | 助産看護に関する実習Ⅰ | 3単位 |
| | 上級女性健康ケア管理に関する実習 | 2単位 |
| | 実践評価 | 3単位 |
| | 応用健康ケア経済学・財政学 | 2単位 |
| | 助産看護師のプライマリケア | 4単位 |
| | 助産看護師のプライマリケアに関する実習 | 1単位 |
| | 助産看護に関する実習Ⅱ | 3単位 |
| 4学期 | 助産看護管理に関する上級実習 | 9単位 |

合計　84単位

OHSU School of Nursing ホームページより筆者作成

表3-10　OHSU School of Nursing における CRNA（認定麻酔看護師）養成プログラム

【1年次】

| | | |
|---|---|---|
| 1学期 | 上級看護実践における健康評価と身体診察 | 4単位 |
| | 麻酔学の基礎原理 | 4単位 |
| | 麻酔薬における薬学Ⅰ | 3単位 |
| | 麻酔の基礎原理Ⅰ（実習） | 1単位 |
| 2学期 | 上級看護実践におけるエビデンス評価 | 3単位 |
| | 上級生理学・病態生理学Ⅰ | 3単位 |
| | 麻酔の基礎原理Ⅱ | 4単位 |
| | 麻酔の基礎原理Ⅱ（実習） | 1単位 |
| | 麻酔薬における薬学Ⅱ | 3単位 |
| 3学期 | 上級生理学・病態生理学Ⅱ | 3単位 |
| | 上級看護師のための薬学と処方の原理 | 3単位 |
| | 麻酔の上級原理Ⅰ | 4単位 |
| | 麻酔の上級原理Ⅰ（実習） | 1単位 |
| 4学期 | 麻酔看護師の職業的問題 | 3単位 |
| | 麻酔の上級原理Ⅱ | 4単位 |
| | 麻酔の上級原理（実習） | 2単位 |

第3章　Registered Nurse と専門職化

【2年次】

| 1学期 | 上級看護師のための包括的ケアの概念 | 3単位 |
|---|---|---|
| | 麻酔上級臨床実習Ⅰ | 6単位 |
| 2学期 | 麻酔上級臨床実習Ⅱ | 12単位 |
| 3学期 | 麻酔上級臨床実習Ⅲ | 12単位 |
| 4学期 | 麻酔上級臨床実習Ⅳ | 12単位 |

【3年次】

| 1学期 | 麻酔上級臨床実習Ⅴ | 12単位 |
|---|---|---|

合計　103単位

OHSU School of Nursing ホームページより筆者作成

　そして，現在最も多くの RN が取得しており，ここ 20 年余りで急成長したものが NP（Nurse Practitioner）である[189]。NP はもともと地方におけるプライマリケア医不足を解消する目的で作られた資格であり，診断や処方ができるという，より医師に近い役割を担う。NP は PA（Physician Assistant[190]）とともに，Non-Physician Clinician または Midlevel Practitioner と呼ばれる，医師と看護師の中間的なポジションを担う専門職種とみなされている。かつては養成方法も全米で統一されていなかったが，現在はすべて大学院の修士課程を経ることによって資格取得の権利を得ることになっている。NP はそれぞれの専門分野をあらかじめ指定して取得する資格であることが特徴的であり，看護一般のエキスパートというよりも，その診療科におけるスペシャリストとしての位置づけを得る。病院内の外来においても医師の代わりに問診をし，最初の患者のふるいわけを行う。それぞれの専門分野において，糖尿病・心疾患・高血圧などの慢性疾患患者の指導，就学前の地域の子供たちの健康管理，妊産婦の指導，精神衛生クリニックでの指導など多岐にわた

---

[189] NP についての詳細は、早川（2011）を参照のこと。
[190] PA も大学院レベルの教育を修了することが要件であり，その志願者の背景はさまざまであるが，RN から PA へと転じるものも非常に多い。

153

表 3-11　KAISER FOUNDATION HOSPITALS AND KAISER FOUNDATION HEALTH PLAN OF THE NORTHWEST における CNM の賃率

| 経験年数 | 賃率 |
| --- | --- |
| 2 年未満 | $52.09/h |
| 2 年以上 3 年未満 | $54.00/h |
| 3 年以上 4 年未満 | $55.85/h |
| 4 年以上 5 年未満 | $57.69/h |
| 5 年以上 6 年未満 | $59.58/h |
| 6 年以上 7 年未満 | $61.43/h |
| 7 年以上 8 年未満 | $63.30/h |
| 8 年以上 9 年未満 | $65.16/h |
| 9 年以上 | $67.76/h |
| V 病院グループにおいて 14 年以上 | $70.47/h |
| V 病院グループにおいて 16 年以上 | $72.59/h |
| V 病院グループにおいて 20 年以上 | $74.78/h |

AGREEMENT BETWEEN KAISER FOUNDATION HOSPITALS AND KAISER FOUNDATION HEALTH PLAN OF THE NORTHWEST AND OREGON FEDERATION OF NURSES AND HEALTH PROFESSIONALS, LOCAL 5017 AFT-AFL-CIO より筆者作成[191]

った活躍を見せている[192]。現在は多くの州で開業することができ、医師と同様に医療費の保険償還が認められる。医療のコスト削減が叫ばれる現在では、医師よりも低コストで診断や処方ができる専門職として採用される意味あいも大きい。

オレゴン州の場合、OHSU School of Nursing と University of Portland School of Nursing の 2 校に、NP 養成プログラムが設置されている。OHSU School of Nursing には、プライマリケアの NP である Family

---

[191] KAISER FOUNDATION HOSPITALS AND KAISER FOUNDATION HEALTH PLAN OF THE NORTHWEST の場合、APRN 資格保持者に関しては、OREGON FEDERATION OF NURSES AND HEALTH PROFESSIONALS が看護系以外のいくつかの医療専門職とともに組織化し、労働協約を RN とは別に定めている。

[192] 松下（1984）pp.115‐116 参照。

Nurse Practitioner のコースのみが設けられている。表 3-12 に，そのカリキュラムを掲げる。そして，KAISER FOUNDATION HOSPITALS AND KAISER FOUNDATION HEALTH PLAN OF THE NORTHWEST における NP の賃金テーブルは，表 3-13 の通りである。

表 3-12 OHSU School of Nursing における Family Nurse Practitioner 養成プログラム

【1 年次】

| 1 学期 | 上級看護実践における包括的ケアの概念 | 3 単位 |
|---|---|---|
| | 健康促進と健康維持 | 3 単位 |
| 2 学期 | 上級看護実践におけるエビデンス評価 | 3 単位 |
| | 生殖に関する健康ケアマネジメント | 4 単位 |
| 3 学期 | 上級看護師のための健康評価と身体診断 | 4 単位 |
| | 上級生理学・病態生理学 I | 3 単位 |
| | プライマリケア NP のための分娩前後の管理 | 3 単位 |
| 4 学期 | 上級生理学・病態生理学 II | 3 単位 |
| | 上級看護師のための薬理学と処方の原理 | 3 単位 |
| | 家庭のプライマリケア管理 I | 3 単位 |
| | プライマリケア管理実習 I | 2 単位 |

【2 年次】

| 1 学期 | ケアの前後関係とシステム | 3 単位 |
|---|---|---|
| | プライマリケアにおける上級看護実践のプロセスまた | 3 単位 |
| | 実践評価 | 3 単位 |
| | プライマリケア NP のための分娩前後の管理 | 1 単位 |
| 2 学期 | プライマリケアに対する上級薬理学 | 2 単位 |
| | 医療システムと組織、その変化 | 3 単位 |
| | 家庭のプライマリケア管理 II | 4 単位 |
| | 家庭のプライマリケア管理実習 II | 3 単位 |
| 3 学期 | 家庭のプライマリケア管理 III | 5 単位 |
| | 応用健康ケア経済学・財政学 | 2 単位 |

| | | |
|---|---|---|
| 4学期 | 家庭のプライマリケア管理実習Ⅱ | 6単位 |
| | 家庭のプライマリケア管理Ⅳ | 3単位 |
| | 家庭のプライマリケア管理実習Ⅳ | 8単位 |

合計　80単位

OHSU School of Nursing ホームページより筆者作成

　NPの病院における活用に関しては，その医療行為に保険償還がなされるか，処方権が認められるか否か等の州法による規制が左右する部分が大きい。Sekscenski et.al(1994)は，これらの州法による規制と，人口当たりのNP数の相関を調査した。州法による規制には各州で大きな開きがあるが，保険償還や処方権の有無などをスコア化した数値と，人口当たりのNPの数には相関関係があったことが示されている。

　アメリカの場合，オープンシステムを採っていることもあり，医師が病院に常駐していないケースも多い。それゆえに，NPは病棟におけるリーダーとしての役割を任されている。医師ではなく，NPがケアの方針を自律的に判断して決定し，RNをはじめとする病棟スタッフにオーダーしている。外来部門での診察，手術室での処置を担当しているPAとともに，NPは治療プロセスにおいて最も重要な情報伝達機能，意思決定機能を担っており，今や病院に欠かせない存在となっている。

　また，外来部門において日帰り手術の際に術前の諸検査を行う施設である，ハーバード大学医学部教育病院の術前評価センターにおける，役割分担とチーム医療体制は次のようになっている。ここでは，リーダーを麻酔科医が務めながらも，麻酔専門看護師，NP，レジデント(研修医)，RNがひとつのチームを作って業務に当たっている。この医療チームでは，医師資格を有するのは麻酔科医とレジデントであるが，必ずしもそれを基準にヒエラルキーが構成されるわけではない。キャリアのある麻酔専門看護師やNPも大きな責任を担っており，医療チームはフラット

第3章 Registered Nurse と専門職化

な組織となっている[193]。

いずれのケースを見ても，NP は PA やその他の上級看護師とともに，医師に近いレベルでの専門技術を発揮していることがわかるが，実際にこれらの職種は病院において医師が不足している部門に用いられることが多い。集中治療室や救急救命室などの重症度の極めて高い部門ではそ

表 3-13　KAISER FOUNDATION HOSPITALS AND KAISER FOUNDATION HEALTH PLAN OF THE NORTHWEST における NP の賃率

| 経験年数 | NP Grade | NP Grade 15 | NP Grade 88 |
| --- | --- | --- | --- |
| 1 年未満 | $45.39/h | $55.35/h | $68.93/h |
| 1 年以上 2 年未満 | $47.03/h | $57.55/h | $71.67/h |
| 2 年以上 3 年未満 | $48.81/h | $59.75/h | $74.45/h |
| 3 年以上 4 年未満 | $50.67/h | $62.01/h | $77.20/h |
| 4 年以上 5 年未満 | $52.61/h | $64.21/h | $79.96/h |
| 5 年以上 6 年未満 | $54.61/h | $66.43/h | $82.71/h |
| 6 年以上 7 年未満 | $56.73/h | $68.65/h | $85.50/h |
| 7 年以上 8 年未満 | $58.89/h | $70.89/h | $88.25/h |
| 8 年以上 | $61.24/h | $73.73/h | $91.76/h |
| V 病院グループにおいて 14 年以上 | $63.70/h | $76.67/h | $95.44/h |
| V 病院グループにおいて 16 年以上 | $65.62/h | $78.98/h | $98.31/h |
| V 病院グループにおいて 20 年以上 | $67.59/h | $81.33/h | $101.28/h |

AGREEMENT BETWEEN KAISER FOUNDATION HOSPITALS AND KAISER FOUNDATION HEALTH PLAN OF THE NORTHWEST AND OREGON FEDERATION OF NURSES AND HEALTH PROFESSIONALS, LOCAL 5017 AFT-AFL-CIO より筆者作成

---

[193] 細田（2009），pp.225-226。

図3-2 オハイオ州立大学医療センターにおける NP と PA の役割

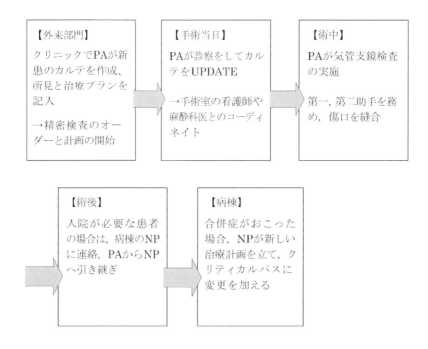

Begue et.al(2011)"NPs and PAs on a Surgery Team: Teamwork helps providers and patients in a surgical setting", *Advance for NPs and PAs*, 2011, March より筆者作成

の厳しい労働環境ゆえに，また無保険者の増加などで救急救命室の利用が増えたことなどから，医師が不足しがちである[194]。逆に重症度の低い家庭医学も，医師の専門医志向により，人手不足である[195]。このような部門には医師不足を補うべく NP や PA，その他の上級看護師が多く配置されている。

---

[194] Kleinpell et.al(2008), Hooker et.al(2006), Hooker et.al(2008) 参照。
[195] Freeborn et.al(1995)。

第3章　Registered Nurse と専門職化

## (3) 学会等の認定による専門看護師

　この他に，専門学会・協会が認定する専門資格があり，分野は 50 以上にのぼる。この資格の場合，修士課程の教育は必須ではないが，一定期間専門分野で実務経験を積んだ後に，それぞれの団体が実施する研修プログラムを受講し，認定試験に合格することで資格を取得できる。そのうちの一つに，アメリカ手術室看護師学会が認定している第一助手看護師（Registere Nurse First Assistant，以下 RNFA）がある。RNFA の受験資格は下記の通りである[196]。

- 外科の看護師としての実践を積んだ国において，瑕疵のない RN 資格を有していること。
- 申請の時点で，CNOR（認定手術室看護師），またはそれぞれの専門分野で認定された上級看護師の資格を有していること。
- どのような分野でもよいが，学士号を有していること。
- 第一助手として，2000 時間の公式な現場での実践を積まなければならない。これには，術前・術中・術後の患者ケアをも含む。術前・術後の患者ケアは，候補者が関係した手術である必要はない。
- 2000 時間には第一助手としてのインターンシップや実習の時間も含む。しかし，教室における座学やプログラム，セミナーの時間は含まない。
- この時間のうち 500 時間は，申請に先立つ 2 年間に行われなければならない。
- 第一助手としての 2000 時間のうち 600 時間は，術前・術後の患者ケアでもよい。そして，少なくとも 1400 時間は術中の実践でなければならない。RNFA の試験内容も，70％が術中の患者ケア，30％が術前・術後の患者ケアという構成になっている。
- 公式な RNFA のプログラムを修了すること。

　これらの要件を満たした後に，認定試験を受験し，合格することで，晴れて RNFA としての資格が与えられる。民間資格ではあるが，その要

---
[196] COMPETENCY & CREDENTIALING INSTITUTE(2012), p.1 参照。

件はかなり厳しいと言えるであろう[197]。しかし，オレゴン州の看護委員会はRNFAの職業斡旋所を設けていることから，その認知度は非常に高いものと考えられる。オレゴン州看護委員会の職業斡旋所は，認定看護補助者（CNA），認定与薬補助者（CMA）についても設けられているが，民間資格ではRNFAが唯一のものである。

アメリカ手術室看護師学会は，RNFA養成プログラムの内容について，以下のようなことを求めている。

> RNFAの教育プログラムのカリキュラムにおける講義の内容は，コースの内容，期間，教員の内訳，指導と評価の手順，指導の方法を記載した記述書に基づいて作られ，評価される。
>
> A. コースの内容は，RNFAに特徴的な，手術の際の，あるいはその他の侵襲的手法における拡大された役割を強調したものでなければならない。以下のものを含むが，それだけに限定しない。
>
> 　1. 他の医療従事者との協働においてなされる術前の患者の管理。たとえば，術前の看護評価に焦点を当てた管理の形成や，患者のケアプランに関する他の医療従事者とのコミュニケーションや協働。
> 　2. 外科第一助手の技術の術中における発揮。たとえば，器具や薬品の使用，外科的露出の形成，（身体の）組織を扱い，切削すること，止血，縫合。
> 　3. 術後すぐの時期からそれ以上の期間における，他の医療従事者との協働による患者の管理。たとえば，術後の回診への参加，退院計画へのサポートと必要に応じた適切な地域資源の同定。
>
> B. 次の事項はRNFAの学生候補者として，周術期の経験がない，あるいは周術期の技術や知識が欠けているとみなされた上級看護師に対する補習の内容である。

---

[197] 「専門化・資格化が進むアメリカ医療」『Expert Nurse』，第17巻1号，2001年，p100～103参照。

1. 麻酔　2. 無菌技術　3. 書類管理　4. 電気外科
 5. 内視鏡外科　6. 環境衛生，最後の清掃
 7. 止血，清拭，ドレーン（排水）　8. 周術期看護学入門
 9. レーザーの安全　10. ラテックスのアレルギー
 11. 薬剤，液材　12. 患者と家族への教育
 13. 麻酔期の看護学　14. 周術期の判断
 15. 患者の体位決定　16. プロフェッショナリズム
 17. 外科病棟における安全
 18. 手洗い，ガウンの着用，手袋の着用　19. 皮膚の準備
 20. 被検物　21. 消毒と殺菌　22. 患者を布で覆うこと
 23. 外科的器具　24. 外科的環境　25. 傷の閉鎖と治療

　RNFA養成の要件から指摘できることは，RNの養成プログラムが座学による一般的な知識の習得に重点を置いていたのに対して，現場における実践を重視したものになっているということである。2000時間という膨大な時間を費やした周術期看護実務の経験を経て，さらに試験に合格することでようやく取得できる資格の重みは大きいであろう。このようにして，アメリカのRNは自らの専門分野を定め，さらにその分野に特化した教育訓練を積むことにより，スペシャリストとしてのキャリアを構築することが可能なのである。派遣看護師の分野でも，RNFAは手術室看護のスペシャリストとして活躍の場を広げている。

　本章冒頭において，RNの高学歴化，そして平均年齢の上昇という現象を挙げたが，その背景には，上級看護師資格や，学会認定専門資格などが整備されたことに伴うRNの能力開発システムの発展が存在している。また，そのようにしてRNが専門性を高めることに対してきちんと評価するシステムを，病院側が備えていることも重要な点である。表3-14は，同じくONAが組織化している43の病院において，どのような加給が行われているかを一覧にしたものである。専門資格取得に対する加給のほか，Charge Nurse（主任看護師）やPreceptor（指導担当看護師）のような，役職に対する加給も存在する。また，BSN（学士看護

師)・MSN（修士看護師）といった，学位に対する加給を定めている病院もある[198]。

加給が認められる資格については，それぞれの専門分野の学会認定資格から，ANA の認定資格まで，非常に幅が広い。表 3-15 は，各労働協約において加給の認められる専門資格との一覧と，それを認めている病院数である。ここに挙げた資格は，ほぼ National Level のものであり，信頼性の高いものであると言ってよいであろう。

以上の点から，現在の RN は，資格取得後も進学したり，継続教育を積極的に採り入れたりすることによって，高度な専門知識と技術を習得し，キャリアアップしながら長く働く姿が浮かび上がってくる。その姿は，旧来の RN 像，すなわち，ほとんどが病院付属看護学校における Diploma Degree レベルの教育しか受けておらず，結婚や出産を機にキャリアの浅いうちに離職するパターンとは明らかに異なっている。

---

[198] Charge Nurse 以上の管理職については，ほぼすべての病院で非組合員とされているため，労働協約からはその処遇は明らかになっていない。

第3章 Registered Nurse と専門職化

表3-14　ONA が組織化している病院における加給

| Hospital | Certification | RNFA | BSN/MSN | Charge RN | Preceptor | その他 |
|---|---|---|---|---|---|---|
| SAMARITAN ALBANY | (3%/h) | | ($0.50/h) | | | |
| Amedisys, Inc. | | | | | | |
| AMERICAN RED CROSS | | | | ($3.00/h) | | Apheresis Nurse |
| BAY AREA | | | ($0.70/h) | ($2.50/h) | | |
| CASCADE | ($1.00/h) | | | | | |
| CLATSOP COUNTY | | | | | | Public Health |
| COLUMBIA | (bonus $750) | | | ($1.00/h) | ($1.00/h) | Patient Care Coordnator($2.00/h),Home Health & Hospice Nurses |
| COOS COUNTY | | あり | | | | Home Health, Supervisor, others |
| COQUILLE VALLEY | (bonus $300) | | | ($4.00/h) | ($1.25/h) | |
| GRANDE RONDE | ($1.25/h) | 非組合員 | | (5%/h) | | |
| GOOD SHEPHERD | | ○(10%/h) | | (5%/h) | ($1.10/h) | |
| Good Samaritan Regional | (3%/h) | | (1%/h) | | (3%/h) | Home Health, Clinical Coodinator($3.00/h) *BSNのみ |
| HARNEY DISTRICT | (bonus $500) | | | ($2.50/h) | ($1.50/h) | |
| KAISER FOUNDATION | | ○(10%/h) | | ($1.65/h) | ($1.20/h) | |
| KLAMATH COUNTY | (advanced 1step) | | | | | |
| Samaritan Lebanon | ($1.50/h) | | | ($2.00/h) | ($0.50/h) | |
| LAKE DISTRICT L | ($2.00/h) | | ($2.00/h)* | ($2.00/h)* | ($1.20/h) | CS($2.00/h)OR,OB,ER,ELT($1.50/h) *MSNのみ *Team Leader |
| MARION COUNTY | | | | (5%/h) | | |
| MID-COLUMBIA | ($2.00/h) | | | ($1.00/h) | ($0.50/h) | Clinical support nurse($2.00/h) |
| McKENZIE-WILLAMETTE | ($1.00/h) | | (bonus$750-1,000) | (10%/h) | | |
| MERCY | ($0.75-1.25/h) | ○(10%/h) | ($1.00-1.25/h) | ($2.85/h) | ($1.50/h) | sexual assault($150.00/case) |
| Multnomah County | | | | | | Licensed Practical Community Nurse($1.25/h), Community Health Nurse($1.45/h) |
| OHSU | (bonus) | | ($4.75-9.5%) | ($2.85/h) | ($2.00/h) | |
| Samaritan Pacific | ($1.50/h) | ○($3.00/h) | ($0.50/h) | ($2.00/h) | ($1.00/h) | Acting House Supervisor($3.00/h), Clinical Coordinator($3.00/h) |
| PEACE HARBOR | (bonus$1,000) | | | (10%/h) | ($1.25/h) | |
| PROVIDENCE MILWAUKIE | ($1.95/h) | | | ($2.10/h) | ($2.00/h) | |
| PROVIDENCE PORTLAND | ($2.25/h) | | | ($2.25/h) | | Assistant Head Nurse($3.45/h) |
| PROVIDENCE TRIAGE | ($1.25/h) | | | ($3.00/h) | ($1.00/h) | |
| PROVIDENCE SEASIDE | ($1.80/h) | | | ($1.40/h) | ($1.25/h) | |
| PROVIDENCE WILLAMETTE FALLS | ($2.00/h) | | | ($2.85/h) | ($1.75/h) | |
| ROGUE REGIONAL | ($1.00/h) | | $0.09/h | ($3.25/h) | ($1.40/h) | Hospice Case Manager/OR Team Leader($3.25/h),ICU/CCU($0.29/h) |
| Saint Alphonsus -Baker City | | | | ($1.00/h) | | |
| SAINT ALPHONSUS-ONTARIO | ($1.00/h) | | | (5%/h) | ($1.00/h) | Clinical Teaching Assistant($1.00/h), CCU($1.75-2.25/h) |
| Sacred Heart | ($1.00/h) | | (3%-4%/h) | | ($1.50/h) | Patient Care Coordnator($3.15/h) |
| SILVERTON | (bonus$800) | | | ($2.50/h) | ($1.50/h) | |
| SKY LAKES | ($0.50/h) | | | ($2.50/h) | ($1.50/h) | |
| ST. ANTHONY | ($1.00/h) | | | ($1.50/h) | ($1.00/h) | |
| STATE OF OREGON* | | | (4.75-9.5%/h) | (5%/h) | | Mental Health(table), Lead Duty(5%/h) |
| ST. CHARLES - BEND | (3%/h) | | (4-5%/h) | ($3.50/h) | ($1.25/h) | Speciality Coordinator(6%/h) |
| ST CHARLES - REDMOND | (3%/h) | | (4-5%/h) | | | |
| PROVIDENCE ST. VINCENT | ($1.75/h) | | | ($3.60/h) | ($2.00/h) | Clinical Ladder |
| TUALITY | (bonus$1,600) | | | | ($2.00/h) | hemodynamic nurses($3.00/h) |
| WASHINGTON COUNTY | | | | | | |

ONA と各病院の労働協約より筆者作成

表 3-15 各労働協約において Certified Differential が認められる資格と採用病院数 (1)

| Certification | 病院数 |
|---|---|
| American Academy of Wound Management Certified Wound Specialist | 5 |
| American Nephrology Nurse | 1 |
| AOCN(Advanced Oncology Certified Nurse) | 7 |
| CAPA(Certified Ambulatory, Peri-Anesthesia Nurse) | 16 |
| CCCN(Certified Continence Care Nurse) | 8 |
| CCRN(Critical Care Nurse) | 19 |
| Certified Chemo Nurse | 3 |
| CCE(Certified Childbirth Educator) | 6 |
| CDE(Certified Diabetes Educator) | 6 |
| C-EFM(Electronic Fetal Monitoring) | 2 |
| CEN(Certified Emergency Nurse) | 20 |
| CFRN(Certified Flight Registered Nurse) | 7 |
| CGRN(Certified Gastroenterology Registered Nurse) | 10 |
| Certified Home Health Nurse | 6 |
| Certified Hospice and Palliative Care | 5 |
| Childbirth Education | 1 |
| CHPH(Certified Hospice and Palliative Nurse) | 3 |
| CMSRN(Certified Medical Surgical Registered Nurse) | 14 |
| CNOR(Certified Nurse, Operating Room) | 20 |
| CNRN(Certified Neuro Registered Nurse) | 2 |
| COB(Certified OB) | 3 |
| COCN(Certified Ostomy Care Nurse) | 8 |
| CON(Community Outreach Nurse) | 3 |
| Community/Public Health Nurse | 1 |
| CPAN(Certified Post-Anesthesia Nurse) | 17 |
| CPEN(Certified Pediatric Emergency Nurse) | 10 |
| CPN(Certified Pediatric Nurse) | 9 |
| CPON(Certified Pediatric Oncology Nurse) | 7 |
| Certified Perinatal Nurse | 3 |
| Certified Recovery Nurse | 3 |
| CRNI(Certified Registered Nurse Intravendous) | 18 |
| CRRN(Certified Rehabiritation Nurse) | 5 |
| CVN(Certified Vascular Nurse) | 10 |
| CWCN(Certified Wound Care Nurse) | 8 |
| CWOCN(Certified Wound, Ostomy, Continence Nurse) | 11 |
| CWS(Certified Wound Specialist) | 2 |

ONA と各病院の労働協約より筆者作成

第 3 章　Registered Nurse と専門職化

表 3-16　各労働協約において Certified Differential が認められる資格と採用病院数 (2)

| Certification | 病院数 |
| --- | --- |
| HNC(Holistic Nurse Certification) | 7 |
| IBCLC(Certified Lactation Nurse) | 9 |
| International Board Certified Loctaton Consultant | 10 |
| Lactation Consultant | 1 |
| LCCE(Lamaze Certified Childbirth Educator) | 7 |
| National Alliance of Wound Care | 5 |
| National Association of Rehabilitation Nurse | 1 |
| NCC-Inpatient Obstetrical Nursing | 2 |
| NCC-Maternal/Newborn Nursing | 2 |
| OCN(Oncology Certified Nurse) | 13 |
| ONC(Orthopaedic Nurse Certificate) | 12 |
| PHN(Public Health Nurse) | 3 |
| PCCN(Progressive Care Certified Nurse) | 6 |
| OICC Line Certification | 1 |
| RNC(Maternal/Neonatal Nursing Certificate) | 11 |
| RNC(-INPT, MN, LRN) | 8 |
| RN, C/BC(Ambulatory Care Nurse) | 10 |
| RN, C/BC(Cardiac/Vascular Nurse) | 10 |
| RN, C/BC(Child/Adolescent Nurse) | 2 |
| RN, C/BC(Gerontological Nurse) | 20 |
| RN, C/BC(High Risk Perinatal Nurse) | 3 |
| RN, C/BC(Home Health Nurse) | 6 |
| RN, C/BC(Inpatient Obsteric Nurse) | 3 |
| RN, C/BC(Low Risk Neonatal Nurse) | 3 |
| RN, C/BC(Maternal and Child Nurse) | 4 |
| RN, C/BC(Maternal and Newborn Nurse) | 3 |
| RN, C/BC(Medical Surgical Nurse) | 18 |
| RN, C/BC(Pediatric Nurse) | 3 |
| RN, C/BC(Perinatal Nurse) | 11 |
| RN, C/BC(Pain Management) | 12 |
| SANE(Sexual Assault Nurse Examine) | 14 |
| SCOPE(Safety Certification in Outpatient Practice Excellence) | 1 |
| Hospice and Palliative Nurse | 5 |
| VA-BC(Vascular Access-Board Certified) | 1 |
| WCEI(Certified Wound Care) | 3 |
| WOCN(Wound Care) | 7 |

ONA と各病院の労働協約より筆者作成

最後に，次節では，本章における議論のまとめを行い，問題意識の端緒である派遣看護師との関係について，あわせて考えたい。

## 5. おわりに－現在の RN の相対的地位と派遣看護師

### （1）アメリカの看護師と専門職化

　本論では，RN の専門職化の過程，およびその専門分化について明らかにした。アメリカにおいては，かなり早い段階から，自律性の獲得ということが職能団体を中心に強調されてきた。そのためには，単に看護実務における経験の積み重ねや熟練の形成によるのではなく，普遍性をもつ科学的知識に基づいた専門知識，技術の習得が必要であるとみなされた。RN 資格の取得後も更新制度を設け，絶えず継続教育を受け続けることの重要性が訴えられ，さまざまな専門看護師資格も発展した。

　現在のアメリカの RN は，二つの方向へとキャリアを伸ばすことが可能である。一方は，このような教育制度や専門資格制度を活かした，各分野の看護のスペシャリストという方向である。これらの RN たちは，医師の職務と重複するような医療行為を行うことが認められており，診察や処方といった職務に携わっている。その行為は，医師と同様に医療保険から償還請求することも可能である場合が多い。他方は，LPN, CNA といった，下位の看護職種を管理・監督するマネージャーとしての方向である。RN はキャリアの最初からすでに看護チームのトップに位置づけられる職種であるため，看護管理や看護リーダーシップに関する研究やノウハウの蓄積も進んでいる。これに関する継続教育プログラムも，専門看護のプログラムと同じく，豊富に用意されている。

　このように，キャリアアップの方向に多様性を生みだすことで，RN は自らに適した方法を選択することが可能となる。本章の冒頭で触れたように，現在の RN が長期にわたってキャリアを形成することができているのは，このように厚みのある教育訓練制度が構築されていることに

よるものと考える。

　アメリカの場合，診療科を超えたローテーションが一般的でないという，病院の人事労務管理上の背景も，RN の専門化やキャリアの長期化に一役買っていることは確かである。しかし，最も大きいと考えられるのは，ANA のような職能団体や，各種の専門資格を管理する組織といった，National Level の組織の力である。ANA は，その創設以来，約 100 年にわたって，自律性の獲得を梃とした専門職としての地位獲得のために尽力してきた歴史を持つ。また，ひとつの病院を交渉単位として RN を組織化し，常により良い労働条件を求めて，労使交渉を重ねてもきた。そして，専門資格を管理する学会等の組織も，第二次世界大戦後より少しずつ生まれた。それらも，病院や地域という小さな規模にとどまらず，全国的に標準化されたシステムを作り上げてきたことで，今や，多くの病院でその専門知識や技術が評価されるようになっている。そのようにして，National Level の組織が中心となって構築してきたシステムを，州法が明文化して認めることにより，揺るぎのないものへと昇華するのである。

## (2) 派遣看護師と専門職化

　本章で論じた諸点を，派遣看護師との関係においてまとめたい。前述のように，アメリカにおける RN は職能団体等の長い間にわたる努力によって，現在は医療専門職としてひとつの確かな地位を得るに至っている。そしてなお高度な専門性を得ることを目指し，高学歴化，上級看護師資格者の増加といった現象が続いている。そして，1960 年代以降，RN は専門分化が進み，分野ごとに学会が作られ，資格化されている。そこにおいては，標準化された養成プログラムの構築，継続訓練の提供，あるいは仕事の斡旋などが行われている。州政府ごとに管理されている上級看護師資格もあるが，このような資格団体は National Level で展開されており，州を移ったとしてもこの団体に依拠することが可能である。

アメリカの RN の場合，RN として一体化した職業別労働市場が構築されている上に，資格ごと，専門分野ごとにも重層的な職種別労働市場が展開されていると言うことができるであろう。

この細かく専門分化された職種別労働市場の存在によって，看護職種はそれぞれの市場を通じて組織を移動することが可能となる。水平方向への移動はもちろんのこと，新たな資格を取得することによる垂直方向への移動も起こり得るであろう。このように，職種別労働市場を通じて移動することが前提とされている環境は，外部労働者である派遣看護師が職場組織に加わることに対する障害を減ずることになるであろう。

また，アメリカの RN が戦後一貫して求めたのは，専門職としての地位の確立であり，そのためには自律性を手に入れることが至上命題とされた。自律性の取得を求めるに当たっては，科学的な知識を習得し，それに基づいた判断が可能になることが求められた。戦前の RN の職務は女性的な役割と切り離すことができないものであり，教育訓練によって培われるプロフェッショナルとしての能力とはみなされなかった。また，多くは病院付属の看護学校において養成されたため，徒弟制度的で組織に特有の要素も多く含んでいた。これらを克服するために選ばれた科学的知識というものは，非常に普遍的であり，性別役割からも組織特有の慣習からも距離を置いた，ニュートラルなものである。普遍的でニュートラルな科学的知識を重視するという価値観は，そのまま教育訓練プログラムを経て，現場においても浸透する。外部機関による Off-JT によって習得可能な，専門職としての原理原則，つまり、Doeringer= Piore (1985)が言うところの，一般的熟練が活かされる職場組織が是とされるシステムが形成されるものと考えられる。専門看護師の増加もまた，標準化に寄与している。

すなわち，本章より，アメリカの派遣看護師が専門職としての派遣労働を行い得ている要件の一つを挙げるとするならば，RN という職種自体が専門職としての地位を確立していること，そして，専門職としての

第3章　Registered Nurse と専門職化

外部労働市場を構築しているということが必要であると指摘できる。RN 自体が専門職化するための方法として，病院の内部労働市場に依拠した企業特殊熟練を発展させるのではなく，外部機関の提供する教育訓練によって普遍的な知識や技術を身につけ，一般的熟練を伸ばす方向へ向かうことが選択された。このようなシステムにおいては，それぞれの病院内における OJT，Off-JT を受ける機会に乏しく，外部機関による Off-JT を用いるしかない派遣看護師であっても，スキルの面で大きなハンディを負うことは少ないと結論づけたい。

　それではこのように，RN が自らの専門性を特化させ，タテ方向へと能力開発を進めてゆくことが可能になったのはなぜなのであろうか。また，RN が戦後の時代から一貫して追求してきた「専門職としての自律性」を手にし，判断や意思決定といった職務に集中することができたのはなぜなのであろうか。それは，看護における「専門性が低いとみなされる職務」「自律性なき職務」を患者のベッドサイドで担う，下級看護職種が存在したからである。RN，あるいは上級看護師や専門資格を持つ看護師を頂点とした，階層化された看護チームが作られており，職種ごとに役割分担がなされていた。それらはどのようなものであったのか，次章にて考察したい。

169

# 第 4 章
# 看護職種の分業システム

## 1. はじめに－本章の位置づけ

　本章の目的は，アメリカの看護職種内における分業体制について論ずることである。前章において，アメリカの RN がおよそ 100 年の歴史の中で，医療専門職種としての地位を向上させ，厚みのある教育訓練制度，職種別労働市場を整備させてきたことを明らかにしたが，これを可能とした背景のひとつに，階層的な分業体制の存在が挙げられる。看護の職務は非常に多様である。RN が自律性を手にし，数ある看護職務の中からとりわけ意思決定や管理の職務に集中して携わることを可能としたのは，RN より下位の看護職種が存在し，ベッドサイドにおける患者のケアという職務を担ったからに他ならない。このような分業体制が存在したからこそ，RN は自律性や科学的知識を職務に活かすことができたのである。

　それでは，実際のアメリカの看護職種内の分業体制とは，具体的にどのようなものなのであろうか。本章でははじめに，アメリカの病院における看護にこれまでどのような分業体制が存在したのか，その背景とともに明らかにする。次に，ベッドサイドの実務を担うことで RN の専門職化を支えた LPN/LVN および看護補助者というふたつの看護職種について考察する。これには，前章で RN について行ったのと同様に，州法を主な手掛かりとしてその養成課程と職務を明らかにする。最後に，派遣看護師と分業体制との関係を論ずる。看護職種内における分業化が

派遣看護師の活用に何をもたらしたのかを明らかにしたい。

## 2. 分業体制の変遷

本節では，アメリカの看護における分業体制について論ずる。これまで存在した分業体制，すなわち看護方式は，大きく分けると次の二つに分類される。ひとつは，職務による分業である。この場合，主に階層化された看護職種ごとに異なった職務を担当する，Team Nursing と呼ばれる看護方式が用いられた。いまひとつは，患者ごとの分業である。この場合には，患者1人につき必要な看護の職務すべてを，1人の看護師が責任をもって全面的に担う Primary Nursing と呼ばれる方式が用いられた。どちらも第二次世界大戦前からの長い歴史を持ち，いずれかの分業体制が交互に優勢になりながらも，並行して現在に至るまで存在してきたものである。それぞれ，どのような背景のもとに行われてきたのであろうか。そして，それはアメリカの RN にどのような影響を与えたのであろうか。

### (1) 職務ごとの分業システム－Team Nursing

1930年代ごろから，アメリカでは近代的な病院組織が構築され始めた。救貧院や伝染病隔離施設のような市民から忌み嫌われる場所であった病院は，近代的医療技術の発展に伴って，徐々に積極的な治療の場所へと発展していった。この過程が進みゆく時代は，ちょうど製造業では科学的管理法が工場に導入され，標準化された作業工程による合理的な生産システムが各地で普及していった時代と重なる。このような社会的背景は，黎明期にあった近代的病院にも強い影響をもたらした。いわば，患者を製品，医療専門職種をアッセンブリーワーカーに見立てた，製造業と同様のテイラーシステムをベースとした組織，それこそがアメリカに

第 4 章　看護職種の分業システム

おける近代的病院組織であったと言うことができるであろう[199]。

　科学的管理法が求めたシステムのひとつは，分業制であった。アメリカの病院において，この分業制が顕著に表れたのは，最も構成比の高い労働者である看護職種であった。前章でも触れたように，第一次・第二次世界大戦を通じて看護補助職種が大量かつ迅速に養成されたこと，そして，**Private Duty Nurse** と呼ばれる独立自営の訪問看護師が当初は多数派であったこと等のアメリカ特有の事情とも関わり合いながら，看護職種の階層化された分業システムが作りあげられ，戦後にかけて病院看護に定着を見た。科学的管理法をベースにもつアメリカの近代的病院組織において，看護職種の分業体制はどのように機能していたのであろうか。

①戦時期・大恐慌期の分業システム

　1930 年代に至るまでのアメリカの病院において，看護の職務を担っていた者のほとんどは，その病院付属看護学校に通う学生たちであった。RN の前身である Graduate Nurse と呼ばれる，看護学校を卒業したプロの看護師は，看護学生の管理・監督役として，わずかに存在するだけであった。看護学校を卒業した看護師たちは，組織に所属しない自営のプロフェッショナルとして，**Private Duty Nurse** になる道が一般的であった[200]。

　当時の看護学校は 2 年から 3 年という，現在とほぼ同じ教育期間が設けられていたが，その教育内容は全く異なっている。看護学生たちは入学後半年もたたないうちに病棟へ送られ，患者の看護を行った。看護学生たちの労働は教育の一環として看護に携わっているという名目であり，賃金が支払われることはなかった。そのため，看護学生を養成することは，病院にとって無償で利用できる労働力を確保できることを意味した。当時，病院が競って付属看護学校を設立し，需要以上の看護師を養成し

---

[199] アメリカ医療と科学的管理については Howell(1995) に詳しい。
[200] Wagner(1980), pp.273-375。

173

続けたのはこのためである。

　看護の労働力は看護学生が主だったこともあり，当時の病院の人事労務管理は，Graduate Nurse を含めて，非常にパターナリスティックなものであった。当時の病院経営者は専門の経営者ではなく，宗教家や地域の篤志家であったため，彼らは自らを教師，看護師たちを一人の労働者ではなく学生という感覚を持って管理を行った。科学的管理法が導入され始めたとはいえ，多くの病院では職務の標準化は完全には定着しておらず，病院独自の方式を徒弟制度のようにして実践の中から学んでいた。管理・監督者として採用された Graduate Nurse たちの管理も，看護学生たちと大差はなく，低賃金[201]，長時間労働が常態化していた。多くの場合，看護組織のトップに就くのは叩き上げの看護師ではなく，地域の上流階級の女性たちであったため，昇進の道にも限界があった。それゆえ，病院で雇用されて働くよりも，自律性をもって「企業家のように」働くことができると考えられていた Private Duty Nurse の道を選ぶ看護師が多数派であったのは当然の成り行きであると思われる[202]。

　このような看護職種の構成を大きく変えたのは大恐慌であった。当時は医療保険制度も一般的ではなかったため，多くの国民が病院へ行くことができなくなり，1932 年には 50％の病院が倒産した。同時に，Private Duty Nurse も多くの者が職を失うことになり，公的病院や医療施設で雇用される道を選ばざるを得なかった[203]。このような大恐慌期の看護を憂慮した ANA は，供給過剰を防ぐために質の悪い看護学校を閉鎖すること，雇用されている看護師間でワークシェアリングを行うこと，パートタイムの看護師を導入することなどを 1932 年に提言している[204]。そして何より，看護学生を無償で働かせることに反対することを強く訴え

---

[201] 1930 年代前半に病院で雇用されていた看護師たちの週給はおおよそ 15 ドル程度であった。その後，1940 年代においても，病院に雇用されている看護師たちの賃金は Private Duty Nurse や公衆衛生部門で働く看護師より安く，工場の女性労働者よりはるかに安いものであった。Wagner(1980), p.278, p.280。
[202] Wagner(1980), pp.273-375。
[203] Wagner(1980), pp.275-276。
[204] Wagner(1980), p.276。

た。ANA の看護リーダーたちは，看護学生が現場のありとあらゆる職務を担い，管理・監督にのみ Graduate Nurse があたるという現行の方式を改め，分業制を採り入れることを主張した。つまり，雑用にはメイドや雑役夫，事務作業には秘書，看護のルーティーンな職務には看護補助者をそれぞれきちんと雇って分業体制を作るべきであるということである[205]。

1930 年代後半になると，ブルークロス／ブルーシールドを始めとする民間医療保険会社が徐々に普及し始めた。これにより，病院が用いる医療技術の進化とも相まって，病院の患者数が増加した。しかし，看護学生主体で看護を提供していた病院には，進歩した医療技術に対応できるようなスキルをもつ Graduate Nurse が不足していた。そのため，ここから ANA とアメリカ病院協会が協力し，病院の近代化へと乗り出すことになる。人事労務管理の面では，二つの施策が重視されることになった。一つ目は，忠誠心のあるスタッフを病院内で安定的に育成する，人事制度の構築である。二つ目は，管理監督組織の合理化である。前者の場合，具体的には組織に雇用されているという意識を根付かせるために，人事評価システムが作られ，小集団活動のようなものも行われた。また，後者で言えば，階層的看護システムのトップに立つ Graduate Nurse に対しては，リーダーシップ教育が実施された。Graduate Nurse たちの間においても，看護以外の雑用をこなさなければならないことへの不満が高まっていたため，階層化を進める病院管理者側と雇用される Graduate Nurse の側とで利益が一致した。以上のような方針に基づき，ANA と全米看護教育連盟（National League for Nursing Education：NLNE）は，病院看護のガイドラインの作成に乗り出し，看護手順の標準化を進めた。

戦時中は看護師不足から，LPN/LVN，および看護補助者が大量要請された。看護補助者に関しては，すべての病院に最低 1 人の看護補助者，

---

[205] Judd et.al(2009), pp.108-110 および Wagner(1980), pp.276-277。

すなわち 10 万人の養成が目標とされた。養成プログラムは民間防衛局と赤十字が管理した[206]。1937 年には 71％の病院が看護補助者を雇用していた[207]。

　階層化された看護システム，いわゆる Team Nursing は，このようにしてアメリカの近代的病院組織とうまく適合し，根付いていった。階層化された看護システム，つまり，看護の分業制は，単に経済的合理化を目論む病院経営者・管理者の側から一方的に求められたのではない。看護学生の無償労働が一般化していた病院看護において，Graduate Nurse のプロフェッショナルとしての価値を高めたいと望んだ，ANA を始めとする看護リーダーたちの力も大きく働いたのである。また，医療技術の発展により医療が高度化するのに伴い，看護に求められる技術も専門化していったが，このような専門化した看護の職務に専念したいと望んだ現場の Graduate Nurse たちも，雑用を下位の看護補助職種に押し付けることのできる階層制看護システムを当時は歓迎した。

　そして，国外の戦場においても本土の病院においても看護職種の需要を高めた，二度にわたる世界大戦への参戦という歴史的背景は，アメリカがこのシステムを構築するに至った最大の要因と言ってもよい。看護学生と Graduate Nurse という二層構造でしかなかったアメリカの看護システムに，短期間で養成できる LPN/LVN，およびボランティアに端を発する看護補助者という新しい看護職種を加えたのはこのふたつの大戦である[208]。また，負傷した帰還兵のためのリハビリに携わる理学療法士や作業療法士といった新たな職種を生みだし，新しい分業体制を作り出したのも両大戦である[209]。

---

[206] Judd et.al(2009), p.141。
[207] Wagner(1980), p.282。
[208] Judd et.al(2009), p.84。
[209] 野村（2002），p.33。

## ②戦後の医療拡大期と分業システム

### ⅰ）階層的看護システムの背景

20世紀初頭から起こった科学的管理法の病院への導入，そしてそこから導かれた階層的な看護の分業システムは，ふたつの大戦における看護補助職種の大量養成を機に完成し，戦後の病院に根付くことになった。第2章で詳述したように，第二次世界大戦後の医療政策は国民の医療アクセスの向上を目指すものであり，ヒル・バートン法による病院施設の整備，公的医療保険の創設などによって，医療提供体制が拡大した。また，1930年代後半から徐々に普及し始めた民間医療保険は，主に戦後の労使関係の中から雇用主によって多くの労働者に提供されるようになり，それ以外の労働者は自ら民間医療保険会社と契約するシステムが定着したために，病院の患者数は1940年代から1960年代にかけて急激に増加した。このような医療需要の増加に対応するべく，医療専門職種の養成も急がれたが，同時に，医療の効率化への取り組みもよりいっそう強くなっていった。このような医療が急激に変化し，また医療に多額の政府予算が注ぎこまれたために「アメリカ医療の黄金時代[210]」とも呼ばれた1940年代から1960年代において，病院はどのように標準化，分業化された看護システムを構築していったのであろうか。

二つの世界大戦によってもたらされた軍需の拡大に応えるために，科学的管理法をベースとしたアメリカ製造業の大量生産システムは大きな発展を見た。病院においても戦時期は医療需要が増加した時期であったが，本格的な医療需要の拡大期は1940年代後半からである。急増した患者数に対応するためには，製造業と同様，標準化と分業化をより発展させたいわば「大量生産システム」によって運営する必要があった。その中心となったのが，階層化された新しい看護システムによる分業である[211]。1950年代にはそれぞれの看護職の養成が急ピッチで進められたが，LPNと看護補助者の数は1950年代から1962年までの間にほぼ2

---

[210] Lynaugh et.al(1996), p.10。
[211] Lynaugh et.al(1996), p.10。

倍となった[212]。

　この分業システムのもとでは，RN は主に看護チームのリーダーや管理職としての職務と専門的な医療のスキルを要する職務を担った。そして，LPN/LVN および看護補助者は，RN の監督のもと，ベッドサイドで患者ケアを行うという分業体制が組まれた。このような Team Nursing は非常に合理的であり，流れ作業のように多くの患者をさばくのに都合がよかった[213]。

　医学的・科学的な知識をよりどころとする判断が必要な職務や，管理的な職務へと移行することで専門職種としてのアイデンティティを確立することを目指した当時の RN にとって，ベッドサイドケアを下位職種に委ねることのできる Team Nursing は歓迎すべきシステムであると捉えられていた[214]。この時期，ANA も，それぞれの看護職種の基準を明確にする取り組みを実施した。それぞれの看護職種の機能，相互の関係性を各州で調査し，より合理的な Team Nursing のモデルや管理技術を追究している[215]。

ⅱ）Team Nursing と看護教育

　1940 年代までの看護教育は，ほとんどが病院付属看護学校において行われるものであった。そこでのカリキュラムは現場での実習の割合が非常に高い，経験主義的なものであり，徒弟制度的色彩が強かった。看護学校と病院との結びつきが強く，それぞれ独自の方法が構築されていた。しかし，この看護師養成方法は 1950 年代を迎えて，それ以後の医療に適応することができなくなった。その理由は次の 2 点である。

---

[212] Lynaugh et.al(1996), pp.12-13。
[213] Lynaugh et.al(1996) によれば，一般的には，45 人～50 人の患者で構成されるひとつのユニットが，15 人～20 人のチームに分けられ，それぞれのチームに 1～2 名の RN，3～4 名の看護学生，1～2 名の LPN/LVN もしくは看護補助者が配置されるというパターンであったと記されている。戦後においても看護学生は引き続きチームに加わるケースがあったことが伺われる。p.33。
[214] White et.al(1996), p.80。
[215] Lynaugh et.al(1996), p.19。

第一に，連邦政府の医療政策，および民間医療保険の普及によって患者が急増したためである。ヒル・バートン法によって多くの病院が新設されたが，それらの病院のほとんどは，付属看護学校を設けておらず，ひとつの看護学校から独自の看護教育を受けた看護師を採用し，画一的に管理することは不可能になった。そのため，大量の患者を治療するためには，標準化された看護教育を受けた看護師を，複数の看護学校から採用せざるを得なくなったのである。

　第二に，医療技術が高度化したためである。戦時中に多額の予算を投じて行われた医学研究・科学研究は，戦後さまざまな形で実を結び，医療医術を目覚ましく進展させた。それまでの看護は，専門的な医療機器や医療技術を用いることがさほど多くはなかったため，看護学生でも行うことができた。しかし，医療技術が高度化するにつれ，看護師に求められる役割が変化した。看護師にも専門知識や技術が求められるようになったのである。病院付属看護学校における実習中心の教育では，この新しい役割に適応することができず，戦後はコミュニティカレッジや大学における体系化された看護教育を受けることが求められるようになった。とりわけ，1950年代後半から1960年代は，病院において集中治療室の設置が進んだ時期である。集中治療室における重症患者の看護を行うことができるような，高度な知識や技術を有した看護師の需要が高まっていった。

　第三に，付属看護学校を設ける病院が減少したことである。RN，LPN/LVN，看護補助者によってなされるTeam Nursing方式の普及によって，病院は以前のように看護学生を無償で使用することが難しくなった。そのため，付属看護学校を設けることは利益を生まないと判断した多くの病院は，それらを閉鎖した。おのずと，RNの養成は，戦後多く設立されたコミュニティカレッジが主体となって，体系化されたカリキュラムのもとに行われるようになっていったのである。

ⅲ) 1950年代の Team Nursing

以下，Lambertsen(1953) をもとに，当時のニューヨークにおけるいくつかの病院のケースから，実際にどのような看護職種の分業体制がとられ，それに基づいた病院内における教育訓練が行われていたのかを考察したい。

(a)医療チームの一部としての看護チーム

ここでは，看護チームとは医療チームの一機能であるとされている。さまざまな医療関係職種によって構成される医療チームとは，医師をリーダーとする組織であり，ここに参加することのできる看護職種はRNのみである。患者とその家族も構成員となる。医療チームの下位組織として看護チームが存在し，ここではRNがリーダー，LPNと看護補助者をそのメンバーとする。双方に参加しているのはRNと患者とその家族だけであるため，RNがリエゾン的な役割を努めることになる（図4‐1参照）。医療チームで行われるカンファレンスにはRNが出席し，そこでのレポートを看護チーム内にもちかえって，LPNおよび看護補助者と共有する[216]。

図4-1　医療チームと看護チームとの関係

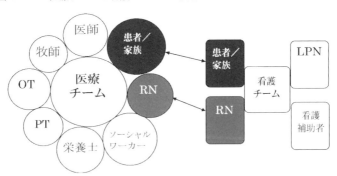

Lambertsen(1953)*Nursing team organization and functioning,*, p.7 より引用

---

[216] Lambertsen(1953), pp.7-11。

第4章　看護職種の分業システム

　看護チーム内においては一般のRNがリーダーとなり，LPN，看護補助者を従える[217]。その上に，管理職のRNが就くことになる（図4-2参照）。看護の職務にはOJTのみで習得できるような簡単なものから，専門職としての教育が必要となる複雑なものまで広い幅があり，それを分業することにこそ看護チームの存在意義があると述べられている[218]。Lanbertsenはこの職務を，"補助的な職務"，"準専門的な職務" "専門的な職務"という三段階に大きく分けている。"補助的な職務"は看護助手が担うものと想定されている。"準専門的な職務"とは「医師からのオーダーを実行するだけの仕事であり，自ら判断することはできない職務，あるいは医師かプロフェッショナルの看護師の監督のもとに行われる職務」と定義されているが，プロフェッショナルの看護師をRNと解釈す

図4-2　看護チームと組織

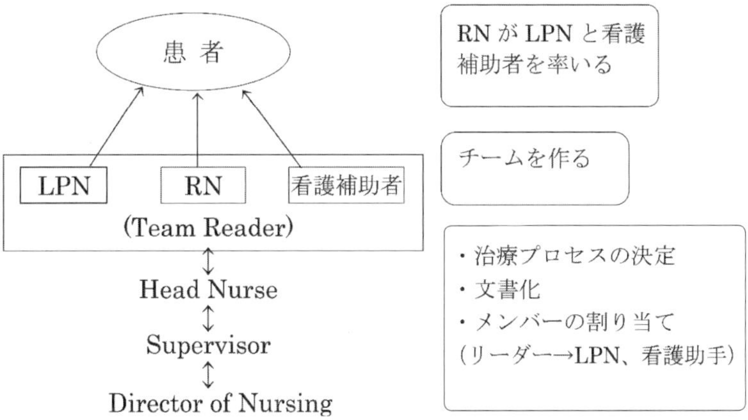

Lambertsen(1953)*Nursing team organization and functioning*,より筆者作成

---

[217] Lambertsen(1953)では，看護チームのメンバーに「Private duty nurse」と「赤十字の看護補助者（ボランティア）」が含まれている。戦前の，あるいは戦時中の看護の伝統が未だ残っていた時代性が伺われる。同 p.15。
[218] Lambertsen(1953), p.16。

るのであれば，この職務は LPN ないしは看護補助者が担うものと想定できる[219]。"専門的な職務"は RN に割り当てられるものである。看護補助者の多くはベッドサイドに割り当てられ，RN は患者ケア全体に責任をもつ。

これらの職務は，初めに治療プロセスを管理職 RN が確認し，特定の RN をリーダーとして配置，その後に LPN や看護補助者を割り当てているという手順でなされる。「これらの割り当ては明確に定義された文書化された計画書によって確認される[220]」との記載があるが，当時，まだクリティカルパスという概念自身は成立していなかった。しかし，今日のクリティカルパスに通じるような原初的形態のそれが存在し，職務が明示化されていた様子がわかる。この文書化されたケアプランはチーム内のコミュニケーションの手段となり，毎日更新され，チームの配置もそれに合わせて変えられる[221]。

このような看護方式は，さまざまなレベルの看護職種を組み合わせることができるという利点がある一方，アッセンブリーラインのようになりがちであるという欠点をも併せ持つ。長年，アメリカの看護の現場ではこの方式が採用され，合理的な分業体制が構築されてきた。だが他方で，管理，監督に当てられる RN は患者と直接コミュニケーションをとる機会が少なくなるという側面もあるため，看護の本質とは何かという論議も RN のあいだでたびたび起こった。そのため，この方式による看護に反対する病院においては，患者と看護師が1対1の関係を築き，情緒的な側面を重視した看護を行う方式が用いられることもあった。しかし，これは患者1人に必要な看護職務のすべてを看護師が行うことができなければ成立しない方式であり，職務の限られる看護補助者や LPN を用いることが不可能となる[222]。看護職種全員を RN で揃えることは人

---

[219] Lambertsen(1953), p.17。
[220] Lambertsen(1953), p.19。
[221] Lambertsen(1953), pp.19-20。
[222] Lambertsen(1953), p.18。

## 第4章　看護職種の分業システム

件費の高騰を招くため，ごく限られた経済的に余裕のある病院でしか採用されることがなく，その多くは後に元の方式に戻ることになった[223]。

### (b)看護チームの教育訓練と分業

看護チームの教育訓練は，その有する資格によって異なっている。

#### Ⓐ看護補助者の場合

看護補助者の場合，3週間かけて病院内で行われる。座学と実習の割合は半々であるが，最初は座学の割合が高く，徐々に実習が増えてゆく。最初のオリエンテーションが終わるまでは患者と直接接することのない場所，つまり中央材料部や手術室の周辺業務へと割り当てられることになっている。このオリエンテーションの内容は下記の通りである。

---

【看護補助者に想定される職務に関する教育】
・食事のサービス
・家事
・必需品の維持
・患者のケア
・患者の運搬とコミュニケーション

【病院の看護サービススタッフのメンバーとしての職員の雇用】
・病院の環境と職員に関するオリエンテーション
・その他の職種との関係
・職員に影響のある人事方針
・看護サービスの方針とルーティーン
・一個人としての職員

---

[223] Primary Care とも呼ばれるこの方式は，マネジドケアの普及による経営の合理化によって排除されることが多かった。マサチューセッツ州にあるベス・イスラエル病院における経営の変化とプライマリケアモデルの敗北に関しては，ワインバーグ（2004）に詳しい。

【看護チームのメンバーとしての看護補助者】
・チームの関係
・チームの機能
・チームに対する責任
・チームに対する貢献

【患者とその家族と職員との関係】
・一般的な身体機能の個人的な衛生と維持
・患者とその家族の病気への反応
・病院内の人間関係，それらの患者の病気と治療に対する反応への影響

　上記の職務が看護補助者に求められていたと考えられる。看護補助者はここでは一切の医療行為を禁じられており，患者の発言をそのまま RN に伝えるだけの存在とされている。後に掲げる，現在の看護補助者の職務と比較すると，1953年当時，看護補助者に許されていた職務はごく限られたものであったと言うことができる[224]。

### ⒷLPN の場合

　LPN の職務は看護補助者と同様のベッドサイド看護に従事することもあれば，RN の直接的な監督なしにユニットの責任者になることもある，中間的なポジションであると Lambertsen(1953)は述べている。それゆえ，LPN には疾患に関する一般的な知識や，トータルにケアプランが理解できる能力が求められるという点で，看護補助者とは異なっている。LPN はその資格制度によって専門知識は担保されている。そのため，LPN のための教育は，病院のシステムに慣れることに主眼が置かれている。そのため，オリエンテーションの期間は約2週間と，看護補助者よ

---

[224] Lambertsen(1953), pp.41-48。

第4章　看護職種の分業システム

りも短く，これと並行して1スタッフとして，病棟の仕事にも当たる[225]。

#### ⒸRN の場合

RN の教育訓練は，看護チームのリーダーとして，そして医療チームのメンバーとしての機能を高めることを主な目的としている。Teaching Demonstration Center において，計画的に行われる場合もあれば，必要に応じて行われる場合もある。内容は下記のようなものである。すでにこの時点において，看護実務に関する職務よりも，看護チームのリーダーとしての管理能力の育成に主眼が置かれている[226]。

---

- イントロダクション：看護チームの組織と機能
    これらは入職後のオリエンテーション期間において，割り当てられている日勤あるいは夜勤のシフトの前に実施される。
- 看護において生じた問題の同定と診断
    癌に関する知識や薬物療法に関する知識など，病院に特徴的な専門知識を習得する。グループディスカッションなどを通じて，ケアプランの作成や患者への適応能力を高める。
- チームメンバーとチームリーダーとの人間関係
- 看護チームのカンファレンスにおけるリーダーシップ
- チームメンバーの割り当て
- 看護部の組織
- 看護チーム機能の継続的な評価

---

以上の点より 1950 年代の分業体制についてまとめると，次のように言えるであろう。第一に，すでに分業体制が整い，RN は管理業務，LPN および看護補助者は実務と区分けされていたということである。このような Functional Method と呼ばれる方式は，1980 年代以降の経営合理

---

[225] Lambertsen(1953), pp.50-59。
[226] Lambertsen(1953), pp.60-65。

化による人件費削減によってもたらされた新しいものではなく，古くから存在していたものなのである。また，その他の医療専門職種たちとともに構成する医療チームの一員となるのは，基本的には RN だけとなる。第二に，医療が未だ高度化されていないため，職務は比較的単純であるということである。とりわけ，看護補助者でその傾向が強い。第三に，クリティカルパスの前進のようなものがすでに生み出されており，治療プロセスやそれぞれに携わる職種は明示化・文書化されていたということである。

このように，現在のアメリカの看護組織において見出される特徴のおおよその部分は，すでに 1950 年代から形成されていた。

以上のようにして，アメリカの病院は，1940 年代以降，さまざまな要因から，階層化された Team Nursing と呼ばれる看護システムを採用するに至った。このように分業化された看護システムは，急増した患者を大量生産の流れ作業方式のように効率的に処理することには向いていたと言える。しかし，問題点がないわけではなかった。先に述べた American Nurses Association による各職種の機能を明示化するための調査によれば，RN は文書作業と管理的職務にほとんどの時間をとられ，患者と接する時間があまりにも少なかった。専門職種としてのアイデンティティを確立するために，現場での肉体労働から離れることを目指したものの，本来看護の職務とはどのようなものであったか，真にプロフェッショナルな看護とは何なのかという疑問が，1960 年代から少しずつ高まっていった。このような内側からの声の高まりに対して，RN たちはどのように反応したのであろうか。また，患者数の増加によって高騰した医療費を抑制する方向へと方針を転換した医療政策者たち，そしてますますシビアな環境のもとで経営を行わなければならなくなった病院経営者たちは，その後 RN たちに何を望んだのであろうか。次項では，それに対する回答としての Primary Nursing について論ずる。

## (2) 患者ごとの分業システム－Private Duty Nurse と Primary Nursing
### ①Primary Nursing の背景

　Team Nursing による分業体制が定着して以後，RN の職務は限定的なものとなり，患者との直接的なコミュニケーションから疎外されているという不満をもつ層も存在した。医師の職務の一部に広がりを見せるような専門的な看護が勢いを増してゆく動きに対して，真にプロフェッショナルな看護とは何かという議論が 1960 年代以降，RN 内で盛んに行われるようになった。

　Team Nursing の場合，一定数の患者の集団に対して，さまざまなレベルの看護職種がチームとして割り当てられ，職務ごとに横断的な看護を行う。そのため，医師と患者のような 1 対 1 のパーソナルな関係は，看護師と患者の間には築かれることがない。それゆえ，複数の看護職種が次々に表れ，彼女たちと心を通わせることができないという患者側からの不満も生じがちであった。そのような Team Nursing の欠点を克服するべく生み出された看護方式が，Primary Nursing である。Primary Nursing の場合，一人の患者に対して，特定の看護師が割り当てられ，あたかも主治医のように，すべての職務を行う方式である。職務のレベルが幅広いため，すべてに対応できる看護職種は多くの場合，RN のみであった。それゆえ，Primary Nursing は自ずと下位の看護職種である LPN/LVN，看護補助者の排除へと向かい，RN による単一的な職種構成にならざるを得ないという特色をもつ[227]。このような Primary Nursing が求められた背景には，何が存在したのであろうか。

ⅰ) RN のプロフェッション

　1960 年代以降，アメリカの RN は役割を拡大させ，スペシャリストとしての RN が，一部の医師の職務，つまり医療行為を担うようになった。他方で，あくまで看護の範囲におけるエキスパートを追究した先に

---
[227] Brannon(1994), pp.126-127。

あるものが，Primary Nursing である。いわば，ゼネラリストとしての看護エキスパートを目指した看護であると言えよう。看護の医療化を懸念した看護リーダー，Team Nursing では得られない患者との直接的な触れあいを求めた現場の RN たちによって，Primary Nursing は 1960 年代から広がり始めた[228]。

　特定の患者と緊密な関係を築き，手厚い看護を提供するという RN たちの願望は，確かに Primary Nursing によって満たされることとなった。だが，現実にはいくつかの問題が発生した。

　第一に，主治医制度のある医師たちがそうであるように，特定の患者に 1 対 1 で割り当てられた RN たちは，いついかなる時でも患者に対する責任を手放すことが許されなくなったということである。オフの日であっても患者からのコールがあれば，他の RN や看護職種に委譲できないものに関しては対応することが求められた。このような看護方式を取る限り，パートタイムの RN を用いることも困難になる。また，病院では患者が容体によって病棟を移るケースもたびたびあるが，そのような場合にも Primary Nursing はその効果を低下させてしまう[229]。

　第二に，LPN/LVN や看護補助者を排除した職場にあっては，雑用もすべて RN が行わざるを得なくなったため，再び雑用に煩わされることへの不満が持ち上がったことである。また，担当する職務が増えた RN たちの労働は強化され，離職率も高くなっていった。職務の充実を求めたはずの Primary Nursing は，むしろ職務の拡大と労働強化をもたらす結果となったのである。おおむね RN1 人に対して，5～6 人の患者が割り当てられ，これまでサポートしてくれていた下位職種なしで看護を行わなければならないということは，想像以上に厳しいものであった。最終的には，すべてを RN で賄う人事労務管理によって，また，離職の増加によって，RN 不足が起こり，排除したはずの LPN/LVN や看護補助者をもう一度現場に呼び戻さなければならないというケースも多々見ら

---

[228] Brannon(1994), p.126。
[229] Brannon(1994), pp.128-129。

れた[230]。

ii）職種別労使関係の力学

　医療専門職種は，長い間，団体交渉による労使関係から排除されていた。1930年代に，最初の病院労働者の組織化が行われたものの，1947年のタフト・ハートレー法は民間非営利病院の労働者を連邦法による団体交渉権から締め出した。その後，病院における労働者の間で，その後組織化が試みられたのは非専門職種であった。Service Employees International Union(SEIU)は，看護補助者，LPN/LVN，雑用係，洗濯部門や給食部門の労働者を対象に組織化を行った。公民権法や女性運動が盛んだった時代背景が追い風となり，1961年から1973年にかけて，団体交渉協約を結んだ非営利病院の割合は，4％から14％にまで増加している。この流れを受けて，連邦法は病院労働者に対して団体交渉権の適用を拡大することとなった[231]。

　他方，看護補助者やLPN/LVNの組織化に脅威を感じたRNは，ANAが中心となって，各州の支部において組織化が行われた[232]。Team Nursingによって分割されていたRNとその他の看護職種は，労使関係の発展に伴って，さらに隔たりを大きくすることになる。SEIUとANAとは，それぞれが別個に病院経営者と団体交渉を行うことになったが，RN以外の看護職種を排除するPrimary Nursingが浸透した背景には，これらふたつの組織の力関係が大きく働いている。

　連邦政府による医療費抑制のための諸政策は，病院経営者に大きな打撃を与えた。同時に，医療への市場競争原理の導入により，病院は一般の営利企業と同様の経営を行うことによりいっそうためらいを見せなくなった。1970年代以降，アメリカの産業全体を覆った不況は，労使の力関係を逆転させ，非正規化や組合つぶし等によって，とりわけ不熟練労

---

[230] Brannon(1994), pp.137-148。
[231] Brannon(1994), pp.43-44。
[232] Brannon(1994), pp.43-45。

働者の地位をさらに低下させた。病院においても，このようなアメリカ全体の潮流を押しとどめることはできなかった。専門職種としての地位を高め，経営者との交渉力を増していった RN に対し，LPN/LVN や看護補助者，その他不熟練のサービス職種は非正規化やアウトソーシングによって地位を低下させ，SEIU による組織化も経営環境の変化に対しては力を失った。さらに，LPN/LVN や看護補助者らは，医療技術の高度化とともに，Team Nursing が優勢だった時代と比べてポジション自体が減らされており，弱い立場に立たされていた。一方，RN は，1984年にミネソタ州で大規模なストライキを行い，フルタイムのポジションのパートタイムでの置き換えに対して抗議をするなど，活発であった。このようにして，RN と LPN/LVN および看護補助者の力関係は対照的な道をたどった。それゆえに，ほとんどの看護職種を RN で揃える Primary Nursing が可能となったという側面が存在する[233]。

### ⅲ）画一的な人事労務管理による経営者のメリット

　Primary Nursing は，多職種による分業看護体制を否定し，一人の患者に必要なすべての職務を RN が担う看護体制である。Team Nursing による分業体制は，大量の患者を合理的に扱うことには長けていた一方，他方ではスキルの異なる多様な看護職種が存在し，複雑な管理が必要となること，そして，管理職を多く配置しなければならないという側面も有していた。初めは RN リーダーたちの要請で導入された Primary Nursing であったが，画一化された職種に対して，弾力的な職務を与え，画一化された管理を行えばよいというメリットは，経営側にとって思いのほか大きいものだった。Team Nursing における LPN/LVN や看護補助者は，RN による監督が必要であったが，Primary Nursing はほとんどすべてが RN であるため，監督するポジションを置く必要がない。階層制に必要な管理・監督者のポジションを大幅に減らすこともできるの

---

[233] Brannon(1994), pp.45-46。

である。その費用の削減効果は，RN という相対的に賃金の高い職種の増加を補って余りあるものであった。

　1970年代以降は，アメリカの医療システム全体が大きな転換を遂げた時期である。それまで入院患者を収容するための施設であった病院も機能が多様化し，大規模化した。病院のほかにも，外来クリニックや付属の長期療養施設を設けるような経営を行うようになっていった。そこで，LPN/LVN や看護補助者は高い専門的技術や知識を求められない外来クリニックや長期療養施設へと移し，病院は RN の割合を高くするといった，新しい時代の病院人事労務管理が行われることも多かった。1980年代には DRG/PPS を始めとする包括支払い方式や前払い方式が導入されるとともに患者の入院期間は短縮化され，病院に入院するのは重症度の高い患者ばかりという状態が生まれた。そのため，病院における看護労働に求められる密度は非常に高いものになってゆき，RN たちの不満を高めた。

　管理・監督なしでも自律的に看護を行うことのできる RN だけを揃え，フラットな組織作りを目指すことで，経済的な合理性を追究した側面も併せもつ Primary Nursing であったが，果たして RN は求めていた自律性と，患者とのコミュニケーションを望み通りに手に入れ，これによって専門職種としてのアイデンティティを確かにすることができたのであろうか。結論から言えば，必ずしも肯定することはできない。LPN/LVN や看護補助者の相対的な地位が下がった結果，RN の地位は上昇したように見えるかもしれない。しかし，経営者や医師との関係性で言えば，決してその地位は向上していないと言える。この時期，病院の大規模化，商業主義化に伴い，プロフェッショナルとしての経営者やコンサルタントが次々と病院に参入し，中央集権的な管理を行い始めていたため，経営者と現場の労働者との力関係は，経営者にとって有利な方向へと急速に進んでいった。RN が Primary Nursing によって，画一的で弾力的な人事労務管理を行いうる，都合のよい存在になったという意味では，RN

の地位は向上したとは言えない。また，専門看護の方向ではなく，ゼネラリストとしての Primary Nursing を志す RN は，医師の職務を侵食することなく，あくまで看護の領域に留まろうとした。このため，医師たちは RN を専門職種としては見なさなかった[234]。

この時期は病院の中央集権化が進み，経営側の発言権が強まっていたため，新たにさまざまなルールを設けることで，標準化が進められた。それゆえ，Primary Nursing の RN たちは，決して自律性を高めて自由に看護を行うことができたわけではなかったのである[235]。このような Primary Nursing は，その後，いくつかの方向へと展開した。

1つ目は，再び分業体制が復活する方向である。かつての Team Nursing という言葉は，ゼネラリストとしてのエキスパートを志す RN 層によい印象をもって迎えられないため避けられたが，LPN/LVN や看護補助者との分業，そして，増加した各種の上級看護師や Physician Assistant 等との分業をも加えた新しい分業システムが作り出された[236]。

2つ目は，1980年代後半以降に病院でたびたび行われた合理化策である，リ・エンジニアリングに取り込まれ，さらに不自由な立場へと押し込められる方向である。特に病院の商業化の著しかった1980年代後半から1990年代にかけて，随所で行われた。次項ではこのリ・エンジニアリングと看護労働の関係について見てゆきたい。

②リ・エンジニアリングと看護

1980年代以降，アメリカの医療システムは転換期に入り，医療費を抑制するための手段として，市場競争原理が用いられるようになった。第2章で詳述したように，病院もさまざまな変化を経験することになる。このような変化に対応するためには，それまでの人事労務管理を行って

---

[234] Brannon(1994), pp.153-154。
[235] Brannon(1994), pp.154-155。
[236] 1960年代以降，Primary Nursing が普及したが，従来通りの Team Nursing が消滅したわけでは決してない。Brannon(1994)によれば，35%の病院は多少の修正を含みながらも Team Nursing の形式を採用していた。p.174。

いたのでは立ちゆかず，新しいシステムを構築して合理化を追求することが求められた。その手法として注目されたのが，当時製造業で盛んに行われていたリ・エンジニアリングという概念である。

　当時の製造業においては，労働人口が高学歴化し，職場における労働者の発言力強化の要求がなされていた。リ・エンジニアリングは，このような要求に応えるために，行き過ぎた分業とこれがもたらす様々な弊害を，職務を拡大する方向での解決させることを狙ったものである。このような職務の再設計は同時に，雇用労働者数の削減と労働力の効率的な利用を目的としたものでもあった。医療の場合も，Team Nursing という分業システムへの反対意見を追い風として，リ・エンジニアリングが病院経営者によって導入されていった。

　第二次世界大戦後に定着した分業体制である Team Nursing，そしてその後に導入された患者対看護師が 1 対 1 で看護に当たる Primary Nursing とも，経営側が経済的合理性を目的として採り入れたという側面は確かに存在した。しかし，常に専門職種としての地位の確立，自律性の獲得という，RN 側からの要求が多分に含まれていたことは確かであった。実際に，これらのシステムを利用しながら，RN は専門看護師としての方向にせよ，Primary Nursing を行いうる包括的な看護エキスパートとしての方向にせよ，高学歴化とともにその地位を向上させてきたのである。だが，このリ・エンジニアリングは，RN のプロフェッショナリズムを否定することで合理化や効率化を実現するという新しい合理化の側面をもっていた。

　病院が激しい市場競争にさらされ，倒産や合併，買収などが繰り広げられた変化の激しい時代にあって，病院経営者は人件費削減のための諸施策を講じた。病院の人件費のうち最も高い割合を占めるのは言うまでもなく RN であったため，RN の人事労務管理をいかに合理的なものにするかについて，経営者たちは知恵を絞った。その施策とは以下のようなものである。

第一に，RN から下位職種へのシフトである。これまで RN が行って いた職務を分析し，下位の看護職種でも行うことができるように変化さ せた。これによって，Primary Nursing によって一時的に増加した RN の割合は低下し，賃金の安い LPN/LVN や看護補助者によって置き換え られることになった[237]。これには，医療テクノロジーの進化に伴い，高 額な先進的医療機器を数多く備えなければならなくなったために，人件 費を削減せざるを得なくなったという背景が同時に存在する。

　第二に，診療科を跨いで RN を用いる，クロストレーニングと呼ばれ る手法を導入したことである[238]。アメリカの場合，原則的には診療科ご とに RN は専門分化されており，本人の希望がない限り診療科を超えた 配置転換を行うことはない。しかし，予期せぬ患者数の増減によって診 療科ごとに繁閑の差が生じる病院において，最少人数の RN を確保して フレキシブルに配置する手法が合理的であると考えられたのである。そ のため，RN は自らの専門ではない診療科へも臨時のサポートに回るこ とを強いられた。これを可能とするための RN の訓練がクロストレーニ ングである。それまで着々と築いてきた RN の専門化の流れは，リ・エ ンジニアリングにおいては否定された[239]。いわば，RN の多能工化であ る。Primary Nursing においては職務が弾力化されたが，リ・エンジニ アリングは弾力化をもう一歩進め，診療科の枠を超えた管理が行われた のである[240]。

　第三に，ケアマップという手法が導入されたことである。ケアマップ

---

[237] Boston(1995), p.150。
[238] Aiken et al.(2001) で行われた調査によれば，対象となった 90%の病院がこの時期にク ロストレーニングを行ったと回答している。
[239] Manion et.al(1995), p.243。
[240] 現在でも，Float Nurse と呼ばれるフレキシブルなポジションを用意している病院は多 い。V 病グループ，W 病院の場合とも，Float Nurse は病院側の選抜によるのではなく， フルタイム，パートタイムの RN が自ら Float Position に応募する形をとる。Float Nurse になると，配置されるユニットも固定されず，シフトも自らが申請したスケジュールの中 から状況によって随時決められる。ここでも，スケジュールの決定には先任権が適用され る。W 病院の場合には，クロストレーニングを受講していることが Float Nurse の応募要 件とされている。V 病院グループ，W 病院の労働協約参照。

は，DRG/PPS などの包括支払い方式が導入されたことから編み出された手法であり，疾病ごとに固定された診療報酬の範囲内で，最高の成果を生み出す方法を追究したものである。後述するクリティカルパスの発展形と言える。ケースマネージャーと呼ばれるポジションの RN が，患者ごとに目指す到達点を設定し，そこに至るまでのケア方法，具体的な職務，それぞれの職務の責任者，必要となる他の医療専門職種との連携等を一覧にする。ここでは RN に上下関係はなく，すべての RN がすべての職務に携わることを求められ，分業的な色彩は極めて薄くなる[241]。

クロストレーニングを用いた多能工化，そしてケアマップを用いたフラットな看護体制，いずれもが RN の専門性や分業を否定し，すべての職務にフレキシブルに対応できるような人事労務管理である。これを可能にするために，職務の再設計が行われた。標準化という面で見ると，専門性，分業制を否定するという意味では標準化から遠ざかった一方，タイトな予算管理から導き出されるケアマップを用いることで，治療プロセスの方向から標準化を行った。このようなリ・エンジニアリングに対しては人員調整もたびたび行われたことから，American Nurses Association ほかの労働組合の活動を活発化させた[242]。また，専門性を否定され，頭数だけで計算されるフレキシブルな人事労務管理に対しては，現場の RN 側からの反発も強かった。そのため，1990 年代をピークとして，ドラスティックなリ・エンジニアリングは衰退してゆかざるをえなかった。

## 3．RN の自律性と専門性を支える看護補助職

### (1) RN の職務からの考察

アメリカの看護においては，第一次・第二次世界大戦のさなかに作られた LPN/LVN および看護補助者の制度が戦後にも残り，1950 年代に

---

[241] Zander(1995), pp.203-215。
[242] Boston(1995), p.149。

はすでに病院内で RN，LPN/LVN，看護補助者と階層化された分業体制が構築されていた。そこにおいては，RN はベッドサイドでの患者ケアから距離を置き，看護チームの管理者としての役割が求められていたことが明らかとなった。この後，Primary Nursing による異なった分業体制も採り入れられたが，現在でも階層化された職務ごとの分業体制はアメリカ看護のベースとして残っている。

本節においては，現在における LPN/LVN，看護補助者の養成システムと職務について考察する。これらふたつの看護補助職種を見る前提として，先に RN の職務を見たい。以下，Oregon Nursing Practice Act から，RN の職務に関する規定の部分を抜粋する。後掲する LPN および看護補助者の職務に関する規定と比較すると，求められる職務の違いが明らかである。RN にのみ定められた項目を太字で記載しておく。

> RN に関する実践基準の範囲[243]
> (1) 委員会は RN の実践の範囲をさまざまな役割でとりまく。以下のものを含めるが，それに限るものではない。
>   (a) 患者ケアの提供
>   (b) ケアの提供における他者の監督
>   (c) ヘルスケア方針の開発と実行
>   (d) 看護実践における協議
>   (e) 看護管理
>   (f) 看護教育
>   (g) ケースマネジメント
>   (h) 看護研究
>   (i) ヘルスケア提供者や将来のヘルスケア提供者への教育
>   (j) **上級実践の専門化**
>   (k) 看護情報学

---

[243] Oregon Administrative Rules (OARs)chapter851 division045-0060(2008) Scope of Practice Standards for Registered Nurses

# 第4章 看護職種の分業システム

(2) 基準はRNの看護活動の実践に対する責任に関係するものである。患者の状態とニーズにおける生物学的，心理学的，社会的，性別的，経済的，文化的，精神的側面における統合に関して，看護知識，批判的思考，医学的判断を適用する。RNは

(a) 最初の，そして現在の，患者の健康状態に関する集中した看護評価を管理し，書類化すること。以下のようにして。

　(A) 患者のヘルスケアニーズやケアの文脈にとって適した，的確かつ時宜を得た方法で，主観的，客観的データを観察，検査，インタビュー，そして書面化された記録から集めること。

　(B) 正常なデータから異常なデータを抽出し，そのデータを分類し，選択し，記録し，報告すること。

　(C) 潜在的に不正確な，不完全な，失われた患者の情報を見抜き，必要があれば報告すること。

　(D) 患者の状態に関する変化，あるいは潜在的な変化を予想し，認識すること。最新の健康状態からの逸脱に関する徴候を同定すること。

　(E) 患者や医療チームのメンバーとの協働を含めた可能な限りのリソースを使ってデータを確認する。

(b) 看護診断報告書の文書化，および/あるいは，ケアの計画やプログラムの基礎として役立つ根拠のある結論を生みだす。

(c) 包括的な，そして/あるいは集中的な看護ケアプランの開発とコーディネイトを行う。それには以下のものを含む。

(c) 看護ケアの包括的なプランの開発に貢献すること，そして看護ケアの集中プランを開発すること。以下のものを含む。

　(A) ケアプランにおける優先順位の決定

　(B) 患者や医療チームのメンバーとの協力によって，ケアプランの実行のための，現実的な，そして測定可能な目標の設定。

(C) 適切な看護介入と戦略の選択
　(d) 以下によるケアプランの実行
　　　(A) 適切なケアの文脈において，処置や治療の実行。以下のものを含むがこれに限るものではない。薬剤管理，看護活動，看護的・医学的・学際的指示。健康指導，健康相談。
　　　(B) 時宜にかなった，明確な方法での，看護介入とケアに対する反応の記録。
　(e) 看護介入に対する患者の反応の評価と，望ましい結果への前進。
　　　(A) 結果のデータはケアプランの再評価の基礎として使われ，看護介入を修正する。
　　　(B) 結果のデータは集められ，文書化され，医療チームの適切なメンバーと共有される。

(3) 基準は医療チームとの協働に対するRNの責任と関連する。RNとは
　(a) 統合された患者中心のケアプランの開発，実行，評価において協働するための医療チームのメンバーとして機能する。
　(b) 医療チームのメンバーの役割における知識を明らかにする。
　(c) 統合された患者中心のケアプランに関するその他の関係者とコミュニケーションをとる。
　(d) 必要があれば照会し，その照会のフォローアップを確実にする。

(4) 基準はリーダーシップに対するRNの責任に関するものである。RNは
　(a) 看護実践に関する方針，プロトコル，ガイドラインの公式化，介入，実行，評価への貢献。そして患者サービスのニーズへの

貢献。
　(b) 医療チームの他のメンバーにおける能力開発と新人教育に対する責任をとる。
　(c) 可能な時は，方針の開発，そして医療的な意思決定に対する実践と基準における必要な変化を同定するために，証拠を使う。

(5) 基準はケアの質に対する RN の責任に対するものである。RN は
　(a) 患者ケアの質に影響する要素を同定し，質の改善されたスタンダードやプロセスを開発する。
　(b) ヘルスケアの提供を改善するための実践における継続的な改善のための知識とツールを応用する。
　(c) 個人的な，あるいは全体的なレベルにおいて，看護ケアと総合的なケアの成果を測定する。

(6) 基準は健康促進に対する RN の責任に対するものである。RN は
　(a) 最適な健康を達成するために，ケア，学習ニーズ，レディネス，学習能力，文化に関する患者の文脈に焦点を当てたエビデンスに基づく健康教育プランの開発と実行。そして
　(b) 有効性を決定するための健康教育の結果を評価し，教育戦略に適合させ，必要があればその他の有資格医療専門職に患者を委ねる。

(7) 基準は患者の文化的な配慮に関する LPN の責任に関するものである。RN は文化的な価値，信条，慣習を認めた医療を提供するために，患者と協働するための文化的な差異に関する基礎的な知識を適用する。

(8) 基準は看護実践の委任と監督に関する RN の責任に関するもので

ある。RN は
(a) その他のオレゴン州の免許をもつ看護師，認定看護補助者，医療助手にたいして，免許所持者あるいは認定資格者の通常の仕事の範囲内においてのみならず，免許所持者の実践の範囲，あるいは認定者に権利が与えられた仕事の範囲内についても，仕事を委任する。
(b) 資格のない補助職に委任する。
(c) RN の実践の範囲内においてのみ委任する。
(d) 看護の仕事を委任するかもしれない，しかし，看護プロセスは委任しないだろう。査定，計画，評価，そして看護判断といったコアな看護の機能は委任することはできない。
(e) 看護の仕事における教育と委任に対する責任，説明責任，権利を維持する。
(f) 看護の仕事を委任しなかった，あるいは委任を取り消したかどうかにかかわらず，専門職としての判断に基づく独占的な責任を維持する。
(g) RN がそれを委任することが安全ではないと思ったとき，あるいは適切な監督ができないと判断したときには，看護の仕事の委任を拒否する権利を維持する。
(h) 委任の前に，施設や組織の方針やプロセスと同様に，委任する個人の訓練，経験，文化的能力を考慮する。
(i) 委任する個人がその看護の仕事を安全に遂行できるだけのスキルと能力を持っている時にのみ，他の人に看護の仕事を委任する。
(j) 患者のニーズを，可能性と資格をもつ個人，資源，監督と適合させる。
(k) 委任された看護の仕事の完了に対して方向性と期待することを共有する。

(1) 看護活動が委任された他の人を監督し，成果，進歩，アウトカムを監視する。
(m) 委任の有効性，アウトカム，介入を評価する。
(n) 必要があればケアプランの見直しをする。
(o) それらの規則の対象となる実践環境における看護の仕事を委任するときは851-047-0000から851-047-0040までの規則に従う。
(p) 静脈への注入器具の挿入と除去は委任できない。
(q) 851-047-0030の場合を除いて，静脈ラインによる薬剤の管理は委任できない。

以上のように，RN は管理・監督といったマネジメントに関する職務，看護診断や意思決定といった職務を担うことが求められており，看護チーム全体の責任が課せられる存在である。それでは，1950年代と比較すると全体として医療が高度化，専門化した現在，RN を支える LPN/LVN および看護補助者の役割とはどのようなものなのであろうか。

## (2) LPN/LVN
①Licensed Practical Nurse/Licensed Vocational Nurse の概要
　アメリカ合衆国において LPN/LVN が組織化されたのは，今から60年以上前のことである[244]。現在，全米で729,140人が LPN/LVN として雇用されている[245]。資格制度を州の看護委員会が管理している関係上，その養成システム，資格取得要件および免許更新制度は州によって異なった内容となっている。また，その業務に関しては後に詳述するが，各州の看護業務法（Nursing Practice Act）に依拠するために，許可され

---

[244] その最も古い団体は National Association for Practical Nurse Education and Service, Inc. (NAPNES)である。1941年に創設された。
[245] U.S. Department of Labor, Bureau of Labor Statistics, May 2012 Occupational Employment and Wage Estimates 参照。

ている職務の範囲が州ごとに大きく異なる。

　給与水準は LPN の雇用されている施設によって差があるが，年収換算にすると RN よりおおむね$20,000 程度低い額となっている（表 4‐1 参照）。時給換算したデータでしかないが，看護補助者の場合、時給平均額が General medical and surgical hospitals（一般的な病院）で$11.06、Nursing care facilities（長期療養型施設）で$10.37，最も高い Employ-ment Services（人材派遣会社など）でも$11.47 でしかないことを考えると，約 1 年で資格が取得できる LPN の給与水準は、魅力的なものであると受け止められているようである[246]。

　このほか，LPN/LVN という職種に特徴的であると考えられる事柄を数点指摘したい。

　第一に，人種構成である。LPN/LVN の人種的統計を見ると，2001 年の時点で白人が 67%，黒人が 26%，ヒスパニック系が 3%となっている[247]。この数値は白人が 81.8%を占め，黒人の割合は 4.2%でしかない RN の場合と対照的である[248]。

　第二に，海外出身の LPN/LVN の割合は少ないという点である。近年まで，RN に関しては，海外から看護師を迎え入れる動きが高まっていた。しかし，LPN/LVN に関しては，これに該当する資格を有している国が少ないため，海外出身者の増加の動きは見られない。
Seago(2004)によれば，海外出身の看護師の割合は，RN の場合，1994 年の 8%から 2001 年の 11%まで増加しているが，LPN/LVN に関してはともに 6%でしかない[249]。

---

[246] U.S. Department of Labor, Bureau of Labor Statistics, Occupational Outlook Handbook, 2008-09 Edition 参照。
[247] Seago et.al(2004), p.20 参照。
[248] U.S. Department of Health Service(2006) 参照。
[249] Seago et.al(2004), p.21 参照。

図4-3　全米における RN および LPN/LVN の雇用者数（単位：人）

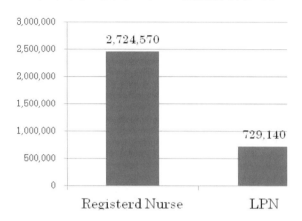

U.S. Department of Labor, Bureau of Labor Statistics, May 2012
Occupational Employment and Wage Estimates より筆者作成

表4-1　RN および LPN/LVN の雇用主別年収平均額

| 雇用主 | RN | LPN/LVN |
|---|---|---|
| Employment Services（人材派遣会社など） | $64,260 | $42,110 |
| General medical and surgical hospitals | $58,550 | $38,320 |
| Home health care services | $54,190 | $37,880 |
| Office of Physicians | $53,800 | $35,000 |
| Nursing care facilities（長期療養型施設） | $52,490 | $32,710 |

U.S. Department of Labor, Bureau of Labor Statistics, Occupational
Outlook Handbook, 2008-09 Edition より筆者作成

　第三に，LPN/LVN の地域的な分布には大きな偏りが見られるという点である。人口 10 万人あたりの LPN/LVN の人数を見ると，最も多いアーカンソー州（365.3 人）から最も少ないオレゴン州（87.6 人）まで

約280人近くの開きがある。上位を占めるのは南部,中西部の州が多く,下位を占めるのは西部の州が多い（表4－2、4－3参照）。

　この統計から指摘できる興味深い点は，人口あたりのLPN/LVN数が少ない西部の州は人口あたりのRNの人数も少なく，資格を問わず看護職種が不足していることを意味するものであるが，人口あたりのLPN/LVN数が多い州は必ずしも人口あたりのRNの数が多いわけではないということである。とりわけ，最も人口あたりのLPN/LVN数が多いアーカンソー州，オクラホマ州，ルイジアナ州に関しては，人口あたりのRN数は下位の方に位置している。他の州もとりわけ多いわけではない。それゆえ，これら南部・中西部の州においては，看護職種の人材じたいが豊富であるということではなく，看護職種中に占めるLPN/LVNの割合が高く，LPN/LVNが活用されている州ということであると考えられる。

　第四に，病院に勤務するLPN/LVNの割合が低下しているという点である。1984年には54%のLPN/LVNが病院に勤務していたが，2005年には24%に低下している。この原因についてLafer(2007)は，1970年代後半から現在にかけて起こった,病院組織の大きな変化を指摘している。1980年代において,多くの医療保険の支払制度が出来高払い方式から包括支払い方式へと移行したことに伴い，病院はコスト削減の圧力を保険会社から常に受けることとなった。ゆえに，人件費削減の必要から，看護職種全体がリストラクチャリングの対象となり，RN同様，LPN/LVNの人員も削減されたのである[250]。しかし，RNよりも人件費の安い看護職として，LPN/LVNを活用しようという戦略をとる病院もある[251]。

---

[250] Lafer et.al(2007), , p.18-21参照。また，Unruhがペンシルバニア州の病院を対象に行った調査によれば，1990年代にはRN，LPN/LVNともに人員削減の対象となったが、減少した割合はLPNの方がはるかに高い。しかし，LPN/LVNの割合を減少させた結果、残されたRNの仕事量は増し，より労働がきついものとなったと指摘している。Unruh(2001), p.286-300参照。

[251] Ingersoll(1995), p.83参照。

第 4 章　看護職種の分業システム

表 4 - 2　人口 10 万人あたりの LPN/LVN 数・上位 10 州　およびそれらの人口 10 万人あたりの RN 数

| 州 | 人口 10 万人あたりの LPN/LVN 数（人） | 順位 | 人口 10 万人あたりの RN 数（人） | 順位 |
|---|---|---|---|---|
| アーカンソー | 365.3 | 1 | 772.3 | 35 |
| オクラホマ | 333.2 | 2 | 706.9 | 43 |
| ルイジアナ | 324.6 | 3 | 760.1 | 37 |
| ミネソタ | 321.8 | 4 | 954.7 | 11 |
| ノースダコタ | 315.9 | 5 | 992.9 | 6 |
| ミシシッピ | 307.2 | 6 | 824.0 | 27 |
| アラバマ | 303.6 | 7 | 852.1 | 24 |
| ウェストバージニア | 302.7 | 8 | 846.8 | 26 |
| テネシー | 298.5 | 9 | 821.5 | 28 |
| ネブラスカ | 290.7 | 10 | 943.0 | 14 |

表 4 - 3　人口 10 万人あたりの LPN 数・下位 10 州　およびそれらの人口 10 万人あたりの RN 数

| 州 | 人口 10 万人あたりの LPN/LVN 数（人） | 順位 | 人口 10 万人あたりの RN 数（人） | 順位 |
|---|---|---|---|---|
| オレゴン | 87.6 | 51 | 725.7 | 39 |
| アラスカ | 90 | 50 | 793.5 | 33 |
| ネバダ | 102.3 | 49 | 568.9 | 50 |
| コロラド | 118.8 | 48 | 716.8 | 41 |
| ユタ | 120.1 | 47 | 614.8 | 48 |
| ハワイ | 129.5 | 46 | 709.8 | 42 |
| アリゾナ | 134.2 | 45 | 664.2 | 45 |
| ワイオミング | 134.6 | 44 | 740.8 | 38 |
| カリフォルニア | 135.9 | 43 | 596.8 | 49 |
| ニューメキシコ | 145.2 | 42 | 672.0 | 44 |
| ワシントン | 159.2 | 41 | 769.8 | 36 |

表 4 - 2，4 - 3 とも Seago et.al(2004)*Supply, Demand and Use of Licensed Practical Nurses*, Bureau of Health Professionals, p.15-16 を参照の上、筆者作成

②LPN/LVN の職務範囲

　先にも述べたように，LPN/LVN に許可されている医療行為の範囲は，各州の Nursing Practice Act によって独自に定められているため，内容がそれぞれ異なっている。LPN/LVN が可能な医療行為に関し，非常に具体的な規定を設けている州もあれば，あいまいな記述にとどまっている州もある。また，いくつかの州では LPN/LVN を配置する方法について規定している。あるいは，アラスカ州等では，LPN/LVN に仕事を割り当てる際に用いるための基準を記した図表を用意している[252]。

　LPN/LVN は医師や RN の指示のもとで働くという規定は，州を問わず共通していることである。基本的な看護職務，すなわち検温や血圧の測定，注射の準備，カテーテルの観察，包帯を巻く，患部への軟膏の塗布，消毒，床ずれの手当て，マッサージ，着替えや入浴のサポート，衛生管理などが典型的な仕事になる[253]。独立してケア計画を作成したり，それを変更したりすることはできない[254]。また，在宅ケアの患者から，電話による治療相談に応じたりすることもできない。医療行為の中で，州によって判断が分かれるのは，主に静脈注射，点滴，人工透析の可否である。例えば静脈注射の場合，アラバマ州，インディアナ州，オレゴン州，テネシー州，バーモント州，ヴァージニア州を除く各州においては，Nursing Practice Act で明確に禁止されている[255]。それらの行為を，「基本的な LPN/LVN 資格では不可能とするものの，州で認可された訓練を受けた場合には可能」と定める州もある。65%の LPN/LVN が基本資格取得後に，何らかの追加訓練を受けることによって，その職務範囲を拡大している[256]。

---

[252] Lafer et.al(2007), p.12-13 参照。
[253] Lafer et.al(2007), p.11 参照。
[254] American Nurses Association は，「患者の現に起こっている，あるいは潜在的に起こる可能性のある症状を判断できるか否かが，RN とその他の看護職種との境界線である」との見解を示している。Seago et.al(2004), p.33 参照。
[255] Seago et.al(2004), p.112-114 参照。
[256] Lafer et.al(2006), p.12 参照。

第4章　看護職種の分業システム

　具体的な例として，オレゴン州[257]の Nursing Practice Act から，LPNの医療行為に関する部分を掲げる。オレゴン州では実務看護師の名称にLPNのみが用いられているため，オレゴン州に関する個所については，記述をLPNとする。太字で記載されているのは，LPNにのみ設けられている項目である。

　　LPNに関する実践基準の範囲[258]

　(1) 委員会はLPNの実践の範囲をさまざまな役割でとりまく。以下のものを含めるが，それに限るものではない。
　　(a) 患者ケアの提供
　　(b) ケアの提供における他者の監督
　　(c) ヘルスケア方針の発展と実行への参加
　　(d) 看護研究への参加
　　(e) ヘルスケア提供者や将来のヘルスケア提供者への教育

　(2) 基準はLPNの看護活動の実践に対する責任に関係するものである。ケアプランを変更する権限を持ち，患者の状態とニーズにおける生物学的，心理学的，社会的，性別的，経済的，文化的，精神的側面から導き出された看護実務知識を適用する，RNその他の資格保持者の医学的な指示のもと，LPNは
　　(a) 最初の，そして現在の，患者の健康状態に関する集中した看護評価を管理し，書類化すること。以下のようにして。
　　　(A) 患者のヘルスケアニーズやケアの文脈にとって適した，的

---

[257] Seago et.al(2004)では，各州 Nursing Practice Act の職務範囲について，その許容されている範囲の広さ，具体性を基準としてレベル1からレベル4までのレベル分けを行った。これによれば，オレゴン州は許容範囲の広さにおいて2（まあまあ広い），具体性においては3（まあまあ具体的である）という評価をなされている。p.109-111参照。
[258] Oregon Administrative Rules (OARs) chapter851 division045-0050(2008) Scope of Practice Standards for Licensed Practical Nurse

207

確かつ時宜を得た方法で，主観的，客観的データを観察，検査，インタビュー，そして書面化された記録から集めること。
(B) 正常なデータから異常なデータを抽出し，そのデータを分類し，選択し，記録し，報告すること。
(C) 潜在的に不正確な，不完全な，失われた患者の情報を見抜き，必要があれば報告すること。
(D) 患者の状態に関する変化，あるいは潜在的な変化を予想し，認識すること。最新の健康状態からの逸脱に関する徴候を同定すること。
(E) 患者や医療チームのメンバーとの協働を含めた可能な限りのリソースを使ってデータを確認する。
(b) 看護診断報告書，および/また，根拠のある結論，可能な限りのリソースからを集めること。それはケアの計画やプログラムの基礎としての役割を果たす。
(c) 看護ケアの包括的なプランの開発に貢献すること，そして看護ケアの集中プランを開発すること。以下のものを含む。
(A) ケアプランにおける優先順位の決定
(B) 患者や医療チームのメンバーとの協力によって，ケアプランの実行のための，現実的な，そして測定可能な目標の設定。
(C) 適切な看護介入と戦略の選択
(d) 以下によるケアプランの実行
(A) 適切なケアの文脈において，処置や治療の実行。以下のものを含むがこれに限るものではない。薬剤管理，看護活動，看護的・医学的・学際的指示。健康指導，健康相談。
(B) 時宜にかなった，明確な方法での，看護介入とケアに対する反応の記録。
(e) 看護介入に対する患者の反応の評価と，望ましい結果への前進。
(A) 結果のデータはケアプランの再評価の基礎として使われ，

看護介入を修正する。
(B) 結果のデータは集められ，文書化され，医療チームの適切なメンバーと共有される。

(3) 基準は医療チームとの協働に対する LPN の責任と関連する。LPN とは
　(a) 統合された患者中心のケアプランの開発，実行，評価において協働するための医療チームのメンバーとして機能する。
　(b) 医療チームのメンバーの役割における知識を明らかにする。
　(c) RN、および/あるいは，統合された患者中心のケアプランに関するその他の関係者とコミュニケーションをとる。
　(d) 必要があれば照会する。

(4) 基準はリーダーシップに対する LPN の責任に関するものである。LPN は
　(a) 看護実践に関する方針，プロトコル，ガイドラインの公式化，介入，実行，評価への貢献。そして患者サービスのニーズへの貢献。
　(b) 医療チームの他のメンバーの能力開発や新入社員教育の補助。
　(c) 患者の変化，および方針やプロトコルの変化が求める実践環境における変化の同定。

(5) 基準はケアの質に対する LPN の責任に関するものである。LPN は
　(a) 患者ケアの質に影響する要素を同定し，品質改善の基準と手順の開発に貢献する。
　(b) 看護ケアの質に関するデータの収集に貢献する。
　(c) 個人的，全体的なレベルにおいて，看護ケアと全体的なケアの結果の測定に参加する。

(6) 基準は健康促進に対するLPNの責任に関するものである。LPNは
   (a) 最適な健康を達成するために，ケア，文化，教育ニーズ，レディネス，学習能力に関する患者の文脈に焦点を当てたエビデンスに基づく健康教育プランの選択と実行。そして
   (b) 有効性を決定するための健康教育の結果を評価し，教育戦略に適合させ，必要があればその他の有資格医療専門職に患者を委ねる。

(7) 基準は患者の文化的な配慮に関するLPNの責任に関するものである。LPNは文化的な価値，信条，慣習を認めた医療を提供するために，患者と協働するための文化的な差異に関する基礎的な知識を適用する。

オレゴン州のNursing Practice Actの場合，LPNが実施可能な医療行為，実施不可能な医療行為を具体的に掲げることはしていない。これを読む限りでは，論点となっている静脈注射や点滴等に関しても，全面的に禁止されているわけではないようである。

LPN/LVNの職務範囲に関する規定が州ごとに異なる要因のひとつには、その州におけるRNを代表する団体とLPN/LVNを代表する団体との力関係も，多分に影響する。LPN/LVNの団体はその範囲の拡大を求めるが，一般的にRNの団体はそれを阻止する方向へ動く。

また，Seago (2004)は，LPN/LVNの職務範囲に関する規制の厳しさは，LPN/LVNに対する需要にマイナスの影響を与えるという指摘をしている[259]。これによれば，人口あたりのLPN/LVN数が多いオクラホマ州，ルイジアナ州，ミネソタ州において，州法でLPN/LVNに許容され

---

[259] Seago et.al(2004), p.77参照。人口あたりのLPN/LVN数が最も多いアーカンソー州はレベル3（許容範囲はあまり広くない），続くオクラホマ州，ルイジアナ州はレベル1（とても広い）である。

た職務の範囲はレベル1（とても広い），ノースダコタ州はレベル2（まあまあ広い）となっている。例外的存在として，人口あたりのLPN/LVN数が最も多いアーカンソー州の場合，レベル3（あまり広くない）ではあるが，この指摘はおおむね正しいと言えるであろう。おそらく，これはLPN/LVNの汎用性の広さが，雇用者側である医療施設にとって好都合であると捉えられていることの表れであると考えられる。

③LPNの養成制度
（ⅰ）州法による規定
　それでは，このような職務を担うLPN/LVNは，どのような養成プログラムが設けられているのであろうか。ふたたびオレゴン州の場合を見てみたい。
　RNが2年から4年の期間で養成されるのに対し，LPN/LVNはより短い期間でその資格を取得できる。働きながらLPN/LVN養成プログラムに通う学生も多いことから，短期間で，より少ない費用をもってその資格を取得できるということは，重要な要素である。ここでは，実際にLPN/LVNがどのように養成されているのか，資格取得のために何が求められるのかを，オレゴン州のケースを中心に見てみたい。
　LPN/LVNの養成プログラムを有している教育施設は，現在，全米で約1,100校が登録されている。職業学校，技術学校，コミュニティカレッジがそのほとんどである。少数ではあるが，高等学校にもLPN/LVN資格を取得できるところがある[260]。
　これらの学校は，LPN/LVNの資格取得を最終的な目標としている学校がほとんどであるが，RNになるための足掛かりとしてLPN/LVN資格を取得する学生も多い。ゆえに，ひきつづきRNの資格を取得することを考慮に入れながら作られたプログラムも存在する。例えば，アイオワ州にあるコミュニティカレッジでは，RN志願者もLPN/LVN志願者

---

[260] Lafer et.al(2006), p.12 参照。

も，入学時は同じコースに入学する。入学から1年後に，LPN/LVN 資格試験を受験する者と，残って RN 資格を目指す者とに分かれるシステムになっている。このコースの場合，例年，入学者の 85〜90％は RN 資格取得コースを選ぶ[261]。次に紹介する，オレゴン州の Columbia Gorge Community College もこの形式を採用している。

州の LPN 受験資格取得[262]のために求められるカリキュラムの内容もまた，州によって大きく異なっている。そのほとんどは，1年間のプログラムを修了することで受験資格が取得できるものである。しかし，ノースダコタ州の場合，2年以上のプログラムを修了し，准学士号を取得することが要件とされている。逆に，コネティカット州の場合は，230日で取得できるなど，短いカリキュラム要件の州もある。

オレゴン州の場合，Nursing Practice Act で定められている要件は、次のようなものである。

> 認定の基準（カリキュラム）[263]
>
> (3) LPN のプログラムは以下の基準を満たしていること。
>  (a) LPN のプログラムにおいて，コースの内容と必要な実技は最低 42 単位（4 学期制の場合），あるいは 28 単位（2 学期制の場合）を含んでいなければならない。
>   (A) 生命科学，応用化学，社会科学，行動科学，人文科学：最低 18 単位（4 学期制），あるいは 12 単位（2 学期制）。
>   (B) 看護実技：最低 24 単位（4 学期制），あるいは 16 単位（2 学期制）。このうち 12 単位（4 学期制），あるいは 8 単位（2 学期制）以上を実習にあてなければならない。

---

[261] Seago et.al(2004), p.83 参照。
[262] LPN になるには，養成プログラムを修了することで，州の LPN 資格試験受験の受験資格を得る必要がある。その上で，最終的に資格試験合格することによって，正式に LPN 資格を取得できる方法がとられている。
[263] Oregon Administrative Rules (OARs)　chapter851 division021-0050(2008) Standards for Approval: Curriculum

(b) LPN のプログラムは，看護師として仕事を行う範囲において必要とされる能力を養うために，理論および施設における監督のもとで行われる臨床実習を提供しなければならない。それには以下のものを含む。
(A) 安全なケア環境を作り，維持すること
(B) 看護実践における専門的，法的，倫理的な行動の実演
(C) 知識と問題解決スキルの応用
(D) 安全で，臨床的に適切で，文化的に配慮がなされ，顧客中心のケアの提供。健康の促進，回復，維持のための，あるいは生涯を通じて，そしてケア環境においての一時的緩和のための。
(E) チーム医療体制のメンバーとしての機能
(F) 割り当てのためのリーダーシップ，マネジメントスキル，そして看護援助職員によって提供される直接的な，監督下にあるケアの応用
(G) コミュニケーションを促進させ，情報を管理し，ケアを文書化するためのコンピューターの使用
(H) 費用対効果の高い看護ケアを提供すること，そして，品質改善戦略に参加すること。

RN の養成プログラムと比較すると，LPN/LVN の場合，看護の実務的な側面に焦点を当てたものであることがわかる[264]。

(ⅱ) オレゴン州における LPN 養成プログラムのカリキュラム
オレゴン州には現在，13 の LPN 養成プログラムが設けられている。その内訳は，単科大学 3 校，コミュニティカレッジ 9 校，職業訓練学校 1 校である。この中のコミュニティカレッジから，2 校のカリキュラムを紹介する。ひとつは Mt. Foot Community College の LPN プロ

---

[264] Oregon Revised Statutes, Chapter851-021-0050 参照。

グラムのカリキュラムである。そしてもうひとつは，1年制のLPN養成プログラムとRNの養成を目的とした2年制の准学士号プログラムとが連続して受講できる形式をとっている，Columbia Gorge Community Collegeのカリキュラムである。

　Mt. Foot Community Collegeは，LPNの他にもRNプログラム等，60職種の訓練プログラムを設置しており，オレゴン州内に3つのキャンパスを有している。LPNプログラムは修了年限1年（4学期制），入学定員は30名である。入学までに，州で認可された看護補助者のプログラム，および心肺蘇生法の訓練を修了していることが必要条件となる。また，高等学校等の教育機関において，生物学，数学，国語等の単位を一定程度取得していることも求められている。修了までに必要とされる費用は，実習費，教科書代，白衣代，コンピューター設備の使用料，LPN資格試験費用等を含め，$5,508である。カリキュラムの内容は表4-4の通りである。

　一方のColumbia Gorge Community Collegeは，1977年に創設され，オレゴン州北部のDallesにキャンパスを有している。Columbia Gorge Community Collegeのカリキュラムにおいて特徴的なことは，LPN養成を目的とした1年制プログラムと，RN養成を目的とした2年制の准学士プログラムとが，連続した形で設置されていることである。入学に当たって事前に数学等の単位取得が必要とされることはMt. Footコミュニティカレッジと同様であるが，認定看護補助者の資格や心肺蘇生法訓練の受講は求められていない。費用は1年次に$5,663，2年次には$5,540，すなわち1年間のLPN養成プログラムの場合は　$5,663，2年間受講するAssociate Degreeプログラムの場合には合計して$11,203が必要になる。

　Columbia Gorge Community Collegeのカリキュラムは、表4-5の通りである。

表4-4 Mt. Foot Community College LPN養成プログラムにおけるカリキュラム（2008年版）

|  | 科目名 | 単位数 | 合計単位 |
|---|---|---|---|
| 1学期（春） | 看護実務入門 | 4 | 12 |
|  | 看護計画 | 2 |  |
|  | 解剖学概論、生理学Ⅰ | 4 |  |
|  | 医療用語学 | 2 |  |
| 2学期（夏） | 看護実務基礎 | 8 | 12 |
|  | 解剖学概論、生理学Ⅱ | 4 |  |
| 3学期（秋） | 成人看護基礎 | 11 | 14 |
|  | 人間関係心理学または一般心理 | 3 |  |
| 4学期（冬） | 上級看護実務、特殊看護実務 | 12 | 12 |

Mt. Foot Community College, Practical Nursing Certificate Program Application, for Spring 2009, p.5 より引用

表4-5 Columbia Gorge Community College 看護師養成プログラムにおけるカリキュラム

|  | 科目名 | 単位数 |
|---|---|---|
| プレコース | 解剖学、生理学Ⅰ | 4 |
|  | 化学 | 5 |
|  | 中級代数学 | 4 |
|  | 英作文 | 4 |

|  | 科目名 | 単位数 |
|---|---|---|
| 夏期講習 | 看護計画 | 3 |

1年次　　　（LPN コース、Registered Nurse コースとも受講）

|  | 科目名 | 単位数 | 合計単位 |
|---|---|---|---|
| 1学期(秋) | 看護学Ⅰ | 9 | 13 |
|  | 入門心理学Ⅰ | 4 |  |
| 2学期(冬) | 解剖学、生理学 | 4 | 17 |
|  | 看護学Ⅱ | 9 |  |
|  | 人間発達学 | 4 |  |
| 3学期(春) | 解剖学、生理学 | 4 | 18 |
|  | 看護学Ⅲ | 9 |  |
|  | 微生物学 | 5 |  |

2年次　　　（Registered Nurse コースのみ受講）

|  | 科目名 | 単位数 | 合計単位 |
|---|---|---|---|
| 1学期(秋) | 看護学Ⅳ | 9 | 17 |
|  | 社会科学（選択） | 4 |  |
|  | 一般教養（選択） | 4 |  |
| 2学期(冬) | 看護学Ⅴ | 9 | 17 |
|  | 社会科学（選択） | 4 |  |
|  | 一般教養（選択） | 4 |  |
| 3学期(春) | 看護学Ⅵ | 8 | 16 |
|  | 人間学・芸術・コミュニケーション学 | 4 |  |
|  | 一般教養（選択） | 4 |  |

Columbia Gorge Community College, Nursing Information Packet 2009-2010, p.4 より引用

## ④LPN/LVN 制度が示唆すること

　ここまでの LPN/LVN に関する職務と養成制度の考察から，アメリカ

合衆国全体の LPN/LVN 制度について指摘できる点をいくつか掲げたい。

第一に，看護師が高学歴化し，上級看護師を筆頭に，専門職種としての地位を築いてきたアメリカ合衆国においても，現場での看護実務を重視した LPN/LVN は、確かな役割を与えられ，その資格の必要性も未だ高いという点である。現在，看護教育は医療知識を重視し，より専門性を高める方向へと向かいつつある。しかし，看護の現場を担う人材の不足が深刻化する現在，確かな看護の技術を備えた実務的な看護師の需要は非常に高いはずである。LPN/LVN は，高度に専門的な医療行為こそ認められていないものの，看護にまつわる職務の最も大きい部分を占めるであろう日常的なケアを下支えする存在として貴重である。また，次節にて述べる看護補助者と比べた場合でも，州で認可された正規の教育を受けている LPN/LVN の医療・看護の知識と技術とは，格段に信頼の高いものである。RN 資格を4年制大学で取得するケースが増えている中，1年間という比較的短い期間で資格が取得でき，安定した収入を得られるということは，非常に価値がある[265]。

第二に，LPN/LVN に許可されている職務の範囲に関しては，依然問題を含むという点である。LPN/LVN の職業団体や労働組合は，現在も可能とされる職務の拡大を目指している[266]。しかし，LPN/LVN の職務が RN により近づいた場合，LPN/LVN と RN との，年収平均にして

---

[265] 我が国の看護師制度に当てはめた場合，LPN/LVN に最も近い存在であると考えられるのは准看護師である。日本看護協会始め，看護師側は准看護師制度を廃止し，正看護師へ一本化する方向へ動いている。一方で，日本医師会等は一本化に反対の立場をとっている。現在の准看護師制度には問題点も多いため，その制度の見直しが必要であることは否定しない。とりわけ，准看護師の職務に関して，明確な規定が定められていないことは大きな問題であると考える。保健師助産師看護師法第6条において，「医師，歯科医師又は看護師の指示を受けて，前条に規定することを行う」とされているのみである。事実上，多くの場合，正看護師と同様の職務を担っているにもかかわらず，その資格を理由に正看護師との給与格差が依然残されている等，議論すべき点は多い。

[266] ICU で働く LPN/LVN に対するインタビュー調査によると，ほとんどの LPN/LVN は自身の職務遂行能力について「州の規定で制限されている範囲よりも，もっとできるはず」と捉えている。逆に，RN の多数は LPN/LVN の職務について，彼女たちの看護職としての教育水準を理由に，ICU のような患者の容態が変化しやすいユニットではなく，安定した長期型の療養病棟で働くことがふさわしいと考えている。Ingersoll(1995), p.84-86 参照。

$20,000 の給与格差は，職務の違いを理由として説明することができるものではなくなるであろう[267]。

### (3) 看護補助者

アメリカの看護に関する分業体制において最も特徴的であることは，この看護補助者の存在であると考える。看護補助者がベッドサイドにおける患者ケアの多くを担っていることが，RN をこれらの職務から解放することを可能にしている大きな要因である。第 1 章の看護職種の派遣労働の項でも示した通り，その賃金水準は全体的に見ると，RN や LPN/LVN より低い。しかし，看護補助者が一般的に担っていると考えられる職務を見てみると，必ずしも熟練を要しないものではないのである。そして，CNA のように州の看護委員会が認定した資格を有している看護補助者も多く，病院外での教育訓練を積んできている。また，CNA の資格を有している場合は特に，ひとつの職種別労働市場を形成している様子がうかがえる。それでは，この看護補助者，とりわけ州の認定を受けた CNA と呼ばれる者たちは，いかなる教育訓練を経ており，いかなる職務を担っているのであろうか。認定看護補助者の場合を中心に述べたい。

オレゴン州には，CNA（Certified Nursing Assistant：認定看護補助者）レベル 1，レベル 2，そして CMA（Certified Medication Aide：認定与薬補助者）という 3 種類の看護補助職種が定められている。現在，すべての州において CNA の認定制度が存在する。なお，Budden(2011)) によれば，オレゴン州のみならず 34 の州で CMA の認定制度が設けられている[268]。以下，CNA1 および 2 と，CMA とに分けて，それぞれの養成課程と職務について考察する。

---

[267] LPN/LVN の職業団体は，全米共通の基準を定めることにより，流動性を高めることを提案している。
[268] Budden(2011), p.19。

第4章　看護職種の分業システム

(i) CNA (Certified Nursing Assistant：認定看護補助者) レベル 1, レベル 2

　オレゴン州法ではCNAについて、「CNAとは、その規則の中で具体化された必要事項を満たすことによって認定された最新のオレゴン州のCNA資格を保持する者、CNA登録所に名前が載っている者、看護ケアの提供において、有資格の看護師を補助する者を意味する」と定義している。CNAにはレベル1と2があり、それぞれ、CNA1を「最新のオレゴン州のCAN認定を受け、看護ケア提供において有資格看護師を補助する者」、CNA2を「CNA2カテゴリーの一つあるいはそれ以上に対する規則において具体化された必要事項を満たしたCNA1のことを意味する」と定めている[269]。CNA資格には更新制度が設けられており、2年以内にCNAとして最低400時間有償労働をすることが要件となる[270]。

　オレゴン州における2014年時点での各看護職の資格保持者と平均年齢は表4-6の通りである。また、CNAおよびCMAの人種の内訳は図4-5・図4-6の通りである。オレゴン州の全人口における比率では白人が78.5％であり、これと比較すると、CNA・CMAでは有色人種の比率が高くなっている。

図4-4　オレゴン州における認定看護補助者のシステム

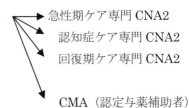

筆者作成

---

[269] 851-061-0020　Definitions - Standards for Training Programs for Nursing Assistants and Medication Aides
[270] 無償労働はここにはカウントされない。家族に対してCNAとしてのケアを行った場合、それが有償であればカウントされる。

219

CNA の養成プログラムは州法で定められた基準を満たしている必要があるが，場合によっては座学部分はオンラインでの教育も可能である。CNA1 の場合，75 時間の座学と 75 時間の臨床実習，計 150 時間の教育

表 4 - 6　オレゴン州における看護資格保持者の数と平均年齢

| 資格名 | 資格保持者数 | 平均年齢 |
| --- | --- | --- |
| Registered Nurse | 50,749 | 48 歳 |
| LPN | 4,720 | 44 歳 |
| CNA | 19,064 | 38 歳 |
| CMA | 1,128 | 44 歳 |

Oregon Board of Nursing のホームページより筆者作成

を受けることが要件となっている[271]。現在，オレゴン州では CNA1 の養成プログラムが 42 存在する。そのうち半数以上はコミュニティカレッジが提供しているものである。その他には病院，ナーシングホーム，専門学校，高等学校，自治体などが提供主体となっている。そのうちの一つである Columbia Gorge Community College の場合，カリキュラムの内容は表 4 - 7 の通りである。医学的な知識を習得するための科目や実習が多く設けられていることが特徴的である。このことは，患者の生活援助や雑用に携わるのではなく，身体的なケアに積極的に関わるこの資格の性質が現れていると言えるであろう。このうち，実習における学生対教員比率は，州法で臨床実習の間常に教員一人当たり学生 10 人以内でなければならないとされている。

---

[271] Oregon Administrative Rules (OARs)　chapter851 division061-0090(2002) Standards for Program Approval: Curriculum

第 4 章　看護職種の分業システム

図 4 - 5　オレゴン州 CNA の人種構成

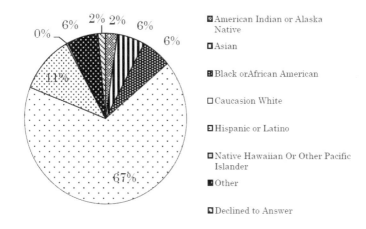

図 4 - 6　オレゴン州 CMA の人種構成

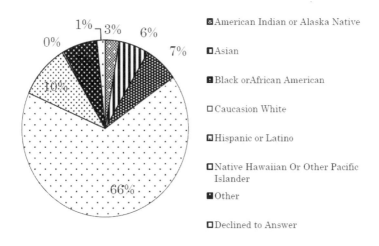

図 4-5, 4-6 とも Oregon Board of Nursing のホームページより筆者作成

プログラム認可の基準（カリキュラム）[272]

(2) CNA1 の訓練プログラムは以下のものを含むこと。
  (a) 75 時間の座学と 75 時間の臨床実習に分かれた最低 150 時間の教育。
  (b) 学生の患者ケアに先だって，施設のオリエンテーションに加えて，理解と能力を調べるための学習スキルに関する卒業生のデモンストレーションを含んだ最低 24 時間の監督された教室あるいは実験室での教育。
  (c) 病院，ナーシングホーム，在宅看護，介護施設における最低 75 時間の臨床実習。そこでは当番の RN が計画された学生の臨床実習期間すべての時間にいなければならず，実質的にすべての資格基準に責任をもち，委員会の認めたカリキュラムにおいて教えられたスキルを形成するために生徒に対して機会を提供する。

(3) オンライン看護補助者レベル 1 訓練プログラムは以下のものを含む。
  (a) 格付け内容の全国的に認められた基準による最低 51 時間相当。
  (b) カリキュラムのオンライン部分を首尾よく修了した後，遅くとも 2 週間以内に監督のもとに置かれた実験室での教育最低 24 時間。そのプログラムの実験室の部分は，学生の患者ケアに先だって，施設のオリエンテーションに加えて，理解と能力を調べるための学習スキルに関する卒業生のデモンストレーションを含んでいること。
  (c) 病院，ナーシングホーム，在宅看護，介護施設における最低 75 時間の臨床実習。そこでは当番の RN が計画された学生の臨床実習期間すべての時間にいなければならず，実質的にすべての資格基準に責任をもち，委員会の認めたカリキュラムにおいて教えられたスキルを形成するために生徒に対して機会を提供する。

---

[272] Oregon Administrative Rule(OARs) chapter851 division061-0090(1990)　Standards for Program Approval: Curriculum

(d) 電子メールで提供されたプログラムを維持するための，継続した技術サポートサービス。それにはスタッフィング，信頼性，プライバシー，安全の提供を含む。
(e) 各自に必要な教育的ハードウエア，ソフトウエア，デリバリーシステムにおける学生への継続的な技術サポートサービス。

(4) CNA2 の訓練プログラムは，以下の点について委員会の認証を受けること。
(a) その他の委員会が認めた標準化されたカテゴリーカリキュラムを訓練時間の点で変更するかもしれない，標準化されたカテゴリーカリキュラム。
(b) 能力評価。

現在，オレゴン州では **CNA1** の養成プログラムが 42 存在する。そのうち半数以上はコミュニティカレッジが提供しているものである。その他には病院，ナーシングホーム，専門学校，高等学校，自治体などが提供主体となっている。そのうちの一つである Columbia Gorge Community College の場合，カリキュラムの内容は次頁の通りである。

表 4-7 Columbia Gorge Community College Nursing Assistant 養成プログラムのカリキュラム (2012 年秋学期)

| | |
|---|---|
| イントロダクション，州看護法と看護補助者の役割，患者の権利，コミュニケーション，観察と報告 | 8.5 時間 |
| 緊急時の固定，感染症の管理，個人用防具，身体機能の原理，安全，環境，患者への理解，人間のニーズと発達，実習（個人のケア） | 8.5 時間 |
| 新しい職務のデモンストレーション，実践と復習のデモンストレーション，心肺蘇生，自動体外式除細動装置 | 8.5 時間 |
| 身体のシステム，慢性・急性疾患の症状，認知症，バイタルサイン，痛み，実習（個人のケア） | 8.5 時間 |
| 身体のシステム，一般的な慢性・急性疾患の症状，実習（個人のケア） | 8.5 時間 |
| 基礎看護技術，栄養学，水和，実習（個人のケア） | 8.5 時間 |
| リハビリテーションと回復，実習（個人のケア） | 8.5 時間 |
| セルフケア，求職，実習（個人のケア） | 8.5 時間 |
| 最終確認など，実習（個人のケア） | 8.5 時間 |
| Mid-Term，復習のデモンストレーション，実習，施設見学ツアー | 8.5 時間 |
| 最終試験[273] | 4 時間 |

出典：Columbia Gorge Community College ホームページより引用

　このうち，実習における学生対教員比率は，州法で臨床実習の間常に教員一人当たり学生 10 人以内でなければならないとされている。

　それでは，実際に CNA1 の職務とされているのはどのようなことであろうか。再び，オレゴン州法から考察したい。

---

[273] 州法では 75% が合格基準点とされている。

CNA に認められた職務と基準[274]

(1) 資格のある看護師の監督のもと，CNA は以下のような職務でケアを提供し，患者を補助する。
　(a) 感染管理に関する職務，予防に基づく基準あるいは伝達
　　　(A) ベッドメイキングとリネンの処理
　　　(B) 患者環境の管理
　　　(C) 有害廃棄物の取り扱いと処理
　　　(D) 汚物の取り扱い
　　　(E) 手洗いと手の衛生
　　　(F) 患者の清潔と身づくろいの維持
　　　(G) 個人的な予測技術の使用
　(b) 安全と緊急処置に関する職務
　　　(A) 患者の移動と運搬
　　　(B) 患者の車いすあるいは専門的な椅子への移動
　　　(C) 患者の体位交換
　　　(D) リフトや安全に患者を扱う器具の使用
　　　(E) 酸素のオンとオフ，安定期の患者に対してあらかじめ決められた流出率で壁やタンクの間の酸素を移動すること。
　　　(F) 職場における危険管理
　　　(G) 火災の予防
　　　(H) 転落の予防
　　　(I) 心肺蘇生の実施
　(c) 日常生活における活動に関する職務
　　　(A) 栄養と水和の援助
　　　　（ⅰ）食事の補助
　　　　（ⅱ）身長と体重の測定と記録

---

[274] Oregon Administrative Rules (OARs)　chapter851 division63-30(1999)

    (ⅲ) 摂取と排出の測定と記録
    (ⅳ) 栄養と水分の摂取に対する患者の体位固定
    (ⅴ) 窒息と異物の吸引の予防
    (ⅵ) 脱水の予防
(B) 排せつの援助
    (ⅰ) 腸の排せつのための座薬の管理。処方を除く。
    (ⅱ) 浣腸剤の管理
    (ⅲ) 差し込み用便器としびんの使用の援助
    (ⅳ) 用便の援助
    (ⅴ) 被検物の採集。つば，痰，便，尿。
    (ⅵ) カテーテルの提供。外的な尿道カテーテルの使用と除去を含む。
    (ⅶ) 既存の，健康な瘻に対するケアの提供。瘻のある側の清掃，瘻バッグを空にすること，肌に接触しない瘻バッグの交換。
    (ⅷ) 陰部のケア，失禁のケア
(C) 個人的なケアの援助
    (ⅰ) 入浴
    (ⅱ) 快適なケアの提供
    (ⅲ) 衣服の着脱
    (ⅳ) 身づくろい。義歯，メガネの使用とケア，聴取の補助
    (ⅴ) 爪のケア
    (ⅵ) 口腔の衛生
    (ⅶ) 洗髪と髪の毛のケア
    (ⅷ) ひげそり
    (ⅸ) 皮膚のケア。処方されていないシラミ駆除剤の使用，局部に用いる処方されていない保護クリームや軟膏クリームの予防的スキンケアのための使用，肌の無傷の維持，圧迫，摩擦，刈り込みの予防，反圧迫器具の使用を含む。
(D) 固定器具と拘束器具の援助

(E) 回復の援助
  ( i ) 歩行
  ( ii ) 食事，身づくろい，その他個人的なケアの職務に対する補助器具の使用への援助と促進
  (iii) 排便と排尿の訓練の援助
  (iv) 食事と日常生活の訓練の援助
  ( v ) 松葉づえ，歩行器，車椅子の使用の援助
  (vi) 塞栓予防ストッキング，装具，矯正具，人工的補充物（義肢や義足など）の着脱の援助
  (vii) 四肢を持ちあげること
  (viii) 正しい姿勢の維持
  (ix) 動作訓練の幅を決めること
  ( x ) 踏み台の使用
  (xi) 移動，歩行，正しい姿勢の維持のための器具を用いる患者に対してそれらを使用させること，その援助。
(d) 観察と報告の援助の職務
(A) 咳きと深呼吸の援助
(B) 容体の変化の観察と有資格の看護師に対する報告
  (C) 測定と記録
    ( i ) 体温，脈拍，呼吸，血圧
    ( ii ) 嘔吐
    (iii) 下痢
    (iv) 施設の痛みスケールを用いた痛みのレベル
    ( v ) 酸素量
    (vi) 排尿，尿道からと排尿システムの双方から。
(e) 文書の職務
(f) 終末期ケアの援助

以上のように，患者のベッドサイドにおけるケアの相当に幅広い部分を，この CNA1 が担うものと想定されている。わずか 150 時間の教育

を受けたにすぎない補助職種であるCNAが，このような職務を担うのがアメリカの看護チームにおける役割分担なのである。

それでは，さらに専門的に特化した上級のCNA資格であるCNA2の場合はどうであろうか。CNA2には，急性期ケア，認知症ケア，回復期ケアの3種類がある。提供主体は，コミュニティカレッジ，病院，ナーシングホーム，自治体である。Columbia Gorge Community Collegeには，急性期ケアのコースが設置されている。下記表4-8が具体的なカリキュラムである。これは約50時間にわたり，CNA1と比較するとさらに専門的な医療の知識を習得する内容となっている。これを見ると，簡単な検査はCNA2に委譲されている様子を伺うことができ，カテーテルの着脱もCNA2が行うことができるよう育成される。CNA、とりわけCAN2に至っては，患者とのコミュニケーションや癒しの役割，生活援助の技術だけが求められるのではないことが明らかとなる。

表4-8 Columbia Gorge Community College Nursing Assistant2 Core and Acute Care 養成プログラムのカリキュラム（2012年冬学期）

| | |
|---|---|
| イントロダクション，反応の観察，循環器系，消化器系，内分泌系，皮膚，免疫系，筋骨格，神経系，精神衛生 | 5.5時間 |
| 生殖機能，出産後のケア，母体と新生児，呼吸器，泌尿器系，腎臓透析，術後ケア，痛み | 5.5時間 |
| データ収集技術：コミュニケーションと認識力の使用，膀胱のスキャンニング，CBG検査，新生児聴力検査，心電図と遠隔計測法の電極の設置，胃の内容物における血液とpH値の検査，便の潜血検査，計量棒による尿検査，バイタルサイン（手動と自動），検眼，排泄器具の取り出しと測定，酸素パルス，直腸周辺の清拭 | 5.5時間 |
| データ収集技術，人間関係スキル，傾聴，反応，言い換え，怒った患者への介入，必要に応じて上記のデモンストレーション | 5.5時間 |

## 第4章 看護職種の分業システム

| 安全な感染管理，安全，文書処理，JCAHOの目標，リスク認識 | 5.5時間 |
|---|---|
| 技術のデモンストレーション：チューブを通した流動食の注入，シラミ治療の適用，シーケンシャル装置の適用，肥満，リフト装置，持続運動マシン，非緊急時のギプス除去，瘻の清掃と交換など | 5.5時間 |
| 断続的なカテーテルの挿入，心電図と遠隔操作法のリードの設置，咽頭の吸入，酸素の入力と出力，冷湿布・温湿布の適用 | 5.5時間 |
| テスト，すべての手順の修了とサインオフ，臨床のインストラクション，病院見学ツアー | 5.5時間 |
| 最終筆記・実技試験実習（個人のケア） | 5.5時間 |

出典：Columbia Gorge Community Collegeホームページより引用

　それぞれの CNA2 が行うものとされている職務に関する州法の規定は下記の通りである。

　　CNA2 のケアカテゴリーに認められた職務と基準[275]

　(1) 有資格看護師の監督のもと，CNA2 は以下のようなケアと援助を患者に提供する。
　　(a) 対人関係スキルとコミュニケーションに関する職務。
　　(b) 痛みの緩和
　　　(A) 痛みに対する反応を観察し，収集する。
　　　(B) 痛みを緩和する。
　　　　（ⅰ）ガイド付きの映像や深いリラックスについてのあらか

---

[275] Oregon Administrative Rules (OARs)　chapter851 division63-35(2007)

じめ作られた視聴覚　機材を使うなどの補完医療のセラピーに対する補助。
　　（ⅱ）痛みとのつきあい方に関する計画活動。
　　（ⅲ）快適な方法の提供。
　　（ⅳ）看護師への報告
　　（ⅴ）体位の交換。
　　（ⅵ）疾患のない組織をマッサージするために接触を用いること
(c) 技術的なスキルに関する職務
　(A) 支柱幽門，空腸造瘻手術でできた開口部，食道チューブ摂食に対して水分や流動物を与えること。
　(B) 逐次的に使用する圧縮器具を適用すること。
　(C) 温熱・冷却療法の援助
　(D) 膀胱のX線チェック
　(E) 既存のチューブ食のバッグを交換すること
　(F) 指の血管からの採血
　(G) 鼻から胃に管を通した給水管の中断と再生
　(H) インセンティブ・スパイロメーターの強化的な使用
　(I) 口腔咽頭給水
　(J) バイタルサインのチェック
　　（ⅰ）心電図
　　（ⅱ）血圧－手動および電気による。前腕，上腕，大腿，下肢の圧力。
　(K) 便の潜血の検査
　(L) 計量棒による尿検査
(d) 伝染病のコントロールに関する職務
　(A) 衣服，瘻器具，皮膚に接触するバッグの交換
　(B) カテーテル口からの無菌の尿標本の採取

(C) フォーリーカテーテルの停止
(D) 排出器具および閉鎖式の排出システムからの排出物を測定し，記録し，取り出すこと。
(E) 慢性的な症状のための断続的で直線的な尿道カテーテルを清潔にすること。

(2) 851-063-0035 に加えて，有資格看護師の監督のもと，急性期ケア CNA2 は患者のために以下のようなケアと援助を行う。
  (a) 観察と報告に関する職務
  (b) 技術的なスキルに関する職務
    (A) 持続受動運動装置の入力と出力の患者への援助
    (B) 直腸の標本の採取
    (C) 心電図の設置
    (D) 遠隔計測法に対する心電図の設置
    (E) 非緊急時のギブスの除去
    (F) 新生児聴覚スクリーニング
    (G) 牽引器具のセッティング
    (H) 潜血あるいは pH 値に関する胃の内容物の検査
  (c) 文書に関する職務

(3) 851-063-0035 に加えて，有資格看護師の監督のもと，認知症ケア CNA2 は患者に対して以下のようなケアと援助を行う。
  (a) 個人的なケアに関する職務
    (A) 個人的な好みや個性的な要求に応えるためのケアの調整
    (B) 認知症の人の特殊な体力，能力，好みに関する情報を収集すること
  (b) 観察と報告に関する職務
    (A) 認知症の人の通常の状態から逸脱した発見，パターン，癖，

行動を同定すること。
　(B) 有資格看護師に報告されるべき認知症の人の変化を認識すること。
　(C) 薬剤に対する反応を観察し，必要な時は有資格看護師に報告する。
　(D) 認知症の人の痛みに対する反応を観察し，収集する。
　(E) 問題に対する介入とケアプランのアプローチに対する認知症の人の反応を有資格看護師に知らせる。
(c) 対人関係スキル，コミュニケーションに関する職務
　(A) 認知症の人の，および自分自身を，危険な状況から保護する。
　(B) 認知症の人の生活の質を高めるためにコミュニケーション技術を用いる
(d) 日常生活における活動に関する職務
　(A) 認知症の人が自分の面倒を見られることを促進するための技術を用いる。
　(B) 認知症の人のパターンや癖に対して ADL アプローチを調整する
(e) 行動に関する職務
　(A) 認知症の人に対して有意義な時間をつくる
　(B) 個人的な好みや癖を援助する
(f) 安全に関する職務
　(A) 認知症の人に対する安全性のリスクを同定する
　(B) 認知症の人が活動するときは予防，補助，保護のための方法や器具を適用する。
(g) 環境に関する職務。認知症の人に対する，安全，平穏，安定，自宅と同様の環境を提供することを含む。
(h) 終末期ケアに関する職務

(A) 終末期に近づいている患者の徴候を認識すること。
(B) 慈悲深い終末期ケアを提供すること
　(i) 文書に関する職務

(4) 851-063-0035 (1) に加えて，有資格看護師による監督のもと，回復ケア CNA2 は以下の患者ケアと援助を提供する。
　(a) 日常生活の活動に関する職務
　　(A) 最適な自律と機能の促進と維持
　　(B) 職務の分割
　　(C) 適応のための，補助のための，治療のための器具の使用
　(b) 栄養と水和の促進に関する職務
　(c) 運動能力の促進に関する職務
　　(A) 治療上の体位調整テクニックの適用
　　(B) 持続受動運動装置の入力と出力の患者への援助
　　(C) 複雑な医療上の問題をもつ患者に対して，可動域を広げること
　　(D) 適応するための，補助するための，治療上の器具を使用すること。
　(d) 機能上の能力の促進に関する職務
　(e) 文書に関する職務

　以上のように，現在の認定看護補助者の職務は二つのレベルに分かれ，上級のレベル2になるとそれぞれの専門分野に分化するなど，制度がより洗練されたものとなっている。また，課せられる職務もより専門化し，細分化されたものになっている。細分化のもうひとつの表れとして，看護職務のうち，与薬に関する職務のみに特化した職種も存在している。これが次に述べる CMA（認定与薬補助者）である。

(ⅱ) CMA（Certified Medication Aide：認定与薬補助者）

オレゴン州法の定義によれば，CMA とは，「注入方式ではない薬剤の管理に関する追加的な訓練を受け，瑕疵のないオレゴン州の認証を受けた認定与薬補助者」のことを意味している[276]。活躍の場は高齢者療養施設が中心であるが，看護職種の取り扱う与薬に関する職務を専門として，その一部を担う存在である。オレゴン州の場合，CMA の訓練プログラムに入学するためには，CNA1 の資格を有していなければならず，CNA1 として最低 6 カ月の実務経験が必要である。

CMA の訓練プログラムは，最低 60 時間の座学と最低 24 時間のマンツーマンで監督される臨床実習が課されている。オレゴン州には現在 14 の CMA 訓練プログラムが設置されている。開設主体は CNA と同様にコミュニティカレッジ，病院やナーシングホームに設置されている。

CMA の訓練プログラムには州の看護局が下記のような方針を表明している[277]。

---

Ⅰ．学生がクライアントのケアを行うに先駆けて行う授業の指導には
　以下のものを含んでいること。
　(A)与薬の管理という概念
　　(1)専門用語と一般的に使用される略語
　　(2)身体の構造と一般的な活動に関する与薬の分類
　　　(a)抗生物質
　　　　（ⅰ）バクテリア，真菌，ウイルスあるいはその他の微生物
　　　　　のコントロールと予防。
　　　(b)循環器系
　　　　（ⅰ）不規則な，早すぎるあるいは遅すぎる心拍を治すもの
　　　　（ⅱ）血液の凝固を予防するもの　（ⅲ）低血圧に関するもの
　　　(c)皮膚科系

---

[276] 851-061-0020　Definitions - Standards for Training Programs for Nursing Assistants and Medication Aides
[277] Curriculum Content for Medication Aide Training Programs
　　(http://www.oregon.gov/OSBN/pdfs/policies/macurr_1.pdf, 2014 年 3 月 17 日アクセス)

　　　　　（ⅰ）感染予防に関するもの　　　（ⅱ）抗炎症剤
　　(d)内分泌系
　　　　　（ⅰ）糖尿病治療に関するもの　（ⅱ）炎症を緩和するもの
　　　　　（ⅲ）ホルモン剤
　　(e)消化器系
　　　　　（ⅰ）胃腸の運動を促進するもの　　　（ⅱ）酸を中和するもの
　　　　　（ⅲ）下痢止め　（ⅳ）胃酸を減らすもの
　　(f)筋骨格系
　　　　　（ⅰ）筋弛緩剤
　　(g)神経系
　　　　　（ⅰ）発作を予防するもの　　　（ⅱ）痛みを和らげるもの
　　　　　（ⅲ）低体温に関するもの　（ⅳ）パーキンソン病に関するもの
　　　　　（ⅴ）抗鬱剤　　（ⅵ）睡眠を促進するもの　（ⅶ）不安を和ら
　　　　　げるもの　　（ⅷ）精神病治療薬　（ⅸ）精神安定剤
　　(h)栄養剤/ビタミン剤/ミネラル剤
　　　　　（ⅰ）体内から失われた，または低下した化学物質を置き換
　　　　　えるもの
　　(i)呼吸器系
　　　　　（ⅰ）粘液の生産を減少させるもの　　　（ⅱ）気管支拡張剤
　　　　　（ⅲ）咳止め/去痰薬　　　（ⅳ）充血緩和剤
　　(j)感覚器系
　　　　　（ⅰ）緑内障に関するもの　（ⅱ）人口の涙　（ⅲ）耳垢の乳化剤
　　(k)泌尿器系
　　　　　（ⅰ）腎臓からの水分の濾過を促進させるもの
(3)ジェネリックと商品名
(4)服用量の範囲と作用
(5)身体機能への与薬の作用
　(l)最大許容量　　　(m)食物や他の薬との相互作用
　(n)協働と拮抗　　　(o)特異体質　　　(p)異常
(6)副作用
(7)アレルギー反応（過敏症）
(8)与薬経路
(9)情報の参照とソース

(10) 基本的な予防手段を含む, 感染症コントロールの手順, そして
(11) 不完全な与薬のオーダーを扱う方法を含む, クライアントの安全とエラーの予防
(B) CMA の役割, 責任, 法的な側面と限界
 (1) CMA に認められた職務について
  (a) 許可された, そして禁じられた与薬管理のルート
  (b) 許可された, そして禁じられた与薬のタイプ
  (c) 許可された手順。抹消血管の血糖を測定すること, 設けられた空腸造瘻あるいは胃の栄養チューブからの水分補給を含む。
  (d) 独立して診断や処置を行うことのできる有資格の医療専門職から与薬に関する口頭あるいは電話による指示を受けること。それらは特別な管理法規が適用になる以下のようなコミュニティケア施設において CMA が働く場合にのみ用いることができる。
   ( i ) オレゴン州法 Chapter411, Division050 で認可された Adult Foster Home
   (ii) オレゴン州法 Chapter411, Division054 で認可された Residential Care Facilities
   (iii) オレゴン州法 Chapter411, Division054 で認可された Assisted Living Facilities
 (2) CMA の看護師への報告責任
 (3) 看護師が常駐せず, 直接的な監督が不可能なコミュニティケア施設において働く場合の CMA の責任
 (4) 役割や許可された職務に関するコンフリクトについて表現する方法
 (5) クライアントの与薬に関する権利。これには秘密を守る権利および与薬について知り, 拒否する権利を含む。
 (6) 連邦法および州法で定められた施設における CMA の役割
 (7) 権限の委譲
(C) 服用量の計算。メートル法の, 家庭用の量りを使った方法を含む。
(D) 与薬の管理と記録
 (1) 与薬の形態
  (a) 液体

(ⅰ)エアゾール 　(ⅱ)点滴　 (ⅲ)エリキシル剤　 (ⅳ)吸入薬
(ⅴ)液剤　 (ⅵ)スプレー　 (ⅶ)サスペンション
(ⅷ)シロップ　 (ⅸ)チンキ剤
(b)固形・半固形
(ⅰ)キャプレット　 (ⅱ)カプセル　 (ⅲ)糖衣　 (ⅳ)クリーム
(ⅴ)分解できるタブレット　 (ⅵ)リニメント剤
(ⅶ)ローション　 (ⅷ)薬用ドロップ　 (ⅸ)軟膏　 (ⅹ)ペースト
(ⅺ)パウダー　 (ⅻ)分割錠と非分割錠　 (ⅹⅲ)徐放性のもの
(2) 薬のパッケージング
(3) 薬の保管
(4) 認可されたルートによる薬の準備と管理
(5) 正しい薬の管理の手順
　(a)手の洗浄と消毒
　(b)管理前の脈拍と血圧のチェックを必要とする与薬のふりかえり
　(c)クライアントの同定　　(d)自己紹介
　(e)これから行うことの説明　 (f)必要であればグローブをはめ
　(g)特別に考慮すべき事項の観察
　(h)クライアントのポジショニング　 (i)説明したことの実施
　(j)手の洗浄と消毒　　(k)記録
(6) 6つの正確
　(a)クライントの正確　(b)薬品の正確　(c)服用量の正確
　(d)ルートの正確　(e)時間の正確　そして　(f)記録の正確
(7) 3つの安全チェック
　(a)いつ保管庫から薬のパッケージを取り出すか
　(b)いつパッケージやコンテナから薬を取り出すか
　(c)いつパッケージを元の保管場所に戻すか
(8) 与薬管理において，個人的な年齢による特性（文化的，家庭的，社会的，心理的）を考慮すること
(9) 与薬管理記録の使用
　(a)与薬を管理する。そして　　(b)与薬管理を記録する
(10) 与薬エラーと報告の方法
(11) 検査と在庫のシステム
　(a)麻酔薬　そして　(b)消費期限の切れた，あるいは使用してい

ない薬品の処分

Ⅱ．訓練コースの間，能力を実習・臨床スキルチェックリストの十分な修了による証拠として，学生は少なくとも次のようなスキル能力のデモンストレーションを首尾よく行わなければならない。
　(A)疾病コントロール・予防センターのガイドラインに基づく手の衛生法を含む，スタンダード予防策に従うこと
　(B)与薬の準備を行うこと
　(C) 3つの安全チェックを完了すること
　(D)略語を正しく判断すること
　(E)服用量を正確に量ること
　(F)薬が与える特別な薬品特性を確実に確かめること
　　(1)分類　(2)服用量　(3)副作用
　(G)薬を与える前に知っている薬物アレルギーをチェックすること
　(H)与える前に与薬の満了の日をチェックすること
　(I)与薬の経過に関する組織のシステムを用いること
　(J)守秘義務を守ること
　(K)正しい与薬管理の手順（6つの正確）に従うこと
　　(1)クラントの正確　(2)薬品の正確　(3)服用量の正確
　　(4)ルートの正確　(5)時間の正確　そして　(6)記録の正確
　(L)液体の薬品を正確に量ること
　(M)少なくとも以下のルートによって、適切に薬を与えること
　　(1)口から　(2)舌下から　(3)頬面から　(4)目から　(5)耳から(6)鼻から(7)直腸から(8)膣から　(9)皮膚の軟膏、局所的なパッチや経皮薬を含む
　　(10)胃や空腸造瘻のチューブから
　　(11)エアゾール・噴霧器による予め量られた与薬
　　(12)量られた手動の吸入器による与薬
　(N)クライアントが薬を飲みこむ観察を行うこと
　(O)必要に応じて（薬品参照書や看護師長などによって）リソースを調べること
　(P)薬品の保管庫やカートの安全性を維持すること
　(Q)与薬に続いて直ちにその記録を行うこと

> (R) 看護師への適切な報告をデモンストレーションすること
>
> Ⅲ．プログラムディレクターや主任インストラクターの指示に従い，実習デモンストレーションのスキルには座学や臨床実習も含まれなければならない。

CMA の訓練プログラムに関しては下記のような規定が設けられている。

> (a) CMA の訓練プログラムは，最低 60 時間の座学と最低 24 時間のマンツーマンで監督される臨床実習とに分かれた，最低 84 時間を含まなければならない。
> (b) すべての臨床の時間は，ひとつの場所において（ナーシングホーム，病院，在宅ケア，介護施設）最後まで行われなければならない。
> (c) すべての必要な臨床の時間は，活動に関係する薬剤管理のもとに行われる。

CMA が行うものとされている職務に関しては，州法で下記のように定められている。

CMA に認められた職務と基準[278]

(1) 有資格看護師の監督のもと，CMA は以下のことを管理できる
 (a) 口腔の，舌下の，頬側の与薬
 (b) 眼の与薬。新しく眼の手術を受けたばかりの患者に対する眼の与薬を除く。
 (c) 耳の与薬　　(d) 鼻の与薬　　(e) 直腸の与薬
 (f) 膣の与薬
 (g) 皮膚の軟膏クリーム，局所的な与薬。パッチや経皮の与薬を含

---

[278] Oregon Administrative Rules (OARs) chapter851 division63-70(1999) Authorized Duties and Standards for Certified Medication Aides

む。
　(h) 食道と空腸造瘻チューブによる与薬
　(i) エアゾールや噴射機による正確な測定前の与薬
　(j) 計量された小型の吸入器による与薬

(2) 必要に応じて行う与薬の管理。CMA は必要に応じて行う与薬を管理する（薬物のコントロールも含む）。下記のような状況において，医師あるいは NP の指示に基づいて患者を安定させるために。
　(a) 特殊な患者の要求に対して
　　(A) 患者の要求は有資格看護師に報告されなければならない。
　　(B) 患者の反応は有資格看護師に報告されなければならない。
　(b) 有資格看護師の指示のもと，
　　(A) 有資格看護師が，必要に応じて行う与薬の管理に先だって，患者を診断するとき
　　(B) 必要に応じて行う与薬の管理に続いて，有資格看護師が患者を診断するとき

(3) CMA は
　(a) 一般的に予定され，コントロールされた薬物の管理を行う
　(b) 有資格看護師とともに，協働して無駄になった管理された物質に立ち合う。
　(c) 有資格看護師，あるいは他の CMA とともに，コントロールされた物質を数える。
　(d) 毛細血管の血糖を作る
　(e) 予め決められ，作られた割合で，酸素の出入力を行う。
　(f) 既存の空腸造瘻，あるいは食道のチューブによる栄養液を加え，既存のチューブ栄養バッグを交換する。
　(g) 独立して診察と処置を行う権利をもった有資格の医療専門職から，与薬に対する口頭の，あるいは電話による指示を受ける。そのような受容は，特別な管理ルールの下で CMA が働く時に限る。

(A) 411-050-0447 (4) (b) で定められた成人の養護ホーム

(B) 411-055-0210 (f) (D) で定められた居住看護施設

(C) 411-056-0015 (4) で定められた援助ケア施設

(4) CMA は以下のようなルートで与薬を行うことができない。
 (a) セントラルライン (b) 人工肛門 (c) 筋肉内
 (d) 髄膜 (e) 静脈 (f) 鼻と胃をつなぐチューブ
 (g) 測定していない吸入器 (h) 皮下 (i) 皮内
 (j) 尿道 (k) 硬膜外への注射 (1) 気管内

(5) CMA は以下のような種類の与薬を管理することができない。
 (a) バリウムその他診断のための造影剤
 (b) 口腔メンテナンスの化学療法の場合を除く，化学療法の薬剤

(6) CMA は患者のコントロールされた無痛状態を含む，与薬ポンプに対して責任をもつと想定されていない与薬を管理することができない。

(7) CMA は与薬補助者の訓練プログラムの学生のプリセプターになることができない。

(8) CMA は無資格者として，851-047-0000 から 851-047-0040 で定められた用語と状態に従って，有資格看護師による委任と割り当てによってケアを提供する。

(9) CMA のケアの基準。患者ケアのプロセスにおいて，CMA は CNA の一連の基準を常に適用する。
 (a) CMA としての能力を構築する。
 (b) CMA としての能力を維持する。
 (c) 権利を与えられた義務を行う。

(d) 与薬管理記録を書き写すものとして，独立して診断と処置を行う権利を与えられた有資格の医療専門職種による記述された指示書に従う。
(e) 与薬管理，与薬の抑制と拒絶，そしてその理由を，与薬管理記録に正確に記録する。

　以上のように，CMAは与薬に関する職務に特化した看護補助者の一形態である。CMA資格にはCNAと同様に，更新制度が設けられており，2年以内にCMAとしての職務に最低400時間従事することが要件とされている。しかし，CNAと異なる点は，これに加えて1〜8時間[279]の継続教育を受講することも必要とされていることであり，より厳しく知識や技術がチェックされている。継続教育として認められるものは下記の通りである。

---

・働いている施設で用いている薬剤の取り扱いに関する，施設が実施しているクラス。
・製薬会社が実施している，有資格看護師または薬剤師が指導する与薬のクラス。
・CMA養成プログラムを再度受講すること。
・1人のインストラクターによって行われているビデオ教材。
・その内容が与薬に関するものである場合，感染症管理のクラスでも可。
・認可を受けた看護雑誌における，注入式ではない薬剤に関する継続教育。
・看護師または薬剤師による，個別指導。

---

[279] CMA資格の保持期間の長さによって，求められる継続教育の時間数が異なる。

第4章 看護職種の分業システム

　急性期ケア，認知症ケア，回復期ケアと専門分化された CNA2，与薬に特化された CMA と，アメリカにおける看護補助者は日本では看護師によって行われている職務の多くをカバーする存在となっている。LPN/LVN および看護補助者制度は第二次世界大戦前後から存在するが，医療の高度化，専門化に伴い，これらが携わる職務もより高度で専門化されたものになっていることは，1950年代の職務と比べても明白である。資格の更新制度によって能力担保が可能となるとは言え，養成プログラムの期間は RN，LPN/LVN と比較するとごく短いものでしかない。このように短期間で育成された看護補助者がベッドサイドの実務を担い，LPN/LVN は実務と監督の双方を担うというシステムがあるがゆえに，RN はこれらに煩わされることなく，高度に専門的な職務や自律的な意思決定，管理的な職務，他職種とのコーディネイト等に集中して携わることができるものと考えられる。

（ⅲ）CNA の賃金
　このように，CNA は携わることのできる職務や養成制度に関して州法で明示がなされており，日本の看護補助者と比較すると，患者への直接的なケアを含む幅広い職務が任されていることがわかった。とりわけ，CNA2 および CMA に関しては，それぞれの分野でより専門性の高い職務を行っていた。それでは，これらの職種の賃金はどのようなものであるのだろうか。
　はじめに，オレゴン州全体の状況を概観するために，オレゴン州雇用局が発行している Oregon Wage Information 2013 を参照したい。この統計では看護補助職のカテゴリーが「Nursing Aides, Orderlies, and Attendants」という括りになっているため，州の認定資格をもつ CNA でない者も含まれている。この場合の，RN，LPN，訪問介護を担う Home Health Aides と比較した時給換算した賃金は表4-9の通りである。これを見ると，Nursing Aides を含むカテゴリーの賃金は，Home Health

243

表4-9　オレゴン州の看護職種の賃金比較

|  | RN | LPN | Home Health Aides | Nursing Aide, Orderlies, |
|---|---|---|---|---|
| 時給中央値 | $ 38.84 | $ 23.14 | $ 10.77 | $ 12.62 |
| 時給平均値 | $ 39.01 | $ 23.14 | $ 11.53 | $ 13.11 |

State of Oregon Employment Department(2013), pp.26-27 より筆者作成

Aides と比べると若干高いものの，LPN の約 1/2，RN の約 1/3 でしかない。

　日本の看護師と看護補助者との差異と比較すると，アメリカの看護職種は資格による賃金格差がより大きいと言えるであろう。それでは，労働組合が組織化されている職場ではどのようになるであろうか。CNA を組織化しているのは主に SEIU（Service Employee International Union）である[280]。今回はオレゴン州とワシントン州南西部を管轄する SEIU local49 によって組織化されたいくつかの病院の労働協約から，CNA の賃金について考察を行う。

　SEIU local49 がオレゴン州で組織化しているのは，HMO である KAISERPARMANENTE, Samaritan Health Services, Legacy Health System, Peace Health, PlannedParenthood に属する各病院と，McKenzie Willamette Medical Center, Columbia Memorial Hospital に勤務する労働者たちである。これらの中から入手できた労働協約において定められた CNA の賃金は表4-10，4-11 の通りである[281]。

---

[280]看護職種の労働組合は，RN のみ Nurse Association が組織化し，LPN と CNA はが SEIU が組織化しているパターンが多い。
[281]表4-10，4-11 の手当には他にも待機シフト手当，長期勤続手当などが定められているが，紙幅の都合上省略する。

## 表 4 - 10　労働協約で定められた CNA の賃金①

| | KAISER | Legacy Emanuel Hospital | Good Samaritan Regional Medical Center | Samaritan Albany General Hospital | Samaritan Pacific Communities Hospital in Newport |
|---|---|---|---|---|---|
| 職種名 | Acute Care CNA2 | Nurse Assistant[282] | CNA[283] CNA-UnitAi-de /Tech | CNA CNA-UnitAide/Tech | CAN CNA-UnitAide/Tech |
| 時給 | $16.48 (Step1)〜 $20.41 (Step7) | $14.49 (Step1) 〜 $19.15 (Step10) | CNA $12.65 (Step1) 〜 $18.04 (Step13) CNA-UnitAi-de /Tech $13.11 (Step1) 〜 $18.69 (Step13) | CNA $11.87(Step1) $18.25(Step13) 〜 CNA-UnitAide/Tech $13.00(Step1)〜 $20.21(Step13) | CAN $11.92(Step1) 〜 $16.99(Step13) CNA-UnitAide/Tech $12.64(Step1) 〜 $18.03(Step13) |
| 手当/h | Evening: $0.85 Night: $1.20 | Evening: $1.25 Night: $2.25 | Evening: $1.35 Night: $2.05 Weekend: $0.65 | Evening: $1.35 Night: $2.05 Weekend: $0.65 | Evening: $1.35 Night: $2.05 Weekend: $0.65 |

各病院の労働協約を参照のうえ筆者作成

---

[282] Nurse Assistant という呼称が示されているが，求人票では CNA2-Acute Care の資格が求められている．

[283] Samaritan Health Services 系列の 3 病院には CNA と CNA-Unit Aide/Technician の 2 種類のカテゴリーがある．CNA はケアの職務のみを行い，CNA-Unit Aide/Technician はケアの職務に加えて事務的な職務をも担うという違いがある．

表4-11 労働協約で定められた CNA の賃金②

| 職種 | Columbia Memorial Hospital | | McKenzie Willamette Medical Center | |
|---|---|---|---|---|
| | CNA1 | CNA2 | CNA | 産科 CAN |
| 時給 | $12.33(Step1) ~$19.80(Step25) | $13.39 ～ 14.16(Step1) － $21.49 ～ $22.74 (Step25) ※ユニットによる | $12.06(Step1) ～ $18.23(Step14) | $13.27(Step1) ～ $20.06(Step14) |
| 手当／時間 | Evening:$2.50 Night:$4.00 Weekend:$2.25 | Evening:$2.50 Night:$4.00 Weekend:$2.25 | Evening: $1.09 Night: $1.61 Weekend: $1.25 Weekend-Evening $2.34 Weekend-Night: $2.86 | Evening: $1.19 Night: $1.78 Weekend: $1.25 Weekend-Evening: $2.44 Weekend-Night: $3.03 |

各病院の労働協約を参照のうえ筆者作成

## 4. おわりに－派遣看護師と分業システム

　本章で論じてきたように，アメリカでは下位職種である LPN，看護補助者の存在を前提とした分業体制が，戦後の早い段階から構築されてきた。LPN および看護補助者という下級看護職種が，相当に広い範囲のベッドサイドにおける実務を担う階層的な看護チームシステムが整っているため，RN の職務はおのずと限られたものになっている。それぞれの職種に求められる職務も，詳細に州看護法で規定されている。最後に，分業体制に関する議論を振り返りながら，派遣看護師との関係について分析を行う。分業体制との関係でポイントになっていると考えられるのは，職種ごとに，あるいは個々の RN ごとに職務が明示化されていると

いう点である。アメリカにはいくつかの看護方式が存在したが，この明示化された職務による分業体制は，それぞれどのように派遣看護師と結び付けられるのであろうか。また，前章で見たように，アメリカの RN は専門科ごとに分化されていた。このような専門分化による分業体制と派遣看護師との関係を見た場合には，どのようなことが言えるのであろうか。各々について検討する。

### (1) 看護方式との関係からの分析

　職務の明示化とそれに伴う分業体制に関しては，それぞれの時代において随所で行われてきたと考えられる。1930 年代における American Nurses Association の提言は，看護学生を主体とした弾力的な職務の割り当てから，雑用や事務作業等を他職種に移し，看護職種は看護の職務にのみ専念するシステムをと訴えるものであった。また，LPN/LVN や看護補助者が養成されると，階層的な Team Nursing という方式が普及し，分業体制がより明確になった。後の 1950 年前後における American Nurses Association の職務分析調査も，いっそうの職務の明示化を目指す一環であったと言える。また，1980 年代以降は，診療プロトコルやクリティカルパス，ケアマップ等が導入されることで，役割分担の明示化が行われた。

　アメリカにおいて派遣看護師が生まれたのが 1965 年であり，普及したのは 1970 年代以降である。これらの時代には，Primary Nursing と Team Nursing が併存していた時期であると考えられる。Primary Nursing の場合，患者 1 人に対し RN1 人が割り当てられることになり，いわば戦前に多数派であった Private Duty Nurse と同様の看護方式である。それゆえ，職務の幅は広いものの，担当する職務は患者という単位で明確に区切られている。そのため，他の看護職種との連携はさほど求められないと言えるであろう。派遣看護師の前進が Private Duty Nurse であったことから鑑みると，Primary Nursing の方式は看護を行

う場所が患者の自宅から病院へと移っただけであり，派遣看護師には適した方式であったと考えられる。

　それでは，Team Nursing の場合はどうであろうか。Team Nursing は，RN をリーダーとして，LPN/LVN，看護補助者，時に看護学生をも含めたチームを構成して，複数の患者のケアに当たる方式である。Primary Nursing と比べると細かい分業体制が敷かれており，チーム内でのコミュニケーションの重要性は高い。しかし，階層化されているため各職種における分業はなされており，指揮命令系統も明確である。そして，すでにクリティカルパスの前身のような作業手順書が存在していた。それゆえ，チームに組み入れられる派遣看護師の職務も，チーム内における分業に沿った特定の職務であったと考えられる。また，看護管理者によって日々更新される文書化された作業手順書が存在することで，自らの職務とチーム内における位置づけも確認することができるであろう。それゆえ，Team Nursing の方式をとっていた場合でも，アメリカの病院においては，派遣看護師が自らの能力を発揮し，看護システムの一部として支障なく機能することは可能であると言える。

　リ・エンジニアリングが病院において盛んに行われていた時代についても考えてみたい。
この時代には，病院内で診療科の垣根を超えた配置が可能となるような，弾力的な人事労務管理が行われており，クロストレーニングと呼ばれるそのための訓練も盛んに実施された。このシステムは，いわば病院内の正規雇用 RN における派遣システムである。診療科による専門性を否定し，繁閑に応じてフレキシブルに配置することで，人件費の削減を狙ったものである。このシステムが機能するためには，臨時のメンバーがスポット的に随時加わることが想定されていなければならない。あくまで正規雇用 RN と言えども，頻繁な配置の変更を可能とするためには，職務の明示化が行われている必要がある。また，作業手順等も診療科の枠を超えて，明示化されている必要もある。それゆえ，はからずもこのシ

ステムは外部から派遣看護師を迎え入れるにあたっても有効であったと言えるであろう。他診療科の RN が臨時スタッフとして配置されるのに近い感覚で，派遣看護師も使用されていたものと考えられる。

そして，派遣看護師が最も多く用いられているのは手術室，集中治療室などの特殊な技術が必要とされるユニットであった。これらのユニットはその職務の特殊性ゆえ代替することに障壁があり，クロストレーニングによる多能工化は他のユニットと比べて難しい。それゆえ，これらの専門的な技術をもった看護師は，派遣で賄わざるをえなくなったということも指摘できる。リ・エンジニアリングが行われていた 1980 年代以降は，病院が人件費の削減に努めていた時期であるが，手術室や集中治療室のように，一般の病棟以上に長期間の専門的な研修が求められるユニットにおいて，即戦力となる派遣看護師を用いることで，病院は教育研修にかかるコストをカットすることができたという点も大きいであろう。

### (2) RN の職務からの分析

第 3 節において明らかにしたように，RN，LPN/LVN，および看護補助者の職務は州法によって定められ，それぞれの役割分担が定着していることが推測された。戦前から戦後にかけて RN のリーダーたちによって忌み嫌われてきた「奉仕的な職務」「情緒的な職務」「伝統的に女性が行うとみなされてきた職務」は，LPN/LVN や看護補助者のものとされた。そして，RN は「専門職種としてふさわしい職務」と考えられてきた職務を手にし，目指すところにたどりついたかのように見える。このような分業体制から鑑みるに，アメリカの RN という存在は日本の看護師という存在と，必ずしもイコールではない。RN は，養成課程において与えられる知識や技術の段階から，ベッドサイドケアにはさほど関与しない専門職種という方向が目指され，現場に出るとすぐに看護チームのリーダーとしての役割が自動的に求められるシステムになっているの

である。このような背景のもと，看護管理や看護リーダーシップに関する研究やノウハウの蓄積が進んだことは必然である。アメリカのRNには，このようなマネージャーとしての役割を通じたキャリアアップの方向と，前節で見たような，自らの専門分野における看護を極めるスペシャリストとしてのキャリアアップの方向と，2方向へのキャリア展開が用意されていることとなる。このようなシステムである以上，派遣のRNに求められる職務の範囲も限定的であり，外部労働者であるからという理由でLPN/LVNや看護補助者の職務に割り当てられることもないと考えられる。

　また，アメリカのRNは専門職種としての地位の確立を目標に掲げ，それを実現するための教育訓練システムを構築してきた。養成プログラムにおいては一般的な科学的・医学的な知識の習得が重視され，資格取得後の継続教育や上級看護師・専門看護師の養成プログラムにおいては自らの専門科に特化した知識や技術の習得が求められる二段階のシステムとなっている。この教育訓練システムのもとでは，ゼネラリストとしてのRNよりも，スペシャリストとしてのRNとして，医療行為の範囲にまでその職務を伸ばしてゆくことが奨励される傾向にあったと言ってよい。このことは，専門科ごとに分かれた上級看護師資格であるNPが，近年大きな勢いを持って拡大を進めていることに，端的に表れている。つまり，アメリカのRNは，医師と同様に専門分化されている色彩が強いのである。

　下位職種，あるいは上級看護師，専門看護師を交えた，タテ方向への職務の分業体制に加え，自らの専門科をはっきりとさせたヨコ方向への職務の分業体制も存在しているアメリカの看護システムは，それぞれの職務のテリトリーが非常に限定的なものになっている。それゆえに，派遣のRNは自らの専門性を損なうことなく職務を遂行することができる可能性が高い。また，予めこのように職務が限定的であれば，派遣先の求める職務とRNがもつスキルとのミスマッチも起こりにくい。

第4章　看護職種の分業システム

　以上のように，アメリカの看護労働は長きにわたってさまざまな分業体制によって行われ，改良を繰り返しながら現在に至っている。このように，職種ごと，専門科ごと，あるいは患者ごとに分化された職務が明示化され，各自の役割分担も明確にされていることが，専門職種としての職務を遂行してゆく上では必要となると考える。つまり，派遣看護師が専門職種として職務を遂行しうる要件にも，分業体制の構築と，職務の明示化が挙げられるはずである。

図4-7　細分化された分業体制

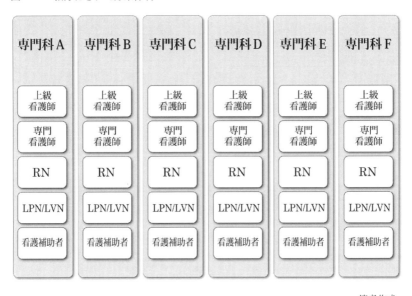

筆者作成

　次章では，このような分業体制の構築を可能とした最も大きな要因の一つである，医療の人的・物的な標準化について論ずる。

## 第5章

# 医療の標準化と Registered Nurse の職務

## 1. はじめに－本章の位置づけ

　本章では専門分化した RN という職種が，他の看護職種との分業体制を機能させるための鍵になると考えられる，人的・物的な標準化について考察し，派遣看護師の活用との関係を分析することを目的とする。
　具体的には，職務と作業プロセスの標準化がどのように行われてきたのかという点を，近代的な病院システムが構築された時点にまで追い求める。そして，それぞれの時代においてさまざまな関係者が主体性を持って取り組んできた，その時代において必要とされた標準化を作り上げた軌跡を明らかにする。アメリカの病院においては，職務の標準化と作業プロセスの標準化以外にも，たとえば，広い意味において医療の標準化を捉えるならば，医療用のさまざまな器具および医療を支える物的諸条件の標準化なども無視することはできない。それゆえ，このような広義の標準化との関係を意識しながら，RN を始めとする医療専門職種の労働と大きなかかわりを持っている，職務の標準化と作業プロセスの標準化について論じたい。
　我が国においても近年，主に医療の「合理化」という視点から，標準化の必要性を訴える議論が盛んに行われている。しかし，その議論はごく表面的なものにすぎないと言わざるを得ない。クリティカルパスの導入をもとにした治療プロセスの標準化，IT 技術を駆使した患者情報管理

システムの標準化等がその議論の中心であるが，派遣労働に関する考察同様，その前提には，どのような作業組織，管理組織においてそれが行われるのかというベースの部分の考察が不可欠であると考える。単に独立した標準化システムを導入することで解決する問題ではない。本研究では，アメリカの病院における労働組織が，どのように個々の標準化システムを受け入れたのかという視点から，職務と作業プロセスの標準化という概念を深く掘り下げたい。その上で，職務と作業プロセスの標準化，および広義の標準化と派遣看護師の関係性について論ずる。派遣労働者を活用するためにはさまざまな点で標準化が必要なことは明白であるが，専門職種がその労働者の多くを占める病院という特殊な組織においては，どのような形での標準化が求められてきたのであろうか。

## 2. 職務と作業プロセスの標準化

### (1) 科学的管理法が作った基盤
#### ①作業の標準化と能率化

　1900年代から1910年代にかけて，アメリカの製造業の多くの工場で，科学的管理法の導入が試みられた。この動きからわずかに遅れてではあるが，アメリカの病院においても科学的管理法の導入を中心とした広義の標準化の動きが早くも見られている。最も早く科学的管理法を導入したのは鉄道会社と兵器廠であった。当時の鉄道会社は労災事故も多く，そのための病院を設置しているところがいくつかあった。それゆえ，そのような鉄道会社所有の病院が，自社で行っていた科学的管理法を病院にも導入し，他の病院にも広がっていった。

　科学的管理法をもとにした，初期の病院における標準化の動きは，アメリカ外科学会が中心となって行われたものである。外科医と病院管理者，加えて，ギルブレイスら外部のコンサルタントが協力することで，徐々に製造業の手法であった科学的管理法を，サービス業である医療の

第 5 章　医療の標準化と Registered Nurse の職務

分野へと適用させてきた。アメリカの場合，ほぼ無償で貧しい病人を収容する福祉的施設であった 19 世紀の病院施設が，近代的な病院施設へと移り変わる時期と，科学的管理法が生み出され，普及していった時期とが重なっている。そのために，アメリカの近代的病院は科学的管理法を十分に吸収しながら，合理性を重視した独自のシステムを発展させることが可能となったという時代背景が存在する。世間の科学的管理法に対する見方も非常に好意的であったため，病院が他産業と同様の「科学的で」「合理化された」システムを用いることも歓迎されたとみてよいであろう[284]。

　病院で最も早く標準化が求められたのは，会計システムである。他産業と同様に，システマティックで「科学的な」資金管理が病院でも行われることが期待され，工場で使用されていた資金管理の方法が適用された[285]。1906 年にニューヨーク市の 4 つの病院が主導して，標準化された会計システムを構築した。

　これに続いたのが，患者記録，検査記録の標準化である。このような医療関係事務の標準化は，科学的管理法における記帳と統制という側面での重要な一歩であった。1900 年代にはパンチカードを用いた患者情報の管理がすでに行われており，1917 年には標準化されたフォームによるカルテのシステムがスタートした[286]。そして，今日一般にカルテと呼ばれている患者の病歴を記載する記帳作業の定型化が成立した。これに関しては，治療方法と成果との相関関係を測定し，ベストプラクティスを定めるという目的から実施された側面が大きい。既往歴，治療の記録，担当した医師の名前等を標準化した形式で残し，退院後の経過も記録することで，共通したベストプラクティスと効率化，すなわち職務と作業プロセスの標準化が追究された。この標準化されたベストプラクティスを定めることで，若い医師でも早い段階から多くの手術を行うことがで

---

[284] Howell(1995), pp.31-32。
[285] Howell(1995), p.33。
[286] Howell(1995), pp.41-44。

きる。また，他の医師に助言を求めることが難しい小さな病院であっても，適切な治療の判断の基準とすることができると考えられた。そして，医師のみならず，他の医療専門職種が職務を行うに当たっても，この標準を参照することが効率化を促すという効果も期待された。戦後，臨床ガイドラインの作成による治療プロセスの標準化が行われたが，医療介入の成果（アウトカム）に関する統計データを用いてベストプラクティスを導き出す試みは，早くも1900年代から行われており，ここにルーツをもつのである。全米規模の学会主導で職務と作業プロセスの標準化が行われたことにより，医師たちは出身メディカルスクールや病院の方式に囚われずにこれを行うことが可能となったのである[287]。

テイラーとともに科学的管理法普及の立役者となったギルブレイスは，病院における職務と作業プロセスの標準化にも提言を行っている。手術を行う医師の手順を観察し，記録する動作時間研究の実施を主張したほか，看護師の動作時間研究を実施した結果として，看護とは関係のない職務があまりに多いことも指摘した[288]。このことから鑑みるに，病院が近代化される以前のこの時期においても，アメリカの病院は，その組織や労働についてはその他の産業となんら変わりはないものという価値観で捉えられていたと考えられる。ビジネス感覚を強くもった経営者が病院に登場するまでにはもう少し時間がかかり，当時の病院は未だ慈善的な色彩の強いものであった[289]。院長には宗教家や地域の篤志家が就くことがほとんどであった。それにもかかわらず，製造業から生まれた科学的管理法の導入に大きな抵抗はなく，アメリカ病院協会は1914年の総会において，テイラーシステムの有効性を確認し，能率技師など専門家のサポートを受けながら行う必要があると結論付けている。医師の側には全く抵抗がなかったわけではないであろう。しかし，医師の卒後教育に関しても，院内に留め置き，病院独自の教育を行うよりも，標準化し

---

[287] Morman(1989), introduction。
[288] サンデロウスキー（2004）。
[289] Wagner(1980)。

て外部で行った方が効率的であるとみなされ,卒後教育に関する州法の規定も設けられた。1919年には,外科以外の医学会もこの動きに賛同することになる。また,看護師ほかの医療専門職種は医師の指示のもとに自らの職務を行うことがほとんどであるため,医師の治療方針が標準化されることで,自ずとその他の職種と作業プロセスの職務の標準化も同時に進んだと考えることができるであろう。

この時期に実際に行われた動作時間研究の記録を見たい。Ovenらは1927年,オハイオ州クリーブランドにおけるBabie's and Children's Hospitalにおいて,看護師の動作時間研究を行った。それぞれの職務について必要な時間数が経験年数ごとに測定され,ここから要員管理を行うことができるように導いている。単に要員数のみならず,経験年数に

表5-1 小児科における各看護サービス職務の必要平均時間数(経験年数1年の場合)

| 手順 | 24時間中必要な回数 | 1回の手順にかかる平均時間数 (min) | 24時間中必要な時間数合計(min) |
|---|---|---|---|
| 入浴 | 1 | 20 | 20 |
| ベッドメイキング | 1 | 10 | 10 |
| 食事,授乳 | 5 | 25 | 125 |
| おむつ交換 | 15 | 10 | 150 |
| 穀粉,野菜など | 1 | 15 | 15 |
| だっこ | 2 | 10 | 20 |
| 検温,パルスや呼吸 | 6 | 6 | 36 |
| 給水 | 5 | 15 | 75 |
| 処置 | 2 | 10 | 20 |
| 与薬 | 3 | 10 | 30 |
| 静脈穿刺,レントゲン,光学療法,紫外線療法ほか | | | 30 |

Oven et.al(1927)"Some time studies: How many hours of nursing service do our patient require?", The American Journal of Nursing, Vol.27, No.2p.99 より引用

表5-2 小児科における各看護サービス職務の必要平均時間数(経験年数5年の場合)

| 手順 | 24時間中必要な回数 | 1回の手順にかかる平均時間数(min) | 24時間中必要な時間数合計(min) |
| --- | --- | --- | --- |
| 入浴 | 1 | 20 | 20 |
| ベッドメイキング | 1 | 10 | 10 |
| 差し込み式便器の使用 | 8 | 10 | 80 |
| P, M. ケア | 1 | 10 | 10 |
| P, M. 食事 | 1 | 10 | 10 |
| 野外活動とその準備 | 2 | 20 | 40 |
| レクリエーション | 2 | 20 | 40 |
| 歯磨き | 2 | 5 | 10 |
| 検温, パルスや呼吸 | 8 | 8 | 64 |
| 配膳 | 3 | 15 | 45 |
| 給水 | 10 | 5 | 50 |
| 処置 | 2 | 5 | 10 |
| 与薬 | 2 | 10 | 20 |
| 静脈穿刺,レントゲン,光学療法,紫外線療法ほか | | | 30 |

Oven et.al(1927)"Some time studies: How many hours of nursing service do our patient require?", The American Journal of Nursing, Vol.27, No.2, p.100 より引用

よってスキルが異なることを前提としており，非常に合理的である（表5-1，5-2，5-3参照）。この動作時間研究は1940年代にかけてさまざまな病院で行われたが，これによって看護師は短時間に多くの職務を効率よくこなすことを余儀なくされ，看護のスピードが急上昇した。そのため，若くない看護師たちには負荷が重くなり，退職する者が相次ぐという側面も招くこととなった[290]。

---

[290] Wagner(1980), p.282。

第5章 医療の標準化と Registered Nurse の職務

表 5-3 小児科における各看護サービス職務の必要平均時間数（経験年数 10 年の場合）

| 手順 | 24時間中必要な回数 | 1回の手順にかかる平均時間数（min） | 24時間中必要な時間数合計（min） |
|---|---|---|---|
| 入浴 | 1 | 20 | 20 |
| ベッドメイキング | 1 | 10 | 10 |
| 差し込み式便器の使用 | 6 | 10 | 60 |
| P, M. ケア | 1 | 10 | 10 |
| P, M. 食事 | 1 | 10 | 10 |
| 野外活動とその準備 | 2 | 20 | 40 |
| レクリエーション | 2 | 20 | 40 |
| 歯磨き | 2 | 5 | 10 |
| 検温，パルスや呼吸 | 8 | 5 | 40 |
| 配膳 | 3 | 15 | 45 |
| 給水 | 10 | 5 | 50 |
| 処置 | 2 | 5 | 10 |
| 与薬 | 2 | 10 | 20 |
| 静脈穿刺，レントゲン，光学療法，紫外線療法ほか | | | 30 |

Oven et.al(1927)"Some time studies: How many hours of nursing service do our patient require?", The American Journal of Nursing, Vol.27 , No.2, p.100 より引用

②病院の設備と管理組織の標準化

　病院の設備と管理組織の標準化に関しても，主導したのはアメリカ外科学会であった。アメリカ外科学会は 1912 年に約 500 名の外科医によって設立された組織であるが，その設立当初から，手術の作業プロセスの標準化を強く求めていた。彼らはアメリカ病院協会にこれを提案したものの，拒絶されたため，自らの手で行うことになったという経緯を持つ。アメリカ外科学会は 1915 年より，カーネギー財団の資金援助を得て，いくつかの病院の調査を始めた。これにはアメリカ医師会，カナダ医師会，カソリック病院教会，アメリカ病院協会，連邦陸軍海軍病院支

259

部，退役軍人省，公衆衛生省も協力している。この調査によって，病院がクリアするべき最低基準が下記のように定められた。

1. 内科医と外科医は，限定されたグループあるいはスタッフとして組織された病院において（治療・施術を行う）特権をもつ。
2. スタッフとしてのメンバーシップは，それぞれの州あるいは地方において，良好な成績で法的な医師免許を取得した，それぞれの分野における能力のある，そして人間性や専門職としての倫理性において尊敬に値する，メディカルスクールを修了した内科医と外科医に限定される。
3. 加入を許可された，そしてその病院の理事会の承認を得たスタッフには，病院における専門職の仕事を統治するルール，規制，方針を適用する。それらのルール，規制，おして方針は，具体的には次のようなものである。
   (1) スタッフミーティングは週に一度行うこと。
   (2) スタッフは、内科，外科，小児科，その他の専門的診療科のようなさまざまな部門における症例の検討と分析を定期的に行うこと。患者の臨床記録，有償か無償かなどはそれらの検討と分析のベースとなる。
4. すべての患者について書かれ，アクセスしやすい方法で保管された正確で完全な記録を行うこと。完全な症例記録には以下の事項が記されているものとする。個人情報，疾患名，本人・家族の既往歴，現在の疾患の履歴，検査，特別な検査（相談，臨床検査，X線検査など），暫定的なあるいは現在進行中の診断，内科的あるいは外科的な処置，全体的あるいは部分的な病理学上の発見，経過メモ，最終診断，退院の状況，継続管理，死亡の場合には検死。
5. 完全な監督のもとにおかれた診断や処置を行う施設は，研究，患者の診断および処置を行うことが可能であること。これらは少なく

とも,科学的,細菌学的,血清学的,病理学的な検査を行う臨床検査室を備えていること。X線部門は,レントゲン写真,透視法検査を行うこと。

　これらの最低基準を満たしている病院は1918年の時点においては89にすぎなかったが,1925年には995へと急激に増加している[291]。このようなアメリカ外科学会主導で始められた病院の設備と管理組織の標準化,およびその認定制度は,第二次世界大戦後JCAH(病院認定合同委員会,現JCAHO)へと引き継がれ,現在に至っている。

　以上のように,アメリカの病院組織は近代的な病院組織となる以前のかなり早い段階より,職務と作業プロセス,そして病院の設備や管理組織の点において標準化が追究された。一般の企業組織と比べると慈善的な色彩が強く,ほとんどが非営利の形をとる組織でありながら,その他の産業とほぼ時を同じくして科学的管理法が導入されるなど,そのマネジメントシステムは極めて合理的なものであったと言える。第二次世界大戦後に発展をみせる治療プロセスの標準化にせよ,病院組織の認定制度にせよ,ルーツは1910年代から1920年代にすでに存在していたのである。その後行われたさまざまな標準化は,すべてこのベースの上に積み重ねられたものと言わねばならないであろう。

## (2) 1980年代以降の標準化の背景

　1980年代は治療プロセス,つまり医療専門職種の職務と作業プロセスの標準化がよりいっそう進むことになった。この背景にはいくつかのことが考えられるが,最も大きなものは臨床ガイドラインとクリティカルパスの普及であると考えられる。

---

[291] Morse(1927), pp.111-113。

①臨床ガイドライン（Clinical Guideline[292]）の普及と医師の特権的地位の解体

前節でみたように，職務と治療プロセスの標準化はすでに 1900 年代から試みられており，これが受け入れられる基盤は作られていた。しかし，1980 年代以降，職務と作業プロセスの標準化がよりいっそう進んだ背景には，医師の相対的地位が低下したことが挙げられる。なぜ医師の相対的な地位は低下せざるを得なかったのであろうか。その要因について検討したい。

ⅰ）1970 年代までの病院組織と医師の支配

フリードソン（1992）によれば，1970 年代までの病院組織は医師という専門職集団の持つ影響力に非常に強く支配されている組織であった。医師が病院組織で支配的価値を有するのは，以下の二つの根拠による。ひとつは「医療責任」である。病院組織においては生死にかかわる処置を行いうる度合いに応じて，そのヒエラルキーが決定された。いまひとつは「臨床経験」である。重視されるべきは科学的に検証された一般的な知識ではなく，患者や疾病に対する直接的接触の量であり，これこそが診療方法を決定する根拠になるべきであると考えられていた[293]。また，医師は医業の独占主体として法的保護のもとにもあった。このことから，当時の医師は診療方法に関して強固な自律性を有しており，他者からの指示や評価に服することのない病院内では唯一の専門職種であった。診療方法は個々の医師の経験と知見に委ねられており，質のバラつきも大きかった。それゆえ，医師の指示に基づいて職務を行うことの多い他の医療従事者の職務も，属人的な方法に対応することを余儀なくされた[294]。

ⅱ）医師の特権的地位解体の背景

---

[292] 臨床プロトコル（Clinical Protocol）は臨床ガイドラインを詳細にしたものである。松山ら（2005）p.75。
[293] フリードソン(1992), p.79。
[294] フリードソン(1992), p.92。

しかし，1970年代後半以降，さまざまな要因によって医師の特権的地位は解体され，自律性は失われてゆく。以下ではその多様な要因について述べる。

(a)マネジドケアと民間医療保険会社

　第一に，最も大きな要因となったのは，医療保険に包括支払い方式が導入され，マネジドケアと呼ばれる，コストを強く意識した医療が普及したことである。これによって，民間医療保険会社の医師に対する影響力も強まった。1970年代後半以降のHMOの増加は人頭支払い方式を，1983年のメディケアへのDRG/PPSの適用は包括支払い方式を，それぞれ医療保険の支払い方式に拡大させた。これらの支払い方式によって，一定のコストの中で治療を提供することを病院は余儀なくされるようになった。このようなマネジドケアと呼ばれる，民間医療保険会社が診療方法や治療方法に介入する医療が広がるに伴い，医師の自律性は低下する。なぜならば，医療専門職種としての視点から最善の治療法を選択するよりも，コストとの兼ね合いを考えて選ぶように，民間医療保険会社や病院から圧力を受けるようになるからである。また，医師が民間医療保険会社とパートナー契約を結び，その会社の保険プランに加入している患者の紹介を受けるためには，その保険会社の診療ガイドラインに従うことを余儀なくされる場合もあった[295]。

(b)病院組織の巨大化と水平分業

　第二に，第2章で述べたように，合併・統合などによって病院組織が巨大化したことである。ここではより大きな管理部門が置かれることになり，中央集権的な管理体制が敷かれるようになった。1980年代に入ってから，医療保険に包括支払い方式が導入されたことを機に，病院はより厳しい経営環境に置かれるようになった。外来部門を発達させるなど

---

[295] 河野（2002），p.227。

の組織内におけるリストラクチャリングはもちろんのこと，他の病院との合併・統合が頻繁に行われ，巨大なネットワーク組織が構築されていった。Starr(1982) は，1980 年前後に起こった病院の変化を 5 つ掲げている。それは①営利化，②水平的統合，③多角化と事業のリストラクチャリング，④垂直的統合，⑤管理の中央集権化である[296]。とりわけ②と④の合併・統合に関して言えば，1980 年代は急性期病院どうしの水平的統合が全国的に展開され，チェーン化が進んだ時期であり，1990 年代は垂直的統合が展開され，地域内で急性期病院から外来専門クリニック，ナーシングホーム，リハビリテーション施設，介護施設などさまざまな機能を有した巨大な医療ネットワークが形成された時期である[297]。①の営利化に関しては，営利的な病院は 1970 年代以前も存在していたが小規模で専門的に特化した施設であり，影響力は大きくなかった。しかし，1980 年代以降の営利病院はチェーン化された巨大な規模を持つものになった。営利病院が増加した背景として，Starr（1984）は以下の 4 点を挙げている。第一に，民間保険会社やメディケアがアドバンテージを与えたことである。第二に，財政悪化のために売却しようとした非営利病院が増えたことである。第三に，プランナー，弁護士，コンサルタント等の専門家を重用したことである。第四に，寡占が進むにつれて投資家からの資金が集まったことである。また，営利病院は黒字の見込まれる郊外の病院のみを買収するため，償還率の低い公的医療保険を使用したり，無保険者が ER を利用するなど，赤字をもたらす患者の多い都市中心部の病院との収益格差はますます開いていった[298]。

　1981 年に大合併が行われたことで，営利病院の 3/4 は 3 大営利病院チェーンの傘下に入る施設となった[299]。これまでの寄付金をもとに経営される独立型の病院組織とは異なり，これらの大型組織においては専門経

---

[296] Starr(1982), p.429。
[297] 松山ら（2005），p.48。
[298] Starr(1982), p.429 および p.435。
[299] Starr(1982), p.431。

第5章 医療の標準化と Registered Nurse の職務

営者による中央集権的な管理が行われ[300]，標準化された管理手法が採り入れられた[301]。

アメリカの医師は基本的に自営である。診断と治療は主にドクターズオフィスと呼ばれる各自の事務所で行われ，必要に応じて Privilege と呼ばれる使用権をもつ病院施設を用いて，検査や手術，入院治療を行う。このように医師と病院は一体化したものではなく，もともとは対等な契約関係であったが，病院組織が巨大化したことによって，管理部門と医師のパワーバランスを逆転させたのである。大型のマネジドケア組織やネットワーク化された医療システムにおいて中央集権的な管理を行うためには，臨床ガイドラインを発達させ，実行することが必要であった[302]。

(c)医師の供給過剰

第三に，医師の供給過剰により，病院と雇用契約を結ぶ医師が増えたことである。前述のように，一般的にアメリカの場合，医師は自営であり，オープンシステムをとっている病院施設を必要に応じて使用する方法が採ることが一般的であった。しかし，戦後から 1970 年代にかけて行われた，医療需要の拡大に対応するためのメディカルスクールの増設は，医師の供給を急拡大させた[303]。このような状況に関し，国家諮問委員会である Graduate Medical Education National Advisory Committee（GMENAC）は 1980 年の報告書の中で，医師供給過剰について警鐘を鳴らしている。供給過剰気味となった医師の中には，従来の自営形態をとって厳しい患者獲得競争にさらされるよりも，病院と雇用契約を結び，安定した収入を得ることを選択する者が増えた[304],[305]。病

---

[300] 高山（2000），pp.22-23。
[301] Starr(1982), p.431。
[302] Sick(1998), p.92。
[303] Starr(1982), p.423，広井（1992），p.168。
[304] このように，自営というスタイルをとらない医師が増えたこと，また女性や外国出身の医師が増えたことによって多様性がもたらされ，アメリカ医師会が一枚岩になれなくなったことで，バーゲニングパワーが減じたとの指摘もある。Starr(1982), p.427。
[305] 前述した病院の合併や統合も，医師の雇用化を促進した。Colby(1997), p.112。

265

院に雇用された医師たちは自営の医師と比べて，おのずと自律性が低くなり，病院の用意した診療ガイドラインに従わざるを得ないパターンも多かった[306]。

### (d)Non-Physician-Clinicianの台頭

第四に，Physician Assistant（PA）やNurse Practitioner（NP）といったNon-Physician-Clinicianと呼ばれる高度な医療専門職種が台頭したことである。これについては第3章で詳述した。PAおよびNPは，ともに1960年代後半に生まれた職種であるが，PAは簡単な手術の縫合を行うことができ，NPは開業して診察・処方をすることが認められているなど，従来の医師の職務を一部肩代わりしている。フリードソンは「ある職業集団が自集団の仕事において使用される知識や技術の生産・応用を統御できなくなること」，つまり，その方法を他に知られるということは，これまで医師が受けることのなかった他者からの批判・評価にさらされることにつながると述べている[307]。病院組織における医師の自律性の一部が，他者からの批判・評価の回避によって生み出されたものであるとすれば，PA/NPといった医師の職務を代行できる職種の成長は，医師の自律性を大きく減ずるものになり得たと考えられる。

### (e)医療の高度化と専門化

次章で述べるように，医療技術が高度化し，診断方法や治療方法も複雑化するにつれ[308]，プライマリケア医がすべてを診る方法は不可能になった。専門医がそれぞれの分野から診断や治療を行い，再統合する方法へと変化した。そこで安全な医療の提供という観点から，科学的な根拠に基づく医療（Evidence-Based Medicine）が強く求められるようにな

---

[306] 病院に雇用された医師の場合，1時間当たりに診察する患者数まで病院に指示されることもあった。Starr(1982), p.446。
[307] フリードソン（1992），p.125。
[308] その背景には，連邦政府の生命医学研究への投資が年々増大していったことが挙げられる。米国医療の質委員会／医学研究所（2002）pp.31-32。

り，1980年代から1990年代はじめにかけて，最も適切な診断法としての臨床ガイドラインの作成に努力が払われた[309][310]。このような医療の高度化は，専門医間での分業体制を作り出し，新しい技術を用いるための技師や補助職種との分業体制も生み出す。一人の医師が有していた全体性を失わせ，医師を治療プロセスの断片にのみ関わる存在へと追いやるのである[311]。

その他，政治的な要因[312]や患者の権利運動の高まりなども医師の相対的地位低下の背景として挙げることができるであろう。このようにして，1980年代以降，医師をとりまく環境を大きく変化させる要因がいくつも重なったことで，医療組織における医師の特権的な地位が解体された構図が見えてこよう。自律性を失っていった多くの医師たちは，従来の自らの臨床経験に基づく診察・治療方法に固執することを手放し，臨床ガイドラインや臨床プロトコルを使用することを受け入れざるを得なくなり，標準化された治療プロセスが定着していったのである。

②クリティカルパスの発展

クリティカルパス（Critical Pathway）とは，1980年代以降，アメリカの臨床現場で普及した治療計画を記したシートのことである。DRG/PPSが1983年に導入されて以後広がりを見せた包括支払い方式や，人頭支払い方式に対処するべく，病院は短縮化された一定の時間枠の中で，一定のコストにおいて，いかに効率よく最善のケアを提供するかということを追究することが経営の至上命題となった。クリティカル

---

[309] Evidence Based Medicineは，イギリスの疫学者であるArchie Cochraneによって1950年代より提唱されているものである。Cochraneは科学的観察に対する偏見を減らし，医学的根拠の質を向上させることを目指した。Mechanic(1998), p.250.
[310] Friedman et.alによれば，1979年の時点でもコンピューターを使った診療マニュアルと電子カルテを融合したシステムが存在している。Friedman et.al(1979), p.81.
[311] 臨床ガイドラインが徐々に洗練され，普及していった背景には，医学研究の設計と分析方法の高度化，IT技術の発達によりデータベースへのアクセスがしやすくなったことなどが挙げられる 。臨床ガイドラインの作成主体は，公的な団体や学術団体，そしてHMOなどのマネジドケア組織や民間医療保険会社等さまざまである。
[312] 1990年代の医師の自律性に関する政治的な背景に関しては，天野（2006）に詳しい。

パスは製造業におけるプロジェクトマネジメントから医療現場に応用されたものである。

　クリティカルパスに特徴的であることは，時間枠が重視されているという点である。1980年代以降，コスト削減のために入院期間の短縮が求められたためである。入院の開始から退院に至るまでのタイムフレームが予め用意されている。そして，もう一点特徴的であることは，標準化された治療のためのプロトコルが用いられることである。疾患ごとに標準化された治療プロセスにおいて，どのようなタイミングで，どのような処置が，誰によって行われるのかという点がクリティカルパスには詳細に記されている。医療が高度化し，診療科を超えた処置が行われるようになったこと，そして，携わる医療専門職種の種類も増したことから，複雑になった治療プロセスは，コーディネイトの重要性を高めた。クリティカルパスは，このような複雑化した治療プロセスを明示化することによって，ケアの安全性を確保することができる。予め測定された治療方法と成果との相関関係から，ベストな治療方法を確定してしまうことで，スピーディに，かつ効率よくケアの提供を行うことが目指されている。このような効率化によって，コストを抑えることが可能となる。

　以上のように詳細に明示された手順を用いることによって，外部労働者である派遣看護師も，自らの職務と，その職務がもつケアプロセス全体における意義を理解する手助けとなる。表5-4，表5-5，表5-6，表5-7は，ニューハンプシャー州にあるDartmouth-Hitchcock Medical Centerで1990年代前半に狭心症治療のための6日間の入院に用いられていたクリティカルパスである。カテゴリーごとに，その日どのような介入を行うかということが明示化されていることがわかる。

第5章 医療の標準化と Registered Nurse の職務

表5-4 Dartmouth-Hitchcock Medical Center における6日間の狭心症治療のクリティカルパス (1)

| | [第一段階]<br>最初の処置, 入院評価<br>(ER, CCU, ICCU) | [第二段階]<br>初期反応日1<br>(CCU, ICCU) | [第二段階]<br>初期反応日2<br>(CCU, ICCU) |
|---|---|---|---|
| 診断 | 疑われる不安定狭心症<br>定義上の不安定狭心症<br>疑われる急性心筋梗塞<br>定義上の急性心筋梗塞<br>梗塞後の不安定狭心症<br>二次不安定狭心症 | 疑われる不安定狭心症<br>定義上の不安定狭心症<br>疑われる急性心筋梗塞<br>定義上の急性心筋梗塞<br>梗塞後の不安定狭心症<br>二次不安定狭心症 | 疑われる不安定狭心症<br>定義上の不安定狭心症<br>梗塞後の不安定狭心症<br>二次不安定狭心症 |
| 一般的ケア | 活動 (ベッドで静養, ベッドから出て椅子, 病室内でベッドから出る, 随意, リハビリの指示による)<br><br>食物 (完全流動食, 塩分調整食, 低脂肪・低コレステロール) ADA<br><br>カロリー/日<br><br>その日の量 | 活動 (ベッドで静養, ベッドから出て椅子, 病室内でベッドから出る, 随意, リハビリの指示による)<br><br>食物 (完全流動食, 塩分調整食, 低脂肪・低コレステロール)<br><br>ADA<br><br>カロリー/日<br><br>その日の量 | 活動 (ベッドで静養, ベッドから出て椅子, 病室内でベッドから出る, 随意, リハビリの指示による)<br><br>食物 (完全流動食, 塩分調整食, 低脂肪・低コレステロール)<br><br>ADA<br><br>カロリー/日<br><br>その日の量 |
| 症状コントロール | □狭心症なし<br><br>□周期的な狭心症<br><br>□不応期パターン | □狭心症なし<br><br>□数回の狭心症 (24時間に3回以下)<br><br>□頻繁な狭心症 (24時間に3回以上)<br><br>□不応期パターン<br><br>□虚血性胸痛 | □狭心症なし<br><br>□数回の狭心症 (24時間に3回以下)<br><br>□頻繁な狭心症 (24時間に3回以上)<br><br>□不応期パターン<br><br>□虚血性胸痛 |

| [第二段階] 初期反応日3 (CCU, ICCU) | [第三段階] 機能検査日 | [第三段階] 機能検査日 |
|---|---|---|
| 疑われる不安定狭心症<br>定義上の不安定狭心症<br>梗塞後の不安定狭心症<br>二次不安定狭心症 | 疑われる不安定狭心症<br>定義上の不安定狭心症<br>梗塞後の不安定狭心症<br>二次不安定狭心症 | 疑われる不安定狭心症<br>定義上の不安定狭心症<br>梗塞後の不安定狭心症<br>二次不安定狭心症 |
| 活動（ベッドで静養，ベッドから出て椅子，病室内でベッドから出る，随意，リハビリの指示による）<br><br>食物（完全流動食，塩分調整食，低脂肪・低コレステロール）<br><br>ADA<br>カロリー/日<br><br>その日の量 | 活動（ベッドで静養，ベッドから出て椅子，病室内でベッドから出る，随意，リハビリの指示による）<br><br>食物（完全流動食，塩分調整食，低脂肪・低コレステロール）<br><br>ADA<br>カロリー/日<br><br>その日の量 | 活動（ベッドで静養，ベッドから出て椅子，病室内でベッドから出る，随意，リハビリの指示による）<br><br>食物（完全流動食，塩分調整食，低脂肪・低コレステロール）<br><br>ADA<br>カロリー/日<br><br>その日の量 |
| □狭心症なし<br>□数回の狭心症（24時間に3回以下）<br>□頻繁な狭心症（24時間に3回以上）<br>□不応期パターン<br>□虚血性胸痛 | □狭心症なし<br>□数回の狭心症（24時間に3回以下）<br>□頻繁な狭心症（24時間に3回以上）<br>□不応期パターン<br>□虚血性胸痛 | □狭心症なし<br>□数回の狭心症（24時間に3回以下）<br>□頻繁な狭心症（24時間に3回以上）<br>□不応期パターン<br>□虚血性胸痛 |

表5-5　Dartmouth-Hitchcock Medical Centerにおける6日間の狭心症治療のクリティカルパス（2）

| | ［第一段階］<br>最初の処置，入院評価<br>（ER, CCU, ICCU） | ［第二段階］<br>初期反応日1<br>（CCU, ICCU） | ［第二段階］<br>初期反応日2<br>（CCU, ICCU） |
|---|---|---|---|
| 血行 | バイタルサイン：心拍数，血圧，呼吸数，体温<br><br>血中酸素濃度：<br>□正常洞調律<br>□心房の細動<br>□ペースメーカー<br>□その他<br>□鬱血性心不全 有／無 | バイタルサイン：心拍数，血圧，呼吸数，体温<br><br>血中酸素濃度：<br>□正常洞調律<br>□心房の細動<br>□ペースメーカー<br>□その他<br>□鬱血性心不全 有／無 | バイタルサイン：心拍数，血圧，呼吸数，体温<br><br>血中酸素濃度：<br>□正常洞調律<br>□心房の細動<br>□ペースメーカー<br>□その他<br>□鬱血性心不全 有／無 |
| 処置虚血予防 | (1)【ベータ受容体遮断薬】<br>□使用あり<br>　（メトプロロール，アテノロール，その他）<br>□使用なし<br><br>【ニトログリセリン】<br>□使用あり（服用量：　）<br>□使用なし<br><br>【CaCh遮断薬】<br>□使用あり（ニフェジピン，ベラパミル，その他）<br>□使用なし | (1)【ベータ受容体遮断薬】<br>□使用あり<br>　（メトプロロール，アテノロール，その他）<br>□使用なし<br><br>【ニトログリセリン】<br>□使用あり（服用量：　）<br>□使用なし<br><br>【CaCh遮断薬】<br>□使用あり（ニフェジピン，ベラパミル，その他）<br>□使用なし | (1)【ベータ受容体遮断薬】<br>□使用あり<br>　（メトプロロール，アテノロール，その他）<br>□使用なし<br><br>【ニトログリセリン】<br>□使用あり（服用量：　）<br>□使用なし<br><br>【CaCh遮断薬】<br>□使用あり（ニフェジピン，ベラパミル，その他）<br>□使用なし |
| 処置血栓予防 | 【抗血小板物質】<br>□使用あり<br>　（アセチルサリチル酸，チクロピジン）<br>□使用なし<br><br>【ヘパリン】<br>□使用あり<br>　（丸薬，点滴u/hour，開始時間）<br>□使用なし<br>　（データ収集　　時） | 【抗血小板物質】<br>□使用あり<br>　（アセチルサリチル酸，チクロピジン）<br>□使用なし<br><br>【ヘパリン】<br>□使用あり<br>　（丸薬，点滴u/hour，開始時間）<br>□使用なし<br>　（データ収集　　時） | 【抗血小板物質】<br>□使用あり<br>　（アセチルサリチル酸，チクロピジン）<br>□使用なし<br><br>【ヘパリン】<br>□使用あり<br>　（丸薬，点滴u/hour，開始時間）<br>□使用なし<br>　（データ収集　　時） |

| [第二段階] 初期反応日3 (CCU, ICCU) | [第三段階] 機能検査日 | [第三段階] 機能検査日 |
|---|---|---|
| バイタルサイン：心拍数，血圧，呼吸数，体温 | バイタルサイン：心拍数，血圧，呼吸数，体温 | バイタルサイン：心拍数，血圧，呼吸数，体温 |
| 血中酸素濃度： □正常洞調律 □心房の細動 □ペースメーカー □その他 □鬱血性心不全　有／無 | 血中酸素濃度： □正常洞調律 □心房の細動 □ペースメーカー □その他 □鬱血性心不全　有／無 | 血中酸素濃度： □正常洞調律 □心房の細動 □ペースメーカー □その他 □鬱血性心不全　有／無 |
| (1)【ベータ受容体遮断薬】 □使用あり （メトプロロール，アテノロル，その他） □使用なし 【ニトログリセリン】 □使用あり（服用量：　　） □使用なし 【CaCh遮断薬】 □使用あり（ニフェジピン，ベラパミル，その他） □使用なし | (1)【ベータ受容体遮断薬】 □使用あり （メトプロロール，アテノロル，その他） □使用なし 【ニトログリセリン】 □使用あり（服用量：　　） □使用なし 【CaCh遮断薬】 □使用あり（ニフェジピン，ベラパミル，その他） □使用なし | (1)【ベータ受容体遮断薬】 □使用あり （メトプロロール，アテノロル，その他） □使用なし 【ニトログリセリン】 □使用あり（服用量：　　） □使用なし 【CaCh遮断薬】 □使用あり（ニフェジピン，ベラパミル，その他） □使用なし |
| 【抗血小板物質】 □使用あり（アセチルサリチル酸，チクロピジン） □使用なし 【ヘパリン】 □使用あり （丸薬，点滴u/hour，開始時間　　　） □使用なし （データ収集　　　時） | 【抗血小板物質】 □使用あり（アセチルサリチル酸，チクロピジン） □使用なし 【ヘパリン】 □使用あり （丸薬，点滴u/hour，開始時間　　　） □使用なし （データ収集　　　時） | 【抗血小板物質】 □使用あり（アセチルサリチル酸，チクロピジン） □使用なし 【ヘパリン】 □使用あり （丸薬，点滴u/hour，開始時間　　　） □使用なし （データ収集　　　時） |

第5章 医療の標準化と Registered Nurse の職務

表5-6 Dartmouth-Hitchcock Medical Center における6日間の狭心症治療のクリティカルパス (3)

| | [第一段階]<br>最初の処置, 入院評価<br>(ER, CCU, ICCU) | [第二段階]<br>初期反応日1<br>(CCU, ICCU) | [第二段階]<br>初期反応日2<br>(CCU, ICCU) |
|---|---|---|---|
| 検査データ（心電図，エコー，血液検査） | 【心電図】<br>□正常<br>□Q波心筋梗塞・ST-T異常<br>□ST-T異常，亢進，年齢不詳・一次的なもの<br>□急性心筋梗塞，亢進<br>□ペースメーカー，左足ブロック<br>□基準値<br><br>全血球計算値，凝固能力，プロファイル，腎検査，胸部レントゲン，尿酸値など行われた臨床検査を確認 | 【心電図】<br>□正常<br>□Q波心筋梗塞・ST-T異常<br>□ST-T異常，亢進，年齢不詳・一次的なもの<br>□急性心筋梗塞，亢進<br>□ペースメーカー，左足ブロック<br><br>【心筋酵素】<br>□正常<br>□異常<br>□心エコー図<br><br>駆出率：<br>心臓壁運動の異常<br>□あり<br><br>□部分トロンボプラスチン時間，ヘパリンを使用の場合には血小板値を確認 | 【心電図】<br>□正常<br>□Q波心筋梗塞・ST-T異常<br>□ST-T異常，亢進，年齢不詳・一次的なもの<br>□急性心筋梗塞，亢進<br>□ペースメーカー，左足ブロック<br><br>【心筋酵素】<br>□正常<br>□異常<br>□心エコー図<br><br>駆出率：<br>心臓壁運動の異常<br>□あり<br><br>部分トロンボプラスチン時間，ヘパリンを使用の場合には血小板値を確認 |
| リスク評価，計画 | □高リスク，可能な限り早くカテーテル治療へ<br>□高リスク，治療法を続ける<br>□低/中リスク，計画されたカテーテル治療を行う<br>□低/中リスク，治療法を続ける | □高リスク，可能な限り早くカテーテル治療へ<br>□高リスク，治療法を続ける<br>□低/中リスク，計画されたカテーテル治療を行う<br>□低/中リスク，治療法，および計画的な視標追跡検査を続ける | □高リスク，可能な限り早くカテーテル治療へ<br>□高リスク，治療法を続ける<br>□低/中リスク，計画されたカテーテル治療を行う<br>□低/中リスク，治療法，および計画的な視標追跡検査を続ける |

| [第二段階]<br>初期反応口3<br>(CCU, ICCU) | [第三段階]<br>機能検査日 | [第三段階]<br>機能検査日 |
|---|---|---|
| 【心電図】<br>□正常<br>□Q波心筋梗塞・ST-T異常<br>□ST-T異常, 亢進, 年齢不詳・一次的なもの<br>□急性心筋梗塞, 亢進<br>□ペースメーカー, 左足ブロック<br><br>【心筋酵素】<br>□正常　　□異常<br><br>□心エコー図<br><br>駆出率：<br><br>心臓壁運動の異常<br><br>□あり<br><br>□なし<br><br><br>□部分トロンボプラスチン時間, ヘパリンを使用の場合には血小板値を確認 | 【心電図】<br>□正常<br>□Q波心筋梗塞・ST-T異常<br>□ST-T異常, 亢進, 年齢不詳・一次的なもの<br>□急性心筋梗塞, 亢進<br>□ペースメーカー, 左足ブロック<br><br>【心筋酵素】<br>□正常　　□異常<br><br>□心エコー図<br><br>駆出率：<br><br>心臓壁運動の異常<br><br>□あり<br><br>□なし<br><br><br>□部分トロンボプラスチン時間, ヘパリンを使用の場合には血小板値を確認 | 【心電図】<br>□正常<br>□Q波心筋梗塞・ST-T異常<br>□ST-T異常, 亢進, 年齢不詳・一次的なもの<br>□急性心筋梗塞, 亢進<br>□ペースメーカー, 左足ブロック<br><br>【心筋酵素】<br>□正常　　□異常<br><br>□心エコー図<br><br>駆出率：<br><br>心臓壁運動の異常<br><br>□あり<br><br>□なし<br><br><br>□部分トロンボプラスチン時間, ヘパリンを使用の場合には血小板値を確認 |
| □高リスク, 可能な限り早くカテーテル治療を始める<br>□高リスク, 治療法を続ける<br>□低/中リスク, 計画されたカテーテル治療を行う<br>□低/中リスク, 治療法, および計画的な指標追跡検査を続ける | □高リスク, 可能な限り早くカテーテル治療を始める<br>□高リスク, 治療法を続ける<br>□低/中リスク, 計画されたカテーテル治療を行う<br>□低/中リスク, 治療法, および計画的な指標追跡検査を続ける | □高リスク, 可能な限り早くカテーテル治療を始める<br>□高リスク, 治療法を続ける<br>□低/中リスク, 計画されたカテーテル治療を行う<br>□低/中リスク, 治療法, および計画的な指標追跡検査を続ける |

第 5 章 医療の標準化と Registered Nurse の職務

表5-7　Dartmouth-Hitchcock Medical Center における 6 日間の狭心症治療のクリティカルパス (4)

| | ［第一段階］<br>最初の処置，入院評価<br>（ER,CCU, ICCU） | ［第二段階］<br>初期反応日1<br>（CCU, ICCU） | ［第二段階］<br>初期反応日2<br>（CCU, ICCU） |
|---|---|---|---|
| 教育・コミュニケーション | □運用する診断とマネジメントプランを患者と家族に確認<br>□与薬の目的と潜在的な副作用について話し合う<br>□カテーテル治療が差し迫っていた場合，手順を患者と家族に紹介する<br>□インフォームドコンセントを得る<br>□患者と家族に痛みや計画された，あるいは可能性のある手順等についての質問や関心事を表すように促す<br>□紹介医，プライマリーケア医と指示について連絡 | □診断や検査の結果を患者と家族に更新する<br>□与薬や治療に関する計画された変更点を確認する<br>□心臓病の基本的な病態生理学について，患者と家族に説明し，パンフレットを手渡す<br>□診断上のカテーテル治療法，非侵襲的検査（視標追跡検査），血行促進法を行う | □診断や検査の結果を患者と家族に更新する<br>□与薬や治療に関する計画された変更点を確認する<br>□心臓病の基本的な病態生理学について，患者と家族に説明し，パンフレットを手渡す<br>□診断上のカテーテル治療法，非侵襲的検査（視標追跡検査），血行促進法を行う<br>□リスクファクターに関する修正点について相談する |
| トリアージ基準，退院計画 | | 以下の場合にはCCUから移動<br>□急性心筋梗塞が取り除かれた<br>□狭心症のパターンが12時間ントロールされた<br>□静脈のトリニトログリセリンが不要になった<br>□血行力学的に安定した<br>□サポートサービスの紹介や退院の必要が認められた | 以下の場合にはCCUから移動<br>□急性心筋梗塞が取り除かれた<br>□狭心症のパターンが12時間ントロールされた<br>□静脈のトリニトログリセリンが不要になった<br>□血行力学的に安定した<br>□サポートサービスの紹介や退院の必要が認められた |

| [第二段階]<br>初期反応日3<br>（CCU，ICCU） | [第三段階]<br>機能検査日 | [第三段階]<br>機能検査日 |
|---|---|---|
| □診断や検査の結果を患者と家族に更新する<br>□与薬や治療に関する計画された変更点を確認する<br>□心臓病の基本的な病態生理学について，患者と家族に説明し，パンフレットを手渡す<br><br>□診断上のカテーテル治療法，非侵襲的な検査（視標追跡検査），血行促進法を行う<br>□リスクファクターに関する修正点について相談する | □診断や検査の結果を患者と家族に更新する<br>□リスクファクターと規定食に関するカウンセリングを続ける<br>□与薬や治療に関する計画的な変更を確認する<br>□視標追跡検査（実施した場合）の確認<br>□紹介医，プライマリケア医との相談 | □診断や検査の結果を患者と家族に更新する<br>□リスクファクターと規定食に関するカウンセリングを続ける<br>□与薬や治療に関する計画的な変更を確認する<br>□視標追跡検査（実施した場合の確認）<br>□紹介医，プライマリケア医との相談 |
| 以下の場合にはCCUから移動する<br>□急性心筋梗塞が取り除かれた<br>□狭心症のパターンが12時間コントロールされた<br>□静脈のトリニトログリセリンが不要になった<br>□血行力学的に安定した<br>□サポートサービスの紹介や退院の必要が認められた | 以下の場合には在宅療法へ移る<br>□血行力学的に安定し，服薬内容に耐薬力が生まれた<br>□最低24時間，狭心症が起きていない<br>□施術後の合併症が起こっていない<br>□サポートサービスの紹介や退院の必要が認められた<br>□処方とフォローアップの指導がなされた | 以下の場合には在宅療法へ移る<br>□血行力学的に安定し，服薬内容に耐薬力が生まれた<br>□最低24時間，狭心症が起きていない<br>□施術後の合併症がない<br>□サポートサービスの紹介や退院の必要が認められた<br>□処方とフォローアップの指導がなされた |

出典：Catherwood et.al, p.122 より引用

1970年代から1980年代にかけては，アメリカ医療の大きな転換点であった。この時期に経験したさまざまな要素が重なり合い，診療ガイドラインやクリティカルパスが生まれ，医療専門職種の職務や作業プロセスが標準化されていった。ここに挙げた二つの他にも，WHOが定めた疾病分類表や標準原価方式の浸透などもこれに大きな影響を与えたものと考えられる。それでは，1900年代から始まり，1980年代に勢いを増した職務と作業プロセスの標準化は，派遣看護師とどのような関係にあるのであろうか。最後に，この点を整理したい。

## 3. おわりに－作業プロセスの標準化とRNの職務

### (1) 重層的な標準化システム

ここまで，アメリカの病院が1世紀近く前から広義の標準化という概念を強く意識し，時代背景を織り込みながらいくつかの段階を経て現在に至っているという事実を明らかにした。第3章の内容であるRNの専門分化，第4章の内容である分業化とも重ね合わせながら，広義の標準化についてその変遷をごく簡単に整理するならば，表5-8のようになるであろう。

アメリカの病院は他産業における科学的管理法を，ほぼ同じ20世紀初頭より程度の差はあれ，導入しようと試みてきた。そして，その後も，二つの世界大戦を機に製造業が科学的管理法に基づく大量生産方式を洗練させていったのと同じように，病院においても急増した医療需要に応えるべく，Team Nursing等の分業システムを構築してきたのである。その後，「真の看護」をめぐるRN内での論争や，病院経営の商業化にともない，Primary Nursingやリ・エンジニアリングといった弾力的な管理システムが用いられたものの，それらの背面には専門経営者による中央集権的な管理体制，診療ガイドラインやクリティカルパス等による標準化された治療プロセスの導入が用意されていた。

すなわち，アメリカの病院とは，元来が製造業における標準化された大量生産方式を手本にして築かれたものであり，そのようなベースの上にRNの専門職化による教育制度の標準化や職務と作業プロセスの標準化といった，さまざまな標準化システムが重層的に加えられた組織なのである。アメリカの製造業は二つの世界大戦を契機として製品需要を増加させ，戦後も無傷の戦勝国として経済成長を続けたのに伴って，さらなる拡大生産を実現した。病院の場合も，戦時における医療専門職種や補助職種の需要増，戦後の医療提供体制拡充政策を背景として，職務そのもとと作業プロセスが標準化され，分業体制の整備された合理的なシステムを，製造業と同様に築き上げてきたのである。また，1970年代以降にアメリカの製造業が国際競争において有利なポジションを保てなくなったことから，さまざまなリストラクチャリングを講じた。病院も例にもれず，連邦政府の医療費抑制政策や，病院経営の商業主義化などによって，製造業のリストラクチャリングとよく似た合理化の動きを見せている。

　宗教組織が主体となっている病院も多く，非営利の形態で経営している病院がほとんどを占めているにせよ，その組織のマネジメントは製造業を始めとした民間営利企業の方法と極めてよく似通っている。慈善団体をルーツにもつ病院という組織特有の禁忌は少なく，そこから生じる非合理性も可能な限り排除する方向性が古くから垣間見られる。科学的管理法の影響から，病院の医療がFactory-likeと呼ばれることも多かったが，それは決して悪い意味で使われているのではなく，むしろ医療行為の効率性を称賛する意味合いであった。非営利型の病院の経営者にも，他のビジネスの経営者が就くケースが20世紀初頭からしばしばあったが，彼らはそのまま他産業で行っていたビジネスを用いた。また，州立病院においては，州議会から効率化されたシステムを用いることを奨励されてもいた[313]。

---

[313] Howell(1995), pp.34-35。

## 第5章 医療の標準化と Registered Nurse の職務

表5-8 アメリカの病院における広義の標準化の変遷

| 年代 | 社会・経済的背景 | 医療をめぐる標準化の動き |
|---|---|---|
| 1910年代〜1920年代 | 製造業において科学的管理法導入の試みが活発になる<br><br>第一次世界大戦（1914年〜）<br>世界恐慌（1929年〜） | ・会計基準，患者記録の標準化<br>・科学的管理法の病院への応用が試みられる（動作時間研究など）<br>・病院設置基準を設ける試み |
| 1930年代 | | ・近代的病院システムの成立<br>・ANA による看護学生の無償労働から分業体制の構築への提言<br>・新しいリハビリ専門職種との分業 |
| 1940年代〜1950年代 | 第二次世界大戦（1939年〜）<br><br>医療アクセス改善のための諸政策が始まる<br><br>コミュニティカレッジの増設<br>病院付属看護学校の衰退 | ・戦時需要に伴う看護補助職種の育成<br>↓<br>階層的なチームナーシング体制<br>大量生産方式を模した看護組織により急増した患者をケア<br><br>・標準化された RN 教育プログラムの普及<br>・JCAH 設立（1951年） |
| 1960年代 | 公的医療保険制度創設（1965年） | ・RN の専門分化が活発化<br>　職務の再編<br>　学会主導の標準化された専門看護教育 |
| 1970年代 | 医療費抑制政策へ徐々に移行 | ・「真の看護」をめぐる論争<br>↓<br>Primary Nursing |
| 1980年代〜 | DRG/PPS の導入（1983年）<br>マネジドケアの隆盛<br>医療の商業化 | ・診療ガイドラインの普及<br>・クリティカルパスの普及<br>・リ・エンジニアリング |

筆者作成

このような視点から見ると，現在我が国で議論されている，いわゆる「医療の標準化」とは，いわば 1980 年代以降に広がりを見せた表面的な手法を指すにすぎないと言うことができるであろう。本研究は，派遣看護師，すなわち，専門職種の派遣労働が成立する要件を明らかにすることが目的である。序章で述べたように，本来の趣旨に基づいて適切に派遣労働者を用いるためには，その組織自体が派遣労働に適した組織でなければならないと筆者は考えるものである。アメリカの病院に関して指摘するならば，およそ 1 世紀前より標準化という概念が組み込まれた組織であり，時代ごとに形態を変えつつも，常に標準化された職務と作業プロセスによる分業が行われている。また，一見弾力的な人事労務管理が実施されているように見えた 1980 年代以降においても，治療プロセスにおいて新たな標準化システムを合わせもつものであった。看護師の派遣労働の是非を議論するに際しては，このような組織においてそれが行われているのだという事実を前提にしなければならないと考える。
　以下，派遣看護師の使用と標準化との関係を念頭に入れて，議論の整理を行いたい。

### (2) 医療における人的・物的な標準化と派遣看護師

　本章はアメリカの看護職種内における分業システムを機能させるための，人的・物的な標準化について論じてきた。このような標準化概念と派遣看護師の活用とはどのような関わりを持つものであろうか。
　第 1 章において，派遣看護師が手術室，集中治療室など，高度で特殊な技術を求められる部門で多く活躍していることを明らかにした。この点と標準化との関係について述べるとするならば，以下のようになるである。
　第一に，アメリカの病院の標準化は，20 世紀初頭にアメリカ外科学会の取り組みによって始められたものであることから，現在に至るまで手術室は最も標準化が進んだユニットのうちの一つであろうことである。

当初から術式の標準化による効率化，安全性の確保が目指されている。組織横断的な学会が主導したことで，属人的なプロセスに依存しない標準化された手術が浸透しやすかったと考えることができる。当然のことながら，手術室看護師の職務も標準化の度合いが高く，派遣看護師の導入にも障壁は高くなかったと言える。

　第二に，専門化された看護分野ほど，標準化がされた教育システムの構築が進んでいたことである。第3章で触れた第一助手看護師などの手術室専門看護師や，ICU 専門看護師らは，病院内の OJT によるのではなく，専門看護師団体に認定された標準化された教育プログラムによっ

図5-2　重層的な標準化の構造

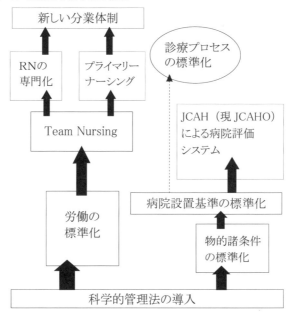

筆者作成

て養成されていた。それゆえ,このような教育プログラムを経て資格を得た専門看護師たちは,勤務していた病院にかかわらず標準化された技能を身につけている。それゆえ,手術室やICUといった特殊技能を要るユニットにおいては,派遣看護師を活用しやすい環境にあったということができる。外部労働者たる派遣看護師の労働は,派遣先である病院の職場組織や作業組織の構造によって制約を受ける。それゆえ,派遣看護師が専門職種としての知識や技術を発揮するための要件として,病院の人的・物的標準化が行われていなければならないという点を挙げることができるだろう。

　看護労働の標準化を考える上で重要な意味をもつのは,医療テクノロジーと労働との関係である。Primary Nursingに代表されるような,コミュニケーションや叙情的な側面を重視した看護も存在するものの,アメリカの看護,とりわけRN以上の看護職種が行う看護においては,看護の科学的側面や技術的側面を重視する色彩が強い。医師の職務の代替が進みゆく現在は,ますますその傾向を強めていると言える。それでは,アメリカの病院における医療テクノロジーは,その進化とともに,看護労働にどのような影響をもたらしたのであろうか。次章では,専門職化し,外部労働市場を通じて外部労働者と言えどもその知識や技術を発揮しうる要件を整えたアメリカのRNが,分業化され,人的・物的な標準化が進んだアメリカの病院組織において活躍できる素地を作ったもうひとつの背景である,医療テクノロジーと看護労働の関係について考察する。

## 第6章
# テクノロジーと看護労働

## 1. はじめに－本章の位置づけ

　第3章から第5章において，アメリカの派遣看護師の場合を例に，専門職種の派遣労働者を活用できる要件とは何かを考察してきた。第3章では，RN という職種じたいが専門職化されており，職業別労働市場が確立されているという要件を挙げた。第4章では，職務および作業プロセスが明示化され，それに基づいた分業体制が整っていることを挙げた。第5章では，外部労働者の活用を可能にし，分業体制の構築とも大きく関わる，人的・物的な標準化を挙げた。

　最後に，本章においては，これらの3つの要件とともにアメリカの看護労働に対して大きな影響をもたらしたと考えられる，医療テクノロジーの変化について考察したい。第3章において考察したように，アメリカにおいては科学的な知識，専門的な技術こそが RN のプロフェッショナリズムを支えるものであるというイデオロギーが強い。看護のみならず，医療全体を覆う価値観であると言っても過言ではないであろう。そのような中にあって，医療テクノロジーの進化は看護労働に何をもたらしたのであろうか。本研究における議論の総括として，医療テクノロジーの進化と，派遣看護師の活用との関係について論じたい。医療テクノロジーと看護労働という点において，アメリカの RN たちは多くの議論を重ね，非常に特徴ある関係性を構築してきた。このことと，派遣看護師との関係について論ずることで，RN という専門職種の派遣労働に関する議論によりいっそう深みを加えることができるものと考える。

本章の前半では，医療テクノロジーの変遷を振り返りながら，看護労働との関係を明らかにする。後半においては派遣看護師と医療テクノロジーについての考察を行う。第1章で述べたように，派遣看護師が最も高い割合で活用されていると考えられるのが手術室や集中治療室である。また，テクノロジーとの関係が最も色濃く現れるであろう場所も，これらのユニットである。それゆえ，本章では手術室にスポットを当て，看護労働と派遣看護師について分析するものとする。

## 2. 医療テクノロジーと看護労働

### (1) 医療テクノロジーの発展と人事労務管理の変遷

　製造業の組織において，テクノロジーが労働の在り方を変えることは言を俟たないが，病院組織もその例外ではない。とりわけ，ME化を中心とした1960年代以降のテクノロジーの急速な進展は，医療労働を変化させ，医療専門職種の職種構成やそれらの相対的地位をも大きく変えることとなった。それに伴って，新しい労働組織が生み出され，新しい人事労務管理の形がつくられていったのである。

　本節では，医療テクノロジーと看護労働との関係を，前章までにおける標準化の議論の上に重ね合わせながら考察する。前半においては，医療テクノロジーの進化を追いながら，それぞれのテクノロジーがどのように看護労働を変えたのかを論ずる。アメリカではテクノロジーの導入が進むにつれて，「看護とは何か」「看護師とは何か」という論争が盛んに行われた。後半では，このようなテクノロジーに対するRNの反応について考察する。

### ①科学的管理法と医療テクノロジー

　アメリカにおいて病院という場所が近代的な設備を整え，プロフェッショナルによる治療が行われる施設へと転換し始めたのは20世紀初頭

第6章　テクノロジーと看護労働

のことである。当時は，他産業において，科学的管理法が労働者の作業能率を高め，現場の監督者に言葉本来の監督責任を自覚させるためにも，同時に，オープンショップを実現させるためにも有効なものとして，広い範囲にわたって導入された。病院もこの科学的管理法の影響を強く受け，合理的で効率的な組織作りが行われていたことはすでに述べた通りである。人事労務管理に関してのみならず，テクノロジーの導入に関しても，科学的管理法の存在は大きかったと考えられる。すなわち，近代的な病院とは，さまざまな「サイエンス」によって積極的に病を治してくれる場所として，市民から肯定的に捉えられるようになったのである。

### (i) 検査技法の普及

19世紀後半においては，病院にはサイエンスと呼べるものがほとんど存在しなかった。臨床検査も未だ行われておらず，外科手術も一般的ではなかった。伝染病を中心とした病が治癒するまで療養するだけの，いわば受動的な場所でしかなかった。そのため，当時の病院で重視されていた設備と言えば，洗濯機，キッチンなどの日用的なものにすぎなかった。そのような病院が20世紀に入って以後，様変わりしていった背景には，当然のことながらサイエンスの発展が存在する。そして，臨床検査を始めとしたさまざまな医療技術が積極的に次々と導入されてゆく過程には，科学的管理法が招いた「サイエンス」に対する肯定的なまなざしがあった。会計システムや患者情報管理など，臨床的な医療テクノロジー以外の分野における合理性の追求と成功は，そのまま医療テクノロジーを駆使した合理的な治療システムを歓迎する流れを生みだした[314]。

第二次世界大戦以前の病院における医療テクノロジーに関して言えば，20世紀初頭より尿検査，血液検査を始めとする臨床検査が行われるようになったことが最初に挙げられる。これらの分析手法の難易度にはさほど大きな差がないものの，簡単に抵抗なく，患者自らが行うことのでき

---

[314] Howell(1995), pp.3-7。

る手段である尿検査の方が先に普及した。これに対し，痛みを伴い，注射器とそれを使うことのできる医療専門職種の存在が必要になる血液検査は導入が遅れた。臨床検査は専門のラボラトリーで検査技師によって行われるため，そこに検査を指示した医師の関与はなく，新しい分業体制を生みだした[315]。

　X線検査がアメリカの病院に普及するきっかけを作ったのは第一次世界大戦である。第一次世界大戦では，アメリカ国内外で多くの負傷兵の治療が必要になった。とりわけ，X線検査は外傷の患者のための検査手法として重用されていた。以前はX線撮影機器に用いるガラスプレートのほとんどをベルギーから輸入していたが，戦況の悪化によりそれが困難になったため，アメリカ国内で生産を始めたことも，普及のきっかけのひとつである。戦場用の小型のポータブルX線撮影機も開発され，その生産技術はこの時期，一気に高まりを見せた。また，X線検査はあらゆる診療科の医師が片手間で行っていたが，徐々に放射線を専門とする医師が増え，放射線科という専門分野が確立，1917年には放射線医学会も設立された。放射線医以外にも撮影技師が新たに活躍し，看護師等とともに新たな分業体制を築いた。このようなX線検査技術の向上や新たな分業体制により，治療プロセスはスピードアップした[316]。

### （ⅱ）科学的管理法が生み出した外科の特殊性

　20世紀前半は外科手術の手法が普及し始めた時期である。外科手術の広がりもまた，病院の医療労働を大きく変えるきっかけとなっているが，アメリカの場合，科学的管理法が医療における外科手術に特有の意味を与えることになる。欧州諸国における医学では，医学知識や哲学，倫理性などの価値に重きが置かれ，技術的な専門性は軽視されるきらいがあった。それゆえ，外科医は医師の中では低い存在であると看做されていた。しかし，アメリカにおいてはまったく異なる価値観が現れている。

---

[315] Howell(1995), p.236。
[316] Howell(1995), p.117, p.121。

科学的管理法が浸透した 20 世紀初めの病院における外科医とは，合理的で，数値に反映されやすい結果を残すことのできるヒーローとして扱われたのである。外科医が手術を行う手術室とは，サイエンスが最も表現された場所であり，ドラマティックに変化する近代的な病院の中心であると捉えられた。科学的管理法による合理化を最初に医療に導入しようと試みたのが外科医たちであったことはすでに述べた通りである。最も合理的な手術の手順，照明の方法，器具の設置場所，縫合の方法等を，ギルブレイスらが調査し，標準化を促した。

　科学的管理法に基づく合理性，唯一絶対の答えの探求といった「科学的な」価値観と，最もよく合致したのが外科医という存在であり，手術室であった。以後，Factory-like な医療が展開される出発点となったのは，この外科医と手術室であった。欧州諸国に比べて外科治療のもつ価値が高くなったアメリカにおいては，技術の発展とともに，手術件数が増加し，手術を目的とした入院患者の割合が高まった。それゆえ，効率化され，スピードアップした手術に，他の部門も合わせることが求められるようになった。さらなる効率化，さらなるスピードアップにより，さらなる手術件数の増加を目指し，これを可能とする組織の再編が行われた。手術件数の増加がもたらす入院患者の増加は，病院の収入の増加をもたらすため，病院経営者たちもこれらの手法を歓迎した[317]。

## ②第二次世界大戦と医療労働

　疾病を病院で能動的に治療することが完全に定着したのは，第二次世界大戦後のことである。そこでは，さまざまな資格や背景をもった，レベルの異なる看護職種が官僚的な組織をつくる Team Nursing 方式でケアにあたっていた。また，第二次世界大戦中の医学研究の進展は，抗生物質などの新しい治療法を生みだし，看護労働も変化を遂げた[318]。1940

---

[317] Howell(1995), pp.55-67。
[318] 第二次世界大戦のみならず，戦争はたびたび医療に変化をもたらすきっかけとなっている。例えば，南北戦争中にはエーテル麻酔が普及し，ベトナム戦争は Physician Assistant

年代から 1960 年代までは,連邦政府の医療政策や民間医療保険の普及により,医療需要が急増した時期であった。それゆえ,この時代のテクノロジーは,急増した患者に応えるために用いられた部分が大きい。

この時代の看護労働における最も大きな変化は,それまで医師だけが行うことのできる職務とされていた静脈注射が,RN に委譲されるようになったことである[319]。それは第二次世界大戦中にアメリカ国内の病院の医師が不足していたこと,そして前線において従軍看護師が兵士に輸液を静脈内投与していたことに起因している[320]。ただし,1950 年代から 1960 年代前半にかけては,すべての RN が静脈注射の技術を有していたわけではない[321]。そこで,その病棟の静脈注射を一手に担う専門の RN が作られたケースも多い。この「静注 RN」の誕生は,職務ごとに看護職種を配置する「機能別看護」の起こりであるという点で非常に重要である。そしてさらに重要なことは,静脈注射が委譲されたことが,その後アメリカの病院における RN が「技術志向的・科学志向的」になってゆく端緒となったことである。

### ③ME 化と医療労働
#### （ⅰ）自動監視装置の導入

1960 年代以降の ME 化によって,医療労働も大きな変化をとげた。医療労働に大きな影響を与えた最初の ME 機器は,自動監視装置である[322]。それまで患者を観察することは,RN の大きな役割であった。体温計等の簡単な測定機器はあったとはいえ,基本的には RN が患者に直接触れ,五感を通してなされるものであり,それは RN の熟練が表れる部分でもあった。しかし,自動監視装置によって患者のバイタルサインが

---

  という新しい職種を生みだす契機となった。
[319] サンデロウスキー（2004），pp.188-206。
[320] サンデロウスキー（2004），p.199。
[321] 現在では RN であれば静脈注射を行うことができるが,LPN/LVN と呼ばれる実務看護師の場合,州によっては認められないこともある。詳しくは早川（2009）を参照のこと。
[322] Edelstein(1966) は,心電図モニターの出現が RN の専門化への議論を活発にするきっかけになったと述べている。p.2194。

自動的に測定され，数値で表示されるようになると，RNの仕事はその数値を読み取ることに変わった。求められるのは，患者に直接手を触れ，五感と経験から結果を導き出すことではなく，自動監視装置が出した数値の意味を，生体機能に関する知識から解釈することになったのである。ここに，RNの旧い熟練の解体が起こったと言うことができる。

　このような解釈をするための高度な医学や生理学の知識が必要とされるようになったことは，必然的にRNの高学歴化をもたらした。そして，高度な知識をもつRNと，それを持たない看護職種との間の距離はさらに拡大した。例えば，多くの場合，RNは自動監視装置を通じて患者の容体を観察し，解釈・判断する職務に就き，LPN/LVNや看護補助者は，ベッドサイドでこれまでのように直接患者に触れるケアに当たった。このような看護職種を二極化することは，ANAの方針でも指示されるようになっている[323]。ANAはRNの専門職種としてのアイデンティティを，科学的・技術的な専門知識に求め，下位職種との差別化の材料とした。

　自動監視装置による看護労働の変化は，もうひとつ重要な意味を持っている。ここで求められた知識は，医学的・生理学的知識にせよ，テクノロジーに関する知識にせよ，組織特殊的なものではなく，一般化されたものであるということである。すなわち，RNの熟練が組織特殊的で属人的な年功による部分が大きいものとして捉えられるのではなく，一般化された知識や技術を習得しているか否かで測られるようになったのである。このことは言うまでもなく，派遣看護師が活躍できる条件の一つであり，テクノロジーの進化が派遣看護師の活用を促すことにもつながっていると指摘できる。

(ⅱ) ICU, CCUと非侵襲的検査法の発達

　1960年代にはICU，CCUなどにおける高度な医療機器が開発され，

---

[323] サンデロウスキー (2004), p.196。

さまざまな専門分野における集中治療体制が病院に普及した。前述の通り，このような集中治療室のRNには専門的知識と技術が求められるため，外部での標準化された教育訓練が普及した。ここにおいても，これらの医療機器を扱うことのできるRNと，できない看護職種との間に格差を生んだ。

そして1980年代になるとCT, MRIなど非侵襲的な検査法が発達し，多くの病院で導入された。これらの検査法の普及によって，手術をせずとも患部の状態を明らかにすることが可能になった。長期的な入院を伴った手術が減少したことで，患者の入院期間は短縮し，外来診療が占めるウエイトが高くなってゆく。CT, MRIなどの器機は非常に高額であるため，病院の設備投資費をカバーするべく，よりいっそう治療プロセスを合理化することが求められた。

### (2) 医療テクノロジーが人事労務管理にもたらしたもの

これまで医療テクノロジーの進化が医療労働にもたらす影響を，時代を追って具体的に考察してきた。それでは，これらの変化と看護労働の関係について全体的に指摘できることはどのようなものだったのであろうか。

第一に，治療プロセスが短縮化されたことである。医療保険をめぐる経済的な要因もあったにせよ，一貫して入院期間が短くなっていることの要因は，テクノロジーの進化が大きい。入院期間の短縮されるにつれて，RNはますます技術志向的な側面を強めた。なぜなら，長期的な入院に対するケアは患者とのコミュニケーションやケアの継続性が重要になり，そこにおいては患者についての情報など，組織特殊的，属人的な熟練が重視される。しかし，短期化された入院の場合には，患者とのコミュニケーションやケアの継続性がもつ重要性は減るであろう。それよりもむしろ，先端的医療機器を用いてスピーディに診療を行うことのできるスキルの方がより重要となるはずである。先端的な医療テクノロジ

ーの導入が進めば進むほど，治療のスピードは速まり，それについてゆくことのできる技術の習得がRNに求められるようになったと言うことができるであろう。専門的で高度な技術を身に付けたRNの相対的な地位は，医師の権力の減少と反比例するように高くなっていった。

　第二に，分業化が進んだということである。新しい医療機器の導入は，それを操作することに精通した新しい医療テクニシャンを生みだす。20世紀初頭の病院における医療専門職種は，ほぼ医師と看護職種のみであった。しかし，臨床検査，X線検査の普及は，それぞれ臨床検査技師，X線検査技師を生み，ICUや手術室で用いる器機が高度化し，種類も増加するに従って，それらを操作する新たなテクニシャンが生まれた。医師と看護職種によって賄われていた数々の職務は医療テクノロジーの進化に伴って細分化され，さまざまな職種による分業体制がとられることになった。

　第三に，標準化が進み，医療専門職種の旧熟練が解体されたことである。旧くは，患者の検体物や症状を自らの五感を使って読みとることが，医師やRNに求められる熟練であった。しかし，検査データやバイタルサインのデータの収集に用いられるテクノロジーの場合，それらをすべて数値化する。それゆえ，求められるのは，これらの数値を解析する科学的知識ということになるのである。また，このように数値化されることで，ベストプラクティスが設定されやすくなり，治療プロセスの標準化につながる。診療ガイドラインやクリティカルパスといった手法によって促進された治療プロセスの標準化は，データの数値化，絶対化が根底に存在する。

　また，検査や治療のためのテクノロジーが普及することによって，それまで特定の職種の独占的業務とされていた職務が他の職種に委譲されることになる。器機を用いることによって簡便化された職務は，下位の職種へと移され，人件費の抑制を可能とする。たとえば，手術等の侵襲的な技法は主に医師の独占的業務とされていたことから，非侵襲的な検

査法の発達はそれらに依存していた医師の権力を弱めることになった。医師はこれらの先端的な医療機器を扱うにあたり，他の医療専門職種と協働する必要が生じた。病院組織においては，医師が絶対的な権力をもって頂点に君臨するピラミッド型の組織が形成されていた側面が強いが[324]，医療テクノロジーの発達はこのような構造を切り崩し，フラットな組織に作り替える効果を有している。

　一方で，医療テクノロジーに関する専門的な知識や技術の習得は，新たな階層構造をも作り出す。その最も顕著な例が，RN を始めとする看護職種であろう。古くから，「科学的であること」のもつ価値が尊重される素地のあったアメリカの病院においては，最先端の医療テクノロジーに携わる職務のヒエラルキーはおのずと高いものとされた。医師の場合，一般医より専門医の方が高い賃金を得ることができ，志望者も集中した。RN の場合も，積極的にこのような価値観を内面化し，科学的・技術的な専門知識や技術を高めることで職務を広げていった RN が多く存在した。Zschoche et.al(1969)で指摘されているように，医療テクノロジーの進化は「良い医療と悪い医療の基準を変えた[325]」側面をもつのである。

　実際のところ，このような科学的・技術的な知識や技術の習得によって，RN の専門職種としての地位が向上した部分があるし，このことによって下位の看護職種との差別化を図ることができたこともまた事実である。しかし，看護の専門化，看護の医療化が進む一方で，看護とは元来どのような意味をもつものであったのかということを再検討するべきであると主張する RN たちも存在した。看護のもつより人間的な側面を軽視し，そのような職務を下位の看護職種へと譲り渡すことが真の看護プロフェッショナルなのであろうかという問題提起である。医療テクノロジーの浸透は，RN を二つに分断する大きな議論を 1960 年代以降，引き起こすことになった。

---

[324] 病院のピラミッド型組織に関しては，フリードソン（1992）に詳しい。
[325] Zschoche et.al(1969), p.2370。

## (3) 医療テクノロジーの進化と RN の分断
### ①看護をめぐるふたつの価値観

　第 3 章において述べたように，看護職種の起源は救貧院のような施設において患者の世話をする女性たちであった。そこにおいて彼女たちが行っていた仕事は，看護のプロフェッショナルと言えるようなものではなかった。また，以後も家事労働と同視され，女性的な仕事であるがゆえに，社会的地位は低いままであった。このような時代から本質として変わらずに存在する看護の職務とは，患者と直接に触れあう職務であり，自らの頭脳よりも身体，あるいは感情を用いて行う職務であった。これらの「肉体学的な」職務を行うことは，伝統的に卑しい仕事とみなされていたために，職業的地位の向上を目指した一部の RN リーダーたちは，そこから脱出する手段として，科学へと目を向けた[326]。

　自らの身体的，感情的な経験から得られた知識をもとに行う看護の職務は明示化しにくく，標準化することもまた難しい。専門職種の地位を獲得するための条件の一つが標準化された教育制度であるとすれば，より標準化教育に適した職務の獲得，すなわち，客観的であり，明示化されうる職務へと転じてゆく必要があると RN リーダーたちは考えた。医療現場へ続々と導入されるテクノロジーを使用する職務は，そのような点で非常に明示化されやすく，標準化されやすいものであった。それゆえ，RN の専門職種としての地位の向上を目指す RN たちは，積極的に医療テクノロジーに接近し，科学的な専門知識の取得にも貪欲になった。

　医療テクノロジーの導入が進むにつれ，看護をめぐる価値観は対立を深めた。テクノロジーを積極的に取り入れたいと望む RN たちは，看護がテクニカルな職務であることを肯定した。より多くの器機を扱うことができ，より難しい器機を扱うことができるようになることもまた，看護の一つの熟練であると考えていた。これに対し，看護とはあくまで精神的かつ知的な労働であると考える RN たちは，看護の職務が医療テク

---

[326] サンデロウスキー (2004), pp.13-14。

ノロジーを扱うことに偏り，患者との接触が減っていることに強い危機感を覚えた[327]。

看護には古くから,患者を癒すという役割が求められる側面があった。近代的な病院において積極的な治療が行われる以前の時代，すなわち，安静にして治癒を待つしか手段がない時代においては，ほぼこの役割がすべてであったと言ってよいであろう[328]。テクノロジーや科学的な知識の習得に熱心であった RN たちはこの癒しの役割を「不可視的である」「伝統的な女性観に依存したもの」として否定的に捉えた。これに対し，看護の技術化，医療化に危機感をもつ RN たちは，これこそが看護師のあるべき姿であるとして肯定した。医療テクノロジーの扱いに習熟し，それがどれほど専門的なことであれ，医師の補助的な役割を喜んで受け入れるべきではなく，看護師には医師とは異なる独自の役割が伝統的に存在したはずであると彼女たちは考えた。看護教育者である Mary Mullane は 1958 年に「RN に求められるのは女性らしい気配りである。テクノロジーの進化は男性的であるからこそ，RN は女性的であるべきである。この役割分担こそ医師・RN・患者の関係を支える土台なのではないか」と述べている[329]。

このような看護に対する二つの価値観が極端な形で共存するのがアメリカの看護である。看護の価値観をめぐる対立は，1960 年代に最も激しい議論を巻き起こし，現在に至るまで続いている。1960 年代とはモニタリング装置を中心として ME 器機が現場に導入され，最新のテクノロジーを備えた集中治療室が普及した時期である。つまり，最も医療テクノ

---

[327] サンデロウスキー（2004），pp.114-119。
[328] National League for Nursing Education（全米看護教育連盟）のトップであった Taylor は，1934 年に看護師のあるべき姿に対して次のように述べている。「看護師は蓄財や社会的名誉には報酬を感じず，人間の健康と幸せに貢献できたと感じることにのみそれを見いだす。看護の真の深さは，理想，愛，親密さ，知識，文化を通じてのみ知られ，芸術的な手順や関係の実践を通じてのみ表現されるものである。看護師は兄弟たちの強さと弱さを知っており，彼らの希望と怖れを分かち合う。彼らの感情の動きを感じ，魂の最も深い部分からのささやきを聴く」。もともと慈善的な施設における職種であった名残が，この時代には色濃く表れていると言えよう。Taylor(1934), p.476。
[329] Mullane(1958), p.323。

ロジーが看護労働を大きく変えた時期であるとも言えるであろう。これらの変化に対して適応的であることによって看護の専門性を高めたいと望むグループと，これらの変化に抗うことで看護の専門性を確立したいと望むグループとの考え方の違いは，以後も様々な形で現れてゆき，ところどころにいびつな影を残す結果となった。

## ②看護教育と価値観の対立

　ME化された監視装置の普及は，経験によって培われた五感を使って患者を診るという旧熟練を解体し，装置の表示した数値を科学的な知識に基づいて解釈するというRNの新しい役割を生みだした。これまで「解釈する」という職務は医師にのみ許されていたものであり，それを行うことができるRNたちはヒエラルキーの階段を上ったものと捉えられた[330]。第4章で明らかにしたように，現在のRN養成プログラムが一般的な自然科学の科目に多くの時間が割かれているのは，このような役割が重視されるようになって以後のことである。数値の解釈に必要な自然科学の知識は4年制大学以上でなければ習得が難しいと考えられ，1960年代以降はRNの学位取得がANAをはじめとするRN団体から強く奨励された。

　だが，看護教育者の多くはそのようには看護を捉えていなかった。看護とは，医療のように器官ごとに細分化された特定の範囲を扱う「技術」ではなく，全体としての人間を扱う「アート」であると訴えた。このように考える看護教育者，看護研究者を中心にして，1950年代から1970年代にかけて，看護が医療テクノロジーに取り込まれることなく，独自の看護理論を追究することを目指した看護理論運動が起こされた[331]。自然科学の知識とともに，人文科学を始めとする一般教養の科目もまたRN養成プログラムに多く取り入れられているのは，このような「全体としての人間を診るための看護」という価値観が，看護教育者の中には

---

[330] サンデロウスキー（2004），pp.221-222。
[331] サンデロウスキーは「看護理論運動は，結局，考えない実践家と実践しない理論家という看護の二極化を強めた」と述べている。p.228。

多かったためでもある。それゆえ，最も技術志向的であると看做された手術室看護については，このような看護教育者たちから敬遠され，多くの養成プログラムから排除されてゆくことになった。

### ③看護方式と価値観の対立

技術的・科学的な専門性を重視するRNたちは，ベッドサイドにおける，時には雑用を含むような患者ケアを忌避した。そのような職務を下位の看護職種に委譲し，RNは管理的な職務，意思決定や高度な技術を要する職務に専念する看護方式が1940年代から1950年代に最も盛んであったTeam Nursingである。それゆえ，テクノロジー志向のRNは，職務ごとの分業に対して肯定的であると言うことができるであろう。

反対に，伝統的な看護の職務に立ち返り，全人的なケアを行うことを可能としたのが，1960年代から1970年代に盛んであったPrimary Nursingである。患者とRNのパーソナルな関係を重視しており，基本的にはその患者にまつわるすべての職務をひとりのRNが行うことになる。このPrimary Nursingの方式は，看護の技術的側面よりも，感情的な側面・対人的な側面を重視するRNたちの力によってもたらされたものである。

どちらの方式にも限界があり，現在はこれらが修正され，混在した形で存在している。オピニオンリーダーたちの見解とは異なり，現場のRNたちははっきりとこのように二分できるものではない。しかし，さまざまな社会的背景が重なり合ったことにより，現在はどちらかと言えば技術的・科学的な専門性を志向するRNの方が勢いがあると考えられる。その背景となるものは次の二点である。

第一に，経済的な要因である。アメリカの病院は非常に多様であり，もっぱら富裕層を対象として，感情的に配慮された手厚い看護を行っている病院も存在する。しかし，多くの病院では，1980年代以降，コストを強く意識した合理的な経営を余儀なくされている。それゆえ，さまざまなレベルで，上位職種から下位職種への職務の代替が生じており，連

邦政府も医療費抑制の立場からこの流れを後押ししている状況にある。看護職種の場合も，医師の職務を上級看護師を始めとする専門性の高いRNが代替することが求められているため，ゼネラリストとしてよりもスペシャリストとして自らの能力を発揮したいと考える傾向が強い。第4章で明らかにしたように，現在はLPN/LVNや看護補助者にも以前より専門性の高い職務が割り当てられるようになっている。RNがスペシャリストとしての専門性を高めるにつれ，再び分業化が起こることは必然である。Private Duty Nurseのように，患者とRNがパーソナルな関係を築き，患者の人間性を最大に尊重した看護を行うことは理念としては正しいかもしれないが，経済的な状況がそれを許すことは難しい状況にあると言うことができるであろう。現代の病院経営者や為政者，民間保険会社等の意向は，コスト削減が可能な方向へと向かう。

　第二に，ジェンダー的な要因である。感情的な側面を重視した伝統的な看護の役割の場合，古くから女性が備えるべき美徳とされてきた「優しさ」や「思いやり」「細やかさ」といった概念から自由ではいられない。もともとは家庭において女性が担ってきたこれらの「癒し」の役割や家事労働と結びついた看護の職務は，女性的であるがゆえに社会的に低い地位に置かれてきた。第二次世界大戦後のRNは，そこから脱して，専門職種としての地位を獲得するために，普遍的な科学の知識や，医療職種としての専門的技術を手に入れることを長らく目指してきたのである。公民権運動や女性運動を経て，性別役割分業から自由な男女平等の価値観は，アメリカ社会に浸透しつつあると言える。そのような現代社会にあっては，伝統的に女性的であるとされてきた役割を前面に押し出した看護の価値観は，受け入れがたいと感じるRNが多数派であろう。結婚や出産を機に離職するRNが減った現在，長くキャリアを構築したいと考えるRNたちは，スペシャリストとして自らの専門性を漸進的に高めてゆくことのできるRN像を選択する傾向にある。

　第三に，アメリカの病院が科学的管理法をベースとして形成されてい

るがゆえに,科学的であること,技術志向的であることに対して肯定的な価値観を潜在的に有していることである。このことはすでに詳しく述べた通りである。外科手術のための入院がほとんどになり,最先端のテクノロジーを用いてスピードアップした手術室を中心に治療プロセスが組まれる現在の病院においては,手術室や外科病棟以外のRNであってもその価値観から逃れることは難しいであろう。また,入院期間は最小限に短縮され,重症度の高い患者以外は外来治療で行うことが可能となった現在の病院では,各診療科で専門分化された集中治療室が占める重要性が高まった。おのずと,病院のRNに関しては,それらの高度なテクノロジーを用いた集中治療室に対応できるスキルが尊重されるであろう。

第3章で詳述した上級看護師資格のうち,Nurse Practitioner (NP) は,専門分野を限定して与えられる資格であり,スペシャリスト志向の強い資格である。他方,Clinical Nurse Specialist (CNS) は,看護の伝統的な価値観を代表する資格である。NPが連邦政府の助成金を後ろ盾にして着々と資格保持者を増やし,認可された職務の範囲を拡大しているのに対して,CNSの資格保持者は減少傾向にある[332]。これらふたつの上級看護師資格の盛衰の対比が,ふたつの看護をめぐる価値観の勢いをある程度反映しているものと考えてよいであろう。

このようにして,医療テクノロジーの進化は,看護との関係性をめぐって議論を巻き起こし,多様なRN像を生みだした。次に,本章のテーマである派遣看護師と医療テクノロジーとの関係を考えてみたい。

## 3. テクノロジーと派遣看護師 – 手術室看護の場合

### (1) テクノロジーの進化と派遣看護師

それでは,このような特徴をもつアメリカの病院組織において,医療

---

[332] U.S.Department of Health and Human Service(2010), p.19。

第6章　テクノロジーと看護労働

　テクノロジーは派遣看護師にどのような影響を与えたのであろうか。本節では，派遣看護師と医療テクノロジーとの関係について論ずる。アメリカの病院において派遣看護師を活用し得た背景を考察するに当たって，なぜテクノロジーと看護労働との関係に着目すべきなのであろうか。今一度，医療テクノロジーの進化が看護労働にもたらす影響を振り返ってみたい。

　第一に，医療テクノロジーの進化は，治療プロセスの短縮化をもたらす。入院期間が短縮されるにつれて，先端医療機器を用いてスピーディに行われる治療プロセスに対応できるRNが求められるようになり，RNはますます技術志向的な側面を強めるようになった。

　第二に，医療テクノロジーの進化は，分業を進める。新しい医療機器の導入は，それを操作することに精通した新しい医療テクニシャンを生みだす。医師と看護職種のみによって賄われていた数々の職務は医療テクノロジーの進化に伴って細分化され，多くの職種による分業体制がとられるようになった。

　第三に，医療テクノロジーの進化は，標準化を促し，医療専門職種の旧熟練を解体する。医療専門職種に求められるのは，経験に裏打ちされた自らの五感を使って患者の状態を読みとることではなく，検査機器が提示した数値を解析する科学的知識へと変わっていった。また，このようなデータの数値化，絶対化は，ベストプラクティスの設定を容易にし，治療プロセスを属人的なものから標準化されたものにする。

　これらの変化は，筆者が各章より導き出した，専門職種としての派遣労働が成立するための要件と非常に結びつきが強い。それゆえ，医療テクノロジーの導入が最も進んでいるユニットにこそ，派遣看護師は親和性をもつと考えることができる。

　また，前節においては，医療テクノロジーを看護の職務に組み込むことに対して肯定的であるRNと，否定的であるRNとの価値観の対立について述べた。テクノロジーの進化が派遣看護師と親和性をもつもので

299

あれば，派遣看護師は医療テクノロジーに対して肯定的な RN の中にこそ多く存在するのではないだろうか。実際に，第1章で明らかにしたように，現在派遣看護師が最も高い割合で用いられているユニットは，手術室と集中治療室である。それゆえ，本節では医療テクノロジーと派遣看護師との関係について考察するために，手術室の看護を採り上げるものとする。

### (2) アメリカの病院における手術室看護の特殊性

第1章において，派遣看護師が用いられる理由のうち最も大きいものは人手不足であり，1980年代以降においては，これに人件費の削減という要因が加わるということを明らかにした。さまざまな歴史的背景から，アメリカの手術室 RN はこれらの「人手不足」「人件費の削減」と非常に密接な関係をもっている。以下，歴史的背景とともに，アメリカの手術室看護の特殊性について，派遣看護師との関係性を意識しながら論ずる。

### ①手術室 RN の人手不足と分業体制

ⅰ）手術室 RN の歴史

手術室が拡大し始めたのは，主に1950年代後半から1960年代前半である。この時代は，連邦政府の医療政策や民間医療保険の普及によって医療需要が急増した時期でもあり，すでに RN 自体が不足した状態に置かれていたが，当然のことながら手術室の RN も同様であった。当時の病棟看護は RN と LPN/LVN，看護補助者とで分業する Team Nursing で行われていたため，手術室看護も人手不足を補うべく，このような補助職種を用いた分業体制をとることが検討された[333]。そこで用いられたのが手術室テクニシャンである[334]。手術室テクニシャンは LPN/LVN や

---

[333] Gould(1963), p.47.
[334] 手術室テクニシャンも第二次世界大戦が生んだ職種のひとつである。当初は，第二次世界大戦に従軍した衛生兵が，復員後に手術室テクニシャンとなるケースが多かった。

看護補助者など，下位の看護職種が就く場合もあったが，ほとんどは医療とは別の分野において働いていた者を短期間で養成するパターンが採られることが多かった[335]。1954年には手術室テクニシャンのための標準化されたマニュアルが作成された[336]。

### ii) 手術室における分業体制

手術室においてRNが行う職務は，大きく分けると医師に手術器具を手渡す「器械出し（Scrub Nurse）」と，手術台周辺の環境を整える「外回り（Circulating Nurse）」の二つである。以後，手術室テクニシャンが加わっている場合には，器具の準備，器械出しなどは彼らが行うことが多くなった。ただし，テクニシャンは身体の構造や手術方式などについての教育を長期間受けたわけではないため，手術室RNも変わらず必要とされた[337][338]。そして，RNは，器械出しよりも，どちらかといえば外回り，なおかつ，複雑な手術が増えるにつれて，テクニシャンを監督し，手術全体をコーディネイトする役割を任される傾向にあった[339]。手術室RNの不足によってテクニシャンが導入され，新たな分業体制が構築されたのが1960年前後のことである。以後，機械操作のためのテクニシャンや麻酔専門のテクニシャンなども新たに加わり，非常に分業化された体制がとられるようになった。

職務と分業体制を比較するために，1920年代の手術室の場合と，1970年代の手術室の場合を見たい。

---

Gruendemann et.al(1995), p.4。あるいは，戦時中のRN不足を補ったLPN/LVNや看護補助者が短期間で養成されたのと同様に，はじめから手術室テクニシャンとして短期間で養成されることもあった。Gruendemann et.al(1982), pp.3-4。
[335] 手術室テクニシャンという職種を新たに作って採用することは，地域の失業問題の解消にもなると捉えられていた側面がある。Young(1964), p.47。
[336] Takats(1961), p.494。
[337] Cantlin(1960), p.376。
[338] Gould(1963)では，「手術室テクニシャンの導入はスペアの手，ロボットの導入と同じことである」と述べられている。p.47。
[339] Gruendemann et.al(1995), p.7。

(a)1920 年代の手術室における分業体制

　St.Mary Hospital(1924)によれば，1920 年代の手術室のメンバーは，外回り RN1 名，器械出し RN1 名[340]，外科医 1 名，第一助手，第二助手 [341]それぞれ 1－2 名，麻酔専門看護師 1 名，雑役係 1 名というパターンが一般的であったようである。手術のプロセスを簡単に記すと表 6－1 のようになる。

　この時代の職務および分業体制から明らかなことは，未だ RN に手術マネージャーの役割は求められておらず，あくまで医師や助手のサポート役を行っているということである。また，手術室テクニシャンや機械操作のテクニシャンも存在していない。用いられるテクノロジーも滅菌用具と照明程度であり，非常に単純である。術式にバリエーションも少なく，複雑な手術を行うことは不可能な時代であったため，RN に求められる役割もさほど高い専門性を要するものではなかったと考えられる。

　それでは，テクノロジーが進化し，より複雑な手術が行われるようになった1970年代の場合には，いかなる変化が生じているのであろうか。下記表 6－2 で示す。

　下記の 1970 年代のケースと，前掲の 1920 年代のケースとを比較したい。手術の基本的な流れ自体は両者ともほぼ同じであるが，最も大きな違いは，用いられる医療テクノロジーが増加していることであろう。滅菌関係の機械，X 線撮影機，など間接的なものから，電気焼灼器，カテーテル，吸引機などの侵襲的なものまで，1920 年代には存在しなかった機械，器具が用いられている。その分，RN，とりわけ，外回り RN の職務が増加している。1920 年代においては一般的ではなかった臨床検査も，この時代には必ず行われるようになっていたため，検体物の取り扱

---

[340] 前述のとおり，この時代の病院においては，RN（Graduate Nurse）よりも看護学生が用いられる割合の方が高かったが，手術室においても同様であった。それゆえ，この役割を看護学生が果たしていたケースもあったと考えられるが，ここでは便宜上記述を RN に統一する。Gruendemann et.al(1982), p.3。

[341] この場合のアシスタントは研修医，あるいは外科医が務めていたものと考えられる。St.Mary Hospital(1924)。

第6章 テクノロジーと看護労働

表 6−1　St.Mary Hospital における 1920 年代の手術プロセスと分業体制

| | 外回りRN | 器械出しRN | 外科医 | 助手 | 麻酔専門看護師 | 雑役係 |
|---|---|---|---|---|---|---|
| 前日夜 | 加圧滅菌機と大小2台のボイラーの準備。使用する器具を滅菌機の上に出しておく。タオル,術衣,などの消毒。 | | | | | |
| 当日手術開始2時間前 | ボイラーに水を入れ,起動させる。 | | | | | |
| 手術開始1時間半前〜 | 器具の滅菌の開始。手洗い用の水鉢を用意して1/5000の二塩化物を入れておく。手洗い。 | 滅菌したスポンジ,コットン,鉗子,アルコール,鋏などを無菌テーブルの上に並べる。手洗い。 | | | | |
| 開始45分前〜 | 患者を待合室に連れてくる。 | | | 入室,10分間手洗い。 | 入室,マスク等,必要な道具を揃える。 | 病棟に電話をかける。 |
| 開始15分前〜 | 手術エリアをベンジンで消毒する。着衣。 | 着衣。目隠しのドレープを設置。 | 入室,第二助手から説明を受ける。着衣。 | 第二助手は患者を手術室へ。着衣。記録をつける。 | 着衣。 | |
| 手術の開始 | 使用した器具の洗浄,再消毒。終わり次第,再セッティング。外科医と助手の汗を拭く。スポンジやガーゼの | 外科医への器具の手渡し。滅菌スポンジの開封。縫合糸の用意。滅菌状態に気を配ること。 | 執刀 | 執刀,および外科医のアシスト。 | 麻酔の管理。 | |
| 手術終了 | 外科医の脱衣を手伝う。手袋の修理。後片付け。 | 後片づけ。 | | 患者の手足を正しい位置にする。搬送。病棟環境の確認。記録をつける。 | 患者の頭を正しい位置にする。 | 患者を手術台からキャリーへ移動させる。搬送。 |

St.Mary Hospital(1924)*The operating room : instructions for nurses and assistants*, pp.25-33 より筆者作成

表6-2 1970年代における典型的な手術プロセスと分業体制

|  | 外回りRN | 器械出しRN[1] | 外科医 | 助手 | 麻酔科医・麻酔専門看護師 | 雑役係,看護補助者 |
|---|---|---|---|---|---|---|
| 術前 | スケジュールと術式の確認。器具や機械の準備。X線器具やエアカーテン,電気焼灼器等を必要に応じて配置し,テストする。器具の滅菌処理。患者の同定。与薬。外科医の着衣の補助。使用するスポンジやガーゼのカウント(3回以上)。 | 外回り看護師の準備の手伝い。手洗い。着衣。器具をトレーやテーブルの上に並べる。器具のカウント。外科医や助手の着衣の補助。 | 患者を訪問。着衣。手洗い。術式や必要な器具をメンバーに確認する。 | 手洗い。着衣。ドレーピングや器具,器械の設置と最終確認をするRNを手伝う。 | 着衣。必要な麻酔器具の準備と確認。 | 患者の搬送。手術台に乗せる。ストレッチャーの片付け。 |
| 手術室に患者が入室 | 吸引をして麻酔科医を補助。患者の援助。ポジショニングの補助。 | ポジショニング。ドレーピング。 | ポジショニング。 | ポジショニング。 | 麻酔の開始。 | |
| 術中 | 進行全体をマネジメント。器具その他の滅菌を維持する。器械出しの補助。滅菌パックの開封。手術室の環境を整える。記録をつける。看護師長に進行状況を連絡。外科医,助手,器械出しRNの汗を拭く。必要に応じて与薬。ガーゼやスポンジをカウント。 | 器械を外科医に手渡す。使用済みの器具の除去。 | 執刀。 | 外科医の補助。最後の縫合。 | 患者のモニタリング。輸液や輸血の実行と確認。出血状態のモニタリング。 | |
| 術後 | 脱衣の援助。ストレッチャーを用意する。カテーテル,吸引機などの除去。後片付け。患者の標本ラベル・カードの二重チェック。記録を記載する。 | 後片付け。器具を置いたトレーやテーブルの掃除。 | 脱衣。術後回復室まで同行するか,術後オーダーシートの記載。 | 脱衣。術後回復室まで同行するか,術後オーダーの記載。 | 気道とバイタルサインの確認。術後回復室へ引き継ぎ。 | 患者の搬送。 |

Brooks(1979) *Fundamentals of Operating Room Nursing*, pp.73-88 より筆者作成

いなどの職務も見られる。

　滅菌関係など，テクノロジーの使用によって自動化され，1920年代よりも手順が簡便化された部分もある。また，ここには登場していないが，医療機器テクニシャンが加わるなどして，分業化される場合もある。だが，医療テクノロジーの進展はむしろ多くの場合，RNの職務を増やす結果となっていると言える。

　また，外回りRNには新しく，手術全体のマネジメントという役割が加わっている。1920年代の分業体制とプロセスを見る限り，手術の進行はあくまで外科医がリードし，RNの職務はあくまで補助要員としての色彩が強い。当時は看護学生もこの職務を担っていたが[342]，それも不可能ではないと思わせる職務の内容である。しかし，1970年代のRN，とりわけ，外回りのRNにはより重く，包括的な責任が課せられている。ここに，手術室RNの専門化を見ることができる。さらに現在では，手術室看護に関する上級資格が発展している。第一助手看護師の資格を得た場合には，助手のポジションにも職務を拡大することになる。また，管理的な職務，教育的な職務をより強化した上級資格も存在している[343]。これらの上級資格者は，コスト管理や成果の評価なども行う。このようなRNの職務の変化は，手術室RNに特有のものでもあるが，RN全体の職種の地位が向上し，専門知識と技術が信頼性を高めたことにも起因するであろう。下記の表6－3は2001年の手術室クリティカルパスのサンプルである。現在は，1979年のケースとは異なる職務が課せられていることがわかる。腹腔鏡を用いた特殊な手術ゆえに，器械出しRNの役割が少ないという特徴があるが，1979年の時点よりもさらに高度化した医療テクノロジーに対応することが求められ，より知識労働としての側面が強調されるようになっている。

---

[342] 当時の看護学生は，3－4カ月の手術室実習が課せられるのが一般的であった。Gruendemann et.al(1982), p.3。
[343] 周術期上級RN，周術期ケアコーディネイターなど。AORN(2001), pp.33-52。

②真の看護をめぐる議論と手術室看護教育

真の看護とは何か,そして看護と医療テクノロジーとの関係性をめぐる議論の中にあって,手術室看護をめぐる議論は最も激しいものであった。手術室においては患者に麻酔がかけられるため,RN と患者とのコミュニケーションは他の部門ほど必要とされないという特徴をもっている。そのため,看護ケアの本質を,患者とのコミュニケーションの側面や,ケアの継続性に,あるいは看護の包括性といった部分に見出している RN からは,主に手術室で働く RN の職務は「完全に技術的で,作業志向的であり,医師の手足,または器械の番人[344]」であると批判された。

手術室 RN の職務をめぐる論争は 1960 年代に最も盛んであった。看護教育者には,RN の技術志向・科学志向に対して否定的な意見を持つ者が多かった。そのため,とりわけ 4 年制大学において,RN 養成プログラムのカリキュラムの手術室における実習が次々と失われてゆくことになった[345] [346]。多くの場合,手術室看護の実習は,一般的な外科看護の科目に吸収された。ここでは病棟における術前・術後のケアと併せた「フォロースルー」という形式で行われ,実際に手術室において術中の看護を学ぶ時間は非常に短かった[347]。あるいは,集中治療室や救急救命室の看護とともに,「特別サービスユニット」というくくりの中のひとつに置かれることもあった[348]。

このようにして,ほとんどの新卒 RN は養成プログラムにおいて十分な手術室看護の実習を積まないまま,現場へと送り出されることになり,専門的な教育訓練はもっぱら卒後における病院内の,あるいは専門団体

---

[344] サンデロウスキー (2004),p.208。
[345] 手術室看護は古くから専門化されており,1889 年にはジョンズホプキンス大学の付属訓練学校において手術室看護が専門科目とされ,Boston Training School で専門教育が開始された。Gruendemann et.al(1995), p.4。
[346] 手術室看護実習の排除は座学を重視する 4 年制大学において最もよく現れた。病院付属看護学校における Diploma コースにおいては,当時でも 4-6 週間の手術室看護実習が実施されていた。Ellison(1966), p.79。
[347] Ellison(1965), p.58。
[348] Young(1964), pp.47-48。

## 第6章 テクノロジーと看護労働

表6-3 Association of Operating Room Nursing のクリティカルパスサンプル（2001年度版）

| 目的 | | 腹腔鏡による胆嚢摘出手術 | | |
|---|---|---|---|---|
| 患者ケアの問題点 | | 術前（120分） | 術中（60-90分） | 術後（2-23時間） |
| A.知識の不足 | そ れ に 対 す る 介 入 | ◆患者や家族に再度説明。ブックレットなどを用いて。<br>◆クリティカルパスを確認。<br>◆インフォームドコンセントに関する話し合い。<br>◆患者の権利法について再度説明。 | ◆知識を強化。手術室における新しい出来事について説明。<br>◆疑問に答える。<br>◆感情的サポート。 | ◆術後ケアの詳細について再度説明。<br>◆疑問に答える。<br>◆感情的サポート。 |
| B.傷に対する高いリスク | | ◆患者IDを確認。<br>◆絶食状態の確認。<br>◆リスクファクターに対する看護診断。<br>◆手術室の器具と必需品の確認。 | ◆麻酔導入の補助<br>◆仰向けに寝かせる<br>◆切開箇所の準備<br>◆二酸化炭素の吸入と排出のモニタリング<br>◆抗生物質の灌注。<br>◆ヘパリンの灌注。<br>◆鼻腔栄養チューブの挿入。<br>◆尿道カテーテルの挿入。<br>◆電気分散パッドを敷く。 | ◆退院後についての教育。食事、活動、与薬、傷口のケア、フォローアップ。<br>◆麻酔回復室の退院基準を確認。<br>◆データ収集、鼻腔栄養チューブと尿道カテーテル。<br>◆麻酔回復室まで安全に搬送。<br>◆術後診断。 |
| C.変化した生理的機能に関する高いリスク | | ◆H&P、術前検査、X線検査が終了していること、文書化されていること。<br>◆看護診断が文書化されていること。 | ◆生理学的モニタリング。<br>◆常温の静脈注射、灌注液。<br>◆深部静脈血栓の予防。 | ◆生理学的モニタリング。<br>◆ベッドから椅子へ移行する際の援助。<br>◆歩行の促進。<br>◆耐性のための氷片／液体。<br>◆バイタルサイン。2時間につき15分、その後は4時間。<br>◆発作、咳、深呼吸 |
| D.痛み | | ◆痛みの評価、必要があれば介入。<br>◆患者や家族に術後の痛みとコントロールに関する指導。 | ◆快適さとプライバシーを提供する。<br>◆切開部分に局所麻酔薬。 | ◆快適さとプライバシーを提供する。<br>◆痛みの評価と介入。<br>◆痛みの種類と自宅での痛みの管理に関する術後指導。 |

| 目的 | 腹腔鏡による胆嚢摘出手術 | |
|---|---|---|
| 期待される<br>アウトカム | 直近：<br>A．患者が手順とこれから行うことの順序の理解を口頭で言える。<br>B．患者に電気的，科学的，機械的な損傷がない。<br>C．患者の社会的機能に明らかな変質がない。<br>D．患者が適切な痛みのコントロールができている。 | 退院：<br>A．患者と家族が切開箇所の術後ケア，活動レベル，臨床的なフォローアップの時期と場所を理解している。<br>B．患者が痛みから依然として解放されている。<br>C．バイタルサインが通常の範囲内であり，吐き気がなく，日常生活がわずかな補助のみで送れる。<br>D．適切な痛みのコントロール。自宅における鎮痛剤の使用法と，活動の制限の理解。 |
| 相違 | 同時発生的な介入に対して：<br>A．知識の不足。同意書があるか（サイン済みで適切なもの）。患者と家族が術前・術後の適切な指導を受けたか。<br>B．損傷。皮膚，神経，口腔・咽頭，歯，内臓に損傷がないか。<br>C．手術時のグラフデータの評価の存在。生理的機能の明らかな変化，深部静脈血栓症，気腹に関する明らかなバイタルサインの変化，反トレンデレンブルグ体位に関する明らかなバイタルサインの変化がないか。<br>D．適切な痛みのコントロール。家庭用鎮痛剤の使用に関する適切な指導。 | 遡及的な分析：<br>A．知識の不足。術後3-6週間以内の術前・術後に関する指導を患者と家族が受容したか。<br>B．損傷。術後1週間以内に神経の統合があったか。<br>C．術後24-48時間以内に深部動脈血栓症はあったか。<br>D．術後24-72時間以内の適切な痛みのコントロール。時間以内の適切な痛みのコントロール。術後3-6週間以内の家庭用鎮痛剤の使用に関する適切な指導。 |

AORN(2001)*Standard, Recommended Practices, and Guidelines*，pp.108-109 より引用

の提供する教育訓練によってなされるようになった[349]。手術室看護は非常に責任が重く，高い緊張感を常に求められる。また，当時の現場の手術室におけるメンバーの多くは，このようなカリキュラムの変化を知らず，新卒のRNであってもある程度満足な仕事をこなすことができるも

---

[349] Gruendemann et.al(1995), p.4。

のと期待し，それを要求した[350][351]。そのため，新卒のRNは手術室RNとして定着することを望まなくなった。真の看護をめぐる議論とそれに伴う教育プログラムの変化によって，手術室RNの養成は滞り，拡大する一方の需要量に対して供給量が追い付かなくなったのである。現在は，第3章で触れたような手術室看護のスペシャリスト資格も存在し，ひとつの看護分野として確かな地位を得ている。手術室看護学会を中心として，標準的な専門教育も多く提供されてもいる。しかし，教育プログラムの後遺症としての手術室RN不足は解消に至らず，現在に至っている[352]。それゆえに，手術室看護を専門とする派遣看護師の需要は非常に高く，その賃金を引き上げる原因の一つとなっていると考えられる。

### ③手術室看護分野の非代替性と閉鎖性

Foster(1987)は1970年代に派遣看護師の需要が伸びた要因を，①医療技術の進歩により高度な看護師やテクニシャンが求められるようになったこと，②手術室看護の臨床教育が看護学校のカリキュラムから姿を消したこと，の2点であると指摘している。これに加えて，もう1点挙げるとすれば，手術室看護という分野の非代替性と閉鎖性とが考えられる。

手術室RNはいくつかの理由で欠員が生じやすいポジションである。第一に，患者の生命を左右する職務であり，高い緊張感と集中力を求められるため，手術に加わることのできない条件が他のユニットよりも多く存在するためである。RN自身に指の外傷，腕の火傷，痙攣，吐き気，めまい，背中の痛みや腰痛の症状がある場合には，手術に入ることがで

---

[350] Elisson(1966), p.79。
[351] 手術室RNは職務に対するプロ意識が高く，新卒のRNに対して善き教育者，善き管理者であろうとするよりも，自らの看護技術を高めることに熱心な者が多い傾向にあった。Young(1964), p.47, Cantlin(1960), p.376。
[352] その後，手術室における「器械出し」は手術室テクニシャンが行うことが多くなったが，このことは手術室看護師が不足していたことが背景である。

きない[353]。そのため，緊急に欠員を埋める必要がしばしば生じることになる[354]。第二に，手術室看護の職務は特殊であり，育成には時間をかけた研修が必要となるためである。リ・エンジニアリングが盛んだった時代に，他の診療科の RN から臨時の欠員補充を行うためのクロストレーニングという手法がしばしば行われたが，手術室看護の場合には，そのような代替も不可能である。上記のように，急な欠員が生じても，他の部門から応援を頼むことは非常に難しい。第三に，手術室のような医療テクノロジーが多く用いられるユニットの場合，最先端のテクノロジーに関する知識や技術を保持しなければならないからである[355]。長期間手術室を離れると，復職するためには再度訓練を積まなければならない[356]。

また，手術室というユニットはいわばこの内部だけで完結したユニットであり，他部門，あるいは他施設とのコーディネイトはさほど必要とされない。また，科学的管理法が最初に導入されたのが手術室であることからもわかるように，内部だけで標準化を完成させることも可能である。このような閉鎖性を持つという意味で，手術室看護は非常に特殊であると言える。

**④人件費の削減**

RN 養成プログラムにおいて手術室看護の科目が姿を消して以後，手術室 RN は一から病院で育成する必要が生じた。それらの育成には長い期間と費用が必要であり，何より教育のための人材も必要になる。ただでさえ人手不足の手術室 RN の中から指導役を確保することは，非常に難しいことであった。そして仮に育成したとしても，第 1 章におけるインタビュー調査でも明らかにしたように，手術室 RN は定着率があまり

---

[353] Cantlin(1960), p.377。
[354] W 病院の労働協約には，手術室看護師にのみ適用される当直勤務に関する規定が存在する。当直勤務のシフトは平日の場合午後 3 時から翌朝 7 時まで，週末の場合は土曜日の朝 7 時から月曜日の朝 7 時までである。当直勤務は週に 1 回まで，週末の当直勤務は月に 1 回までという上限がある。当直シフトに入った翌日は，日勤に入ることが禁じられている。
[355] Gruendemann et.al(1982), p.11。
[356] Zschoche(1969), p.2374。

よくなかったのである。それゆえに、すでに手術室RNとしのキャリア、時には手術室RNの上級専門資格さえも有する即戦力の派遣看護師を手術のスケジュールに合わせて集め、彼女たちに任せる方法を選んだほうが合理的であると考えられた。

　以上のように、アメリカの手術室看護は、手術室発展の時代背景、テクノロジーとの関係性をめぐるRN内部の論争などの事情が重なり合い、看護の中でも特異な分野として発展してきた。アメリカの派遣看護師がこれまで使用されてきた理由は、主に人手不足、それに加えて1980年代以降は人件費の削減戦略であったが、手術室における派遣看護師の存在は、これらの要因と密接に関わりがあったことを明らかにした。

　それでは、専門職種の派遣労働者を活用するための要件に照らし合わせた場合にはいかなることが指摘できるであろうか。次節では本章のまとめとして、手術室看護を手掛かりとしながら、派遣看護師とテクノロジーの関係について論ずる。

## 4. おわりに－医療テクノロジーと派遣看護師

### (1) 職業別労働市場と外部機関による教育訓練

　手術室看護の職務は他のユニットと比べても標準化が進んでいる。RN養成プログラムにおいては手術室看護の実習が排除されてしまい、手術室RNの育成は卒後に病院内で行われることが多い。しかし、標準化の進んだ手術室の世界にあっては、病院ごとの差異は他のユニットと比べると小さい。そして、時間的・空間的に非常に限られた部門であるため、身につけるべき熟練は深く狭い専門性の追究ということになる。

　1960年代に看護の専門分化が盛んになったが、手術室看護の分野はそれ以前に専門の学会を発足させている。真の看護をめぐる論争において攻撃の矛先とされた際にも、専門学会が手術室RNを守った。さまざまな手術室看護に関する教育訓練の機会を提供し、さらなる上級資格であ

る第一助手看護師を設けることによって，手術室 RN の地位を引き上げるべく努力を重ねてきた。病院内において少数派である手術室 RN たちは，自らの手術室 RN としての専門性をアイデンティティのよりどころとしている者が多い。そのため，RN の中でも手術室 RN という専門的な枠組みによって職業別労働市場が形成されている。

それゆえに，手術室看護の分野は派遣看護師が自らの専門性を活かす要件を十分に兼ね備えていると言うことができるであろう。アメリカの RN の場合，診療科ごとに専門化分されており，勤務する病院に対してよりも自らの専門分野に対して所属意識を持つ傾向が強い。その中でも，手術室看護の分野はそれが著しく表れた特殊な存在なのである。

### (2) 職務の明示化と分業体制

手術室は臨床部門において科学的管理法が最初に適用されたユニットである。1910 年代にはすでに動作時間研究が実施され，手術の手順や器具の配置についての標準化が行われた。初期は外科医と麻酔科医，RN のみで行っていた手術も，医療テクノロジーの発展につれて複雑化し，さらに多くの職種からなる洗練された分業体制がとられるようになっている。それゆえ，手術室とは最も標準化が進んだ部門であり，最も分業化が進んだ部門であると言うことができる。

手術室における RN の職務は他部門と比べると専門的ではあるが，その分さほど大きな幅はもたない。なぜなら，分業化によって，RN はごく限られた範囲の職務に集中することが可能となっているためである。また，手術室はそれ自体で完結したユニットであり，一部の引き継ぎ連絡を除いて，他の部門とのコミュニケーションを必要としないため，職務は手術室内におけるものにほぼ限定されるのである。

このように，職務が限定的で標準化されており，分業体制がきちんと構築されている手術室看護においては，派遣看護師が活用しやすい条件が整っていると言うことができるであろう。

## (3) 医療の標準化

　前章で明らかにしたように，アメリカの病院は科学的管理法をベースとして，重層的な標準化の構造が形成されていた。このことは，医療テクノロジーに対して特有の価値観を醸成した。そして，医療テクノロジーに対する距離感によってRNは多様化した。医療テクノロジーが最も大きな影響を持つ部門が，すなわち最も標準化の進んだ部門であると考えるならば，そのような部門こそが派遣看護師と最も親和性を持つ部門であると言えるであろう。実際に，最も医療テクノロジーが大きな影響を持つ手術室やICUといった部門は，最も派遣看護師が活用される割合の高い部門であった。このような部門において働くRNたちは，非常に専門性が高い。最新の知識や技術を身につけることに熱心であり，その向上心に応えることのできる教育訓練の体制も，専門学会を中心に整備されている。自らが働く組織に対してよりも，自らのRNとしての専門性にこそ誇りを持って働くプロフェッショナルであると言えよう。第1章において，派遣看護師の処遇が時代を追うごとに恵まれたものへと変わってゆくことを確認したが，この推移は，RNが医療テクノロジーの進化を梃子として自らの専門性を高めていった推移と重なるものである。そして，そのような専門性を高める努力に病院が応えることを可能にしたのは，重層的な標準化システムと分業構造であったと指摘したい。

終 章
# 日本における看護師の人事労務管理への示唆
―専門職種としての看護師とは―

## 1．本研究における議論を振り返って

　本研究は，看護師の派遣労働が専門性を維持した形で行われるための要件を，アメリカの事例を分析することによって明らかにしたものである。むすびにあたる本章では，研究全体を振り返り，導き出された要件を総括する。そして，それらの要件を日本の病院のケースに置き換えた場合に，同様のことが可能なのか否かを検証する。また，この議論より，現在の日本の看護師不足問題に対して指摘できる点を提示したい。最後に，本研究において検討が不十分であった課題について述べる。

### (1) 問題意識と課題設定
　本研究では，専門職種としての知識・技術を活かして派遣労働を行いうる要件とは何かを検討するための方法として，アメリカの派遣看護師に焦点を当て，分析を行った。これを行うに当たっては，派遣看護師を「外部労働者であるという側面」，そして「専門職種であるという側面」の両面を併せ持つ存在であるとして捉えることを意識した。本研究は，これら双方の側面から求められる要件を，アメリカの派遣看護師はいかにして満たし，専門性を保つ形で看護師の派遣労働を行うことを可能にしてきたのかを，主に歴史的アプローチを用いて検証してきたものである。

## （2）アメリカのケースから得られた知見

　アメリカの派遣看護師を考察するにあたって，本研究がポイントに置いたのは，専門職種の派遣労働者としてというよりも，RNというひとつの職種が専門職種としての地位をいかに確立し，病院という組織において専門的な知識や技術を発揮することをいかにして実現してきたかという点に着目したことである。その上で，派遣労働という概念といかに歩み寄り，どの点において親和性を持ったのかということを念頭に置いて分析を行った。各章において明らかになった知見は，以下のようなものである。

### ①第1章

　第1章においては，アメリカの派遣看護師がどのような歴史を経て，現在どのような働き方をしているのかについて，先行研究およびインタビュー調査より詳しく明らかにした。連邦政府の医療政策や，それに伴う病院経営の変化と，派遣看護師との関係も織り交ぜながら，病院経営における派遣看護師の意義について論じた。また，アメリカにおける派遣労働全体から派遣看護師という存在を相対的に見ることによって，その派遣労働者としての特異性を浮き彫りにし，社会的な位置づけを確認することができた。

　アメリカにおいては19世紀末から派遣労働が行われており，第二次世界大戦後本格的な広がりを見た。アメリカの場合，専門職種の派遣労働も多く見られ，とりわけ1980年代以降，その割合を高めている。これら専門職種の派遣労働者は恵まれた処遇のもとにあり，自発的に派遣労働を選択しているパターンがほとんどである。1960年代後半より現れ始めた派遣看護師は，このような専門職種の派遣労働の最も有力な分野のひとつとなっている。

　現在アメリカには一般的にTemporary Nurseと称される派遣看護師が存在しており，約300万人のRN全体の2％から5％を占めると考え

られている。これまで派遣看護師は，ケアの安全性，正規雇用の RN のモラールに与える悪影響，高額な賃金コスト等，いくつかの問題が指摘されてきた。しかし，ANA や個々の病院の努力によって，これらのいくつかを克服し，社会的認知度を高めた。とりわけ，Traveler と呼ばれる派遣看護師は，その専門的に特化した知識や技術を武器に，州の垣根を越えて移動しながら腕を磨くケースが多々見られ，派遣先の病院側からの信頼度も高い[357]。RN 不足が深刻な集中治療室 (ICU) や手術室 (OR) において，Travelar は特に多く用いられている。派遣看護師は専門性の高い職務に携わることも多く，また，看護師不足の状況にあって需要も高いため，非常に高い賃率が適用されている。医療保険給付金や年金保険，ボーナス等も，派遣会社によって支給される場合が多い。

　第二次世界大戦後から 1960 年代までの，連邦政府による医療の拡大路線と RN 養成の遅れによる人手不足への対策として生まれ，普及した派遣看護師は，以上のように現在は恵まれた処遇のもとにある。これは，マネジドケアが普及した 1980 年代を境に，その処遇が大きく改善された結果としてある。その背景には，マネジドケアの浸透による 1980 年代以降の経営合理化策があったと考えられる。この時期には，派遣看護師を含む人材アウトソーシング戦略もたびたび実施された。また，人口の高齢化によって RN 全体の需要が増加したこと，これによって派遣看護師の需要も増加し，それに伴う人材派遣会社の交渉力が上昇したことなども考えられる。

②第 2 章

　第 2 章では議論の前提として，ニューディール期から現在に至るまでのアメリカにおける病院経営の歴史的変遷，およびその背後にある連邦政府の医療政策との関係を明らかにした。近代医療体制が整い始める 20 世紀初頭より，アメリカは欧州諸国とは異なる，民間主導型の医療提供

---

[357] 前者は Agency Nurse と称されることが多い。

体制が形成されていた。その後も，第二次世界大戦後の経済成長の時代，社会運動の高まりやベトナム戦争とともに存在した福祉の時代，市場原理主義経済政策のもとで生まれた Corporate Medicine の時代と変化しながら，アメリカの医療制度は世界でも際立った特徴をもつ独自のスタイルを構築し続けている。国民皆保険制度の存在しない唯一の先進国であり，医療費の対 GDP 比は常に群を抜いて高い。

アメリカの派遣看護師は，このような医療システムの中に存在している。そして，第 1 章で明らかにしたように，それぞれの時代背景に導かれて役割を変化させながら現在へと至っている。

③第 3 章

第 3 章から第 6 章にかけては，派遣看護師がいかにして専門職種としての派遣労働を行うことを可能にしたのかという論点の具体的な検証を行った。

第 3 章では，RN それ自体の相対的なポジションについて分析し，その専門職化の過程を明らかにした。

現在のアメリカの RN は，二つの方向へとキャリアを伸ばすことが可能である。一方は，このような教育制度や専門資格制度を活かした，各分野の看護のスペシャリストという方向である。これらの RN たちは，医師の職務と重複するような医療行為を行うことが認められており，診察や処方といった職務に携わっている。他方は，LPN，看護補助者といった下位の看護職種を管理・監督するマネージャーとしての方向である。RN はキャリアの最初からすでに看護チームのトップに位置づけられる職種であるため，看護管理や看護リーダーシップに関する研究やノウハウの蓄積も進んでいる。このように，キャリアアップの方向に多様性を生みだすことで，RN は自らに適した方法を選択することが可能になっている。現在の RN が長期にわたってキャリアを形成することができているのは，このように厚みのある教育訓練制度が構築されていることに

よるものと考えられる。

　アメリカにおけるRNは，職業団体等の長い間にわたる努力により，現在は医療専門職種としてひとつの確かな地位を得るに至っている。そしてなお高度な専門性を得ることを目指し，高学歴化，上級看護師資格者の増加といった現象が続いている。そして，1960年代以降，RNは専門分化が進み，分野ごとに学会が作られ，資格化されている。そこにおいては，標準化された養成プログラムの構築，継続訓練の提供，あるいは仕事の斡旋などが行われている。州政府ごとに管理されている上級看護師資格もあるが，このような資格団体は全国規模で展開されており，州を移ったとしてもこの団体に依拠することが可能である。アメリカのRNの場合，RNとして一体化した職業別労働市場が構築されている上に，資格ごと，専門分野ごとにも重層的な職種別労働市場が展開されていると言うことができるであろう。

　この細かく専門分化された職種別労働市場の存在によって，看護職種はそれぞれの市場を通じて組織を移動することが可能となる。水平方向への移動はもちろんのこと，新たな資格を取得することによる垂直方向への移動も起こり得る。このように，職種別労働市場を通じて移動することが前提とされている環境は，外部労働者である派遣看護師が職場組織に加わることに対する障害を減ずることになると考えられる。

　また，アメリカのRNが戦後一貫して求めたのは，専門職種としての地位の確立であり，そのためには自律性を手に入れることが至上命題とされた。自律性の取得を求めるに当たっては，科学的な知識を習得し，それに基づいた判断が可能になることが求められた。科学的知識というものは，非常に普遍的であり，性別役割からも組織特有の慣習からも距離を置いたニュートラルなものである。普遍的でニュートラルな科学的知識を重視するという価値観は，そのまま教育訓練プログラムを経て現場においても浸透する。外部機関による教育訓練によって習得可能な，専門職種としての原理原則，換言すれば，一般的熟練が活かされる職場

組織が是とされるシステムが形成されるものと考えられる。

　すなわち，第3章より導き出されるアメリカの派遣看護師が専門職種としての派遣労働を行い得ている要件は，RN という職種自体が専門職種としての地位を確立していること，そして，専門職種としての外部労働市場を構築しているということである。アメリカにおいては RN 自体が専門職化するための方法として，病院の内部労働市場に依拠した企業特殊熟練を発展させるのではなく，外部機関の提供する教育訓練によって普遍的な知識や技術を身につけ，一般的熟練を伸ばす方向へ向かうことが選択された。このことは，それぞれの病院内部における教育訓練を正規雇用の RN と同様に受けることができず，外部の教育訓練機関を用いるしかない派遣看護師であっても，スキルの面で大きなハンディを負うことは少ないと見てよい。

④第4章

　第4章では，このようにして専門職化を遂げることを可能にした背景のうち，派遣看護師との関係を考えた場合には最も重要なものであると考えられる，看護職種内の分業構造について論じた。

　職務の明示化とそれに伴う分業体制に関しては，それぞれの時代において随所で行われてきた。第二次世界大戦を機に LPN/LVN や看護補助者が養成されると，階層的な Team Nursing という方式が普及し，分業体制が明確になった。1980年代以降は，診療プロトコルやクリティカルパス，ケアマップ等が導入されることで，役割分担の明示化が行われた。

　アメリカにおいて派遣看護師が生まれたのが1965年であり，普及したのは1970年代以降である。これらの時代には，Primary Nursing と Team Nursing が併存していた時期であると考えられる。

　Team Nursing は，RN をリーダーとして，LPN/LVN，看護補助者，時に看護学生をも含めたチームを構成して，複数の患者のケアに当たる方式である。ここでは細かい分業体制が敷かれており，チーム内でのコ

ミュニケーションの重要性は高い。しかし，階層化されているため各職種における分業はなされており，指揮命令系統も明確である。そして，かなり早い段階からクリティカルパスの前身のような作業手順書が存在していた。それゆえ，チームに組み入れられる派遣看護師の職務も，チーム内における分業に沿った特定の職務であったと考えられる。また，看護管理者によって日々更新される文書化された作業手順書が存在することで，自らの職務とチーム内における位置づけも確認することができるであろう。それゆえ，Team Nursing の方式をとっていた場合でも，アメリカの病院においては，派遣看護師が自らの能力を発揮し，看護システムの一部として支障なく機能することは可能である。

Primary Nursing の場合，患者1人に対しRN1人が割り当てられることになる。それゆえ，職務の幅は広いものの，担当する職務は患者という単位で明確に区切られてため，他の看護職種との連携はさほど求められないと言える。それゆえ，派遣看護師には適した方式であったと考えられる。

リ・エンジニアリングが病院においても盛んに行われていた時代には，病院内で診療科の垣根を超えた配置が可能となるような，弾力的な人事労務管理が行われた。そのためのクロストレーニングと呼ばれる訓練も盛んに実施された。このシステムは，いわば病院内の正規雇用 RN における派遣システムである。診療科による専門性を否定し，繁閑に応じてフレキシブルに配置することで，人件費の削減を狙ったものである。このシステムが機能するためには，臨時のメンバーがスポット的に随時加わることが想定されていなければならない。あくまで正規雇用の RN と言えども，頻繁な配置の変更を可能とするためには，職務の明示化が行われている必要がある。また，作業手順等も診療科の枠を超えて，明示化されている必要もある。それゆえ，はからずもこのシステムは外部から派遣看護師を迎え入れるにあたっても有効であったと言えるであろう。他診療科の RN が臨時スタッフとして配置されるのに近い感覚で，派遣

看護師も使用されていたものと考えられる。

　そして，派遣看護師が最も多く用いられているのは手術室，集中治療室などの特殊な技術が必要とされるユニットであった。これらのユニットはその職務の特殊性ゆえ代替することに障壁があり，クロストレーニングによる多能工化は他のユニットと比べて難しい。それゆえ，これらの専門的な技術をもった看護師は，派遣で賄わざるをえなくなったということも指摘できる。リ・エンジニアリングが行われていた 1980 年代以降は，病院が人件費の削減に努めていた時期である。この時期に，一般の病棟以上に長期間の専門的な研修が求められる手術室や集中治療室のようなユニットにおいて，即戦力となる派遣看護師を用いることは，病院が教育研修にかかるコストをカットすることを可能とした。

　RN，LPN/LVN，および看護補助者，それぞれの職務は州法によって定められており，各自の役割分担が定着していることが推測された。「奉仕的な職務」「情緒的な職務」「伝統的に女性が行うとみなされてきた職務」は，LPN/LVN や看護補助者のものとされた。そして，RN は「専門職種としてふさわしい職務」と考えられてきた職務を手にした。このような分業体制から鑑みるに，アメリカの RN という存在は日本の看護師という存在と，必ずしもイコールではない。RN は，養成課程において与えられる知識や技術の段階から，ベッドサイドケアにはさほど関与しない専門職種という方向が目指され，現場では看護チームのリーダーとしての役割が求められるシステムになっている。このような背景のもと，看護管理や看護リーダーシップに関する研究やノウハウの蓄積が進んだことは必然である。このようなシステムである以上，派遣の RN に求められる職務の範囲も限定的であり，外部労働者だからという理由で LPN/LVN や看護補助者の職務に割り当てられることもないと考えられる。

　また，アメリカの RN は専門職種としての地位の確立を目標に掲げ，それを実現するための教育訓練システムを構築してきた。養成プログラ

終　章　日本における看護師の人事労務管理への示唆

ムにおいては一般的な科学的・医学的な知識の習得が重視され，資格取得後の継続教育や上級看護師・専門看護師の養成プログラムにおいては自らの専門科に特化した知識や技術の習得が求められる二段階のシステムとなっている。この教育訓練システムのもとでは，ゼネラリストとしての RN よりも，スペシャリストとしての RN として，医療行為の範囲にまでその職務を伸ばしてゆくことが奨励される傾向にあったと言ってよい。このことは，専門科ごとに分かれた上級看護師資格である NP が，近年大きな勢いを持って拡大を進めていることに，端的に表れている。つまり，アメリカの RN は，医師と同様に専門分化されている色彩が強いのである。

　下位職種，あるいは上級看護師，専門看護師を交えた，タテ方向への職務の分業体制に加え，自らの専門科をはっきりとさせたヨコ方向への職務の分業体制も存在しているアメリカの看護システムは，それぞれの職務のテリトリーが非常に限定的なものになっている。それゆえに，派遣の RN は自らの専門性を損なうことなく職務を遂行することができる可能性が高い。また，予めこのように職務が限定的であれば，派遣先の求める職務と RN がもつスキルとのミスマッチも起こりにくい。

　以上のように，アメリカの看護労働は長きにわたってさまざまな分業体制によって行われ，改良を繰り返しながら現在に至っている。このように，職種ごと，専門科ごと，あるいは患者ごとに分化された職務が明示化され，各自の役割分担も明確にされていることが，専門職種としての職務を遂行してゆく上では必要となると考える。つまり，派遣看護師が専門職種として職務を遂行しうる要件にも，分業体制の構築と，職務の明示化が挙げられるはずである。

⑤第 5 章
　第 5 章では，専門職種が専門性を発揮しうるような分業体制を機能させるための要件であると考えられる，物的・人的な標準化について論じ

た。派遣看護師の労働は，派遣先である病院の職場組織や作業組織の構造によって制約を受けるはずである。そのため，派遣看護師が専門職種としての知識や技術を発揮しうる要因が，アメリカの病院自体に埋め込まれていると考えることができる。その鍵となるのが，さまざまな「標準化」という概念である。この分析によって，外部労働者でありながら専門的な職務を遂行する上で必要な要件を導き出した。

アメリカの病院は，20世紀初頭より科学的管理法を導入しようと試みてきた。そして，その後も，急増した医療需要に応えるべく，Team Nursing 等の分業システムを構築してきたのである。その後，Primary Nursing やリ・エンジニアリングといったシステムが用いられたものの，それらの背面には専門経営者による中央集権的な管理体制，診療ガイドラインやクリティカルパス等による標準化された治療プロセスの導入が用意されていた。

すなわち，アメリカの病院とは，元来が製造業における標準化された大量生産方式を手本にして築かれたものであり，そのようなベースの上に RN の専門職化による教育制度の標準化や，職務と作業プロセスの標準化といった，さまざまな標準化システムが重層的に加えられた組織なのである。アメリカの製造業は二つの世界大戦を契機として製品需要を増加させ，戦後も無傷の戦勝国として経済成長を続けたのに伴って，さらなる拡大生産を実現させた。病院の場合も，戦時における医療専門職種や補助職種の需要増，戦後の医療提供体制拡充政策を背景として，職務そのものと作業プロセスとが標準化され，分業体制の整備された合理的なシステムを製造業と同様に築き上げてきたのである。

また，1970年代以降にアメリカの製造業は国際競争において有利なポジションを保てなくなったことから，さまざまなリストラクチャリングを講じた。病院も例にもれず，連邦政府の医療費抑制政策や，病院経営の商業主義化などによって，製造業のリストラクチャリングとよく似た合理化の動きを見せていた。宗教組織が主体となっている病院も多く，

非営利の形態で経営している病院がほとんどを占めているにせよ，その組織のマネジメントは製造業を始めとした民間営利企業の方法と極めてよく似通っている。慈善団体をルーツにもつ病院という組織特有の禁忌は少なく，そこから生じる非合理性も可能な限り排除する方向性が古くから垣間見られる。科学的管理法の影響から，病院の医療が Factory-like と呼ばれることも多かったが，それは決して悪い意味で使われているのではなく，むしろ医療行為の効率性を称賛する意味合いであった。このような視点から見ると，現在我が国で議論されている，いわゆる「医療の標準化」とは，アメリカにおいて 1980 年代以降に広がりを見せた表面的な手法を指すにすぎないと言うことができるであろう。

　派遣看護師と標準化の関わりについては，次のような点を指摘した。

　第一に，派遣看護師が多く用いられているのは，物的・人的な標準化が進んだユニットであるということである。アメリカの病院の標準化は，20 世紀初頭にアメリカ外科学会の取り組みによって始められたものであり，現在に至るまで手術室は最も標準化が進んだユニットのうちの一つである。当初から術式の標準化による効率化，安全性の確保が目指されている。組織横断的な学会が主導したことによって，属人的なプロセスに依存しない標準化された手術が浸透しやすかったと考えることができる。当然のことながら，手術室看護師の職務も標準化の度合いが高く，派遣看護師の導入にも障壁は高くなかったと考えられる。

　第二に，専門分化された看護分野ほど，標準化がされた教育システムの構築が進んでいたことである。第 3 章で触れた第一助手看護師などの手術室専門看護師や，ICU 専門看護師らは，病院内の OJT によるのではなく，専門看護師団体に認定された標準化された教育プログラムによって養成されていた。それゆえ，このような教育プログラムを経て資格を得た専門看護師たちは，勤務していた病院にかかわらず，標準化された知識や技術を身につけている傾向がある。それゆえ，手術室や ICU といった特殊技能を要するユニットにおいては，派遣看護師を活用しやす

い環境にあったということができる。

　外部労働者たる派遣看護師の労働は，派遣先である病院の職場組織や作業組織の構造によって制約を受ける。それゆえ，派遣看護師が専門職種としての知識や技術を発揮するための要件として，病院の人的・物的標準化が行われていなければならないという点を挙げることができるだろう。

⑥第6章

　第6章では，このようにして専門職種としての地位と外部労働市場を確立し，また，その知識や技術を組織の如何を問わず発揮しうる要件を整えたRNが，アメリカの医療システムの中において活躍できる素地を作ったもう一つの背景を指摘する。それは，医療テクノロジーの進化である。医療テクノロジーの進化と看護労働の関係という点において，アメリカのRNたちは多くの議論を重ね，非常に特徴ある関係性を構築してきた。第6章では，このことと派遣看護師との関係について論ずることで，RNという専門職種の派遣労働に関する議論によりいっそう深みを加えることを目指した。

　医療テクノロジーの進化と看護労働の関係について指摘できることは以下のとおりである。

　第一に，医療テクノロジーの進化は，治療プロセスの短縮化をもたらす。入院期間が短縮されるにつれて，先端医療機器を用いてスピーディに行われる治療プロセスに対応できるRNが求められるようになる。RNは，伝統的なケアの役割よりも，ますます技術志向的な側面を強めるようになった。

　第二に，医療テクノロジーの進化は，分業を進める。新しい医療機器の導入は，それを操作することに精通した新しい医療テクニシャンを生みだす。医師と看護職種のみによって賄われていた数々の職務は医療テクノロジーの進化に伴って細分化され，多くの職種による分業体制がと

られるようになった。

　第三に，医療テクノロジーの進化は，標準化を促し，医療専門職種の旧熟練を解体する。医療専門職種に求められるのは，経験に裏打ちされた自らの五感を使って患者の状態を読みとることではなく，検査機器が提示した数値を解析する科学的知識へと変わっていった。また，このようなデータの数値化,絶対化は,ベストプラクティスの設定を容易にし，治療プロセスを属人的なものから標準化されたものにする。

　これらの変化は，筆者が各章より導き出した，専門職種としての派遣労働が成立するための諸要件と非常に結びつきが強い。それゆえ，医療テクノロジーの導入が最も進んでいるユニットにこそ，派遣看護師は親和性をもつと考えることができる。

　第6章においては，医療テクノロジーを看護の職務に組み込むことに対して肯定的であるRNと，否定的であるRNとの価値観の対立についても触れた。そして，テクノロジーの進化が派遣看護師と親和性をもつものであれば，派遣看護師は医療テクノロジーに対して肯定的なRNの中にこそ多く存在すると考えた。実際に，第1章で明らかにしたように，現在派遣看護師が最も高い割合で用いられているユニットは，手術室と集中治療室である。それゆえ，医療テクノロジーと派遣看護師との関係について考察するために，手術室の看護を採り上げた。

　手術室は臨床部門において科学的管理法が最初に適用されたユニットである。現在でも，手術室とは最も標準化が進んだ部門であり，最も分業化が進んだ部門であると言うことができる。手術室におけるRNの職務は他部門と比べると専門的ではあるが，その分さほど大きな幅はもたない。なぜなら，分業化によって，RNはごく限られた範囲の職務に集中することが可能となっているためである。また，手術室はそれ自体で完結したユニットであり，一部の引き継ぎ連絡を除いて，他の部門とのコミュニケーションを必要としない。　このように，職務が限定的で標準化されており，分業体制がきちんと構築されている手術看護において

は，派遣看護師が活用しやすい条件が整っていると言うことができるであろう。

1960年代に看護の専門分化が盛んになったが，手術室看護の分野はそれ以前に専門の学会を発足させている。専門学会はさまざまな手術室看護に関する教育訓練の機会を提供し，さらなる上級資格である第一助手看護師を設けることによって，手術室RNの地位を引き上げるべく努力を重ねてきた。病院内において少数派である手術室RNたちは，自らの手術室RNとしての専門性をアイデンティティのよりどころとしている者が多い。そのため，RNの中でも手術室RNという専門的な枠組みによって職業別労働市場が形成されている。

それゆえに，手術室看護の分野は派遣看護師が自らの専門性を活かす要件を十分に兼ね備えていると言うことができる。

### (3) 結論 - 派遣看護師の成立要件

本研究では，専門職種の派遣労働者が自らの専門性を活かして働くことのできる要件を明らかにするために，アメリカの派遣看護師を考察してきた。その結果として提示できる要件を簡潔にまとめると，下記の3つに集約されるであろう。

第一に，RNという職種自体が専門職種としての地位を確立していること，そして，専門職種としての外部労働市場を構築しているということである。

第二に，分業体制が構築され，各々の職務が明示化されていることである。

第三に，病院の人的・物的標準化が行われていることである。

アメリカの場合，派遣看護師が働く職場組織の中に標準化，分業化という要素が存在し，RNという職種自体に専門職種としての確かな地位があるとともに，外部機関による適切な教育訓練，および職種別労働市場を携えていたことが明らかとなった。これらの要素は100年にもわた

る長い歴史の中から培われてきたものであり，また相互に関連しあう，複合的なものでもある。このような装置の中にあって，初めてアメリカの派遣看護師という存在が活きるのである。当初の問題意識に立ち返れば，派遣労働の是非を問う場合には，その職種がどのような文脈の中におかれているのかを議論することが前提であると考える。

　派遣労働者とは，雇止めのしやすいバッファーとしての価値が求められる存在としてではなく，身につけた専門的な能力を組織に囚われることなく発揮することに価値が求められる存在として扱われるべきである。それが労働者派遣法の制度趣旨であったはずである。日本の派遣労働の場合，派遣元である人材派遣会社も，派遣先企業も，そして厚生労働省や研究者さえも，この点に関して無関心であったと言わざるを得ない。派遣労働という枠組みの中に留まらず，看護師を始めとするさまざまな専門職種の能力を活かすために，いかなる職場組織を構築するべきなのか，そして職種別団体は何を行うべきであるのかということを検討することは，今後の日本を大きく左右する重要な問題であると考える。

## 2. 日本の看護労働への示唆

### (1) 日本の派遣看護師に関する検証

　本論において導き出した，看護師が専門職種としての知識や技術を生かした形での派遣労働を行うための要件に照らし合わせて，日本の看護師がそのような派遣労働を行いうるか否かを検証したい。

　森ほか（2010）が明らかにしているように，日本の看護師は非常に幅広い職務を担っている[358]。その各々の職務は概念化し，言語化することが難しい。それを表現する言語は，病院や診療科によって共通化されていない。そのために，看護師は統一された職務概念の構築がよりいっそう遅れている職種のひとつである。国家資格をもつ医療専門職種であり

---

[358] 森ほか（2010），p.38。

ながら，企業特殊熟練，すなわち，各々の病院における，あるいは診療科における明示化されないルールに依存する部分が未だに多いのである。看護師は国家資格を有する専門職種とされていながら，一般的熟練を十分に活かすことができているとは言えない。つまり，経験が病院という枠を越えて適切に評価されるシステムが整っていないのである。それゆえに，職業別労働市場の構築も相対的に遅れていると指摘することができる。

第一の，RN という職種自体が専門職種としての地位を確立していること，そして，専門職種としての外部労働市場を構築しているということという要件に関して言えば，現在の日本の看護師の場合，必ずしも専門職種としての地位を確立しているとはいえない。そして，職業別労働市場も十分に機能しておらず，有効な外部の教育訓練機関もその役割を果たせていないと考える。なぜなら，現在は看護師の職務の標準化が進んでいないためである。日本看護協会等が多様な研修を実施してはいるが，そのようにして培った一般的熟練を十分に活かせる職場組織にはなっていない。それゆえに，職業別労働市場を通じて病院間を移動することも必ずしもスムーズではない。中途採用の労働者にとって有利な処遇制度にはなっておらず，経験を積むことによるキャリアアップも難しい状態に置かれている。また，資格制度に更新制がないことも，継続教育の提供体制が十分ではない一因であるとも考えられる。

第二の，分業体制が構築され，各々の職務が明示化されていることという要件についていえば，多くの場合，現在の日本の看護師は個々の職務の明示化，客観化がなされておらず，あいまいに職務が与えられている状況にある。なおかつ，高い熟練を要するものから，低い熟練でも行いうるもので，さまざまなレベルの職務が混在している。それゆえに，個人レベルにおける分業体制は未整備であると考えられる。

第三の，病院の人的・物的標準化が行われていることという要件についていえば，看護のさまざまな面において標準化が進んでいないことが

指摘できる。これには，出身大学の系列等に影響を受けた病院独自の方法が根強いこと，そして医師のとの力関係において，未だに従属的な立場におかれているため，求められるスキルは属人的な面が強いこと，看護情報学の未発達など，いくつかの要因が存在するであろう。現在さかんに「医療の標準化」という議論がなされているが，第5章において述べたように，そのほとんどは表面的な標準化ツールの是非についての議論にとどまっており，組織のより深い部分における標準化は射程に入っていない。ここに日本の病院における標準化の議論の限界があると考えられる。

　以上のように，現在の日本の看護労働やそれをとりまく病院という組織について考えてみると，看護師が派遣労働者として働く場合，彼女らの専門性を活かした形で行うことは難しいと結論づけることができる。このことは，教育訓練や配置に関する人材派遣会社の努力によって解決できる問題ではなく，派遣看護師を受け入れる側の病院という組織，あるいは，看護師という職種自体が，それを許さない構造になっているということである。我が国は現在でも看護師不足の状態にあり，将来はさらに深刻化するであろう。そのような中，長期にわたって専門教育を受け，国家資格を取得した志ある看護師たちの能力を充分に活かすことのできない人材派遣という制度を導入することは，多くの損失をもたらすものとなるであろう。短期的な空席の穴埋めを期待できるというメリットが存在することは否定しない。だが，長期的な視野で看護労働，および病院経営における人事労務管理を捉えた場合には，デメリットの方が多いはずである。

　仮に看護師の派遣労働を全面解禁した場合において，彼女たちをプロフェッショナルとして活用することを可能とする条件を挙げるとするならば，以下のようになるであろう。

　第一に，上級看護師，下級看護職を含めた分業体制を見直し，それに基づいて職務を明示化することである。現在の看護師は，ゼネラリスト

としてのスキルの向上が求められる側面が強く，キャリアアップの手段は管理職としてのコースに限定されている。しかし，今後は分野を特定したプロフェッショナルとしてのキャリアアップの方向を構築することも重要であろう。これまでのように，伝統的に看護師の役割とみなされてきた職務，いわゆる「ケア」に加え，最新のテクノロジーへの習熟のような科学的・技術的な職務をも看護師たちが完ぺきにこなすことを求められる状況が続くようであっては，ますます彼女たちは燃え尽き，看護師という職業から立ち去るであろう。主にケアを行う看護師と，最新のテクノロジーに習熟した看護師とに一定程度分業されるべきである。これに関しては，日本の場合，病院の機能分化が遅れていることも要因のひとつと考えられるであろう。

　第二に，専門職種として外部機関による教育訓練で培った原理原則としての知識や技術が活きるように標準化を進めることである。現在の制度においては，他の組織での経験が正当に評価されるシステムが構築されているとは言い難い。ますます高度化，複雑化する医療を提供する使命をもった現代の病院においては，画一的な職種による弾力的な人事労務管理によってこれを実現することはもはや難しいと言ってよい。経済的合理性を有し，質の高い医療を提供するためにも，そしてさまざまな得意分野を持つ，さまざまな雇用形態の医療専門職種が活躍できる組織を作るためにも，標準化は欠かすことができない。その場合には，クリティカルパスや診療ガイドラインといった表面的な標準化手段にのみ頼るのではなく，より深い部分にまで踏み込み，真に標準化が求められている要素は何であるのか検討されるべきである。

　第三に，以上のことを実現するために，職業団体がより大きな力をつけることである。日本でも看護師は医療専門職種において最大の割合を占める職種であり，日本看護協会のもつ医療に対する影響力は小さくない。しかし，日本看護協会は，未だ医師に対して従属的な地位から脱することができていないこと，そして看護師の離職が進み，深刻な人手不

足であること等に対して有効な手段を提示できていない。看護師が真の専門職種として確かな地位を得るためには，職業団体の持つ意味を再確認し，力強いリーダーシップを発揮することが求められるであろう。

### (2) 看護師不足問題に対する提言

現在，看護師は高い離職率ゆえに人手不足の状態にある。筆者はこの問題と，派遣看護師を専門職種として活用しえない要因とは，看護労働の根底においてつながりをもつものと考える。

日本の看護師不足問題にはさまざまな背景が存在するであろうが，本研究からは，組織にとらわれることなくキャリアップする道が閉ざされているという点を指摘したい。看護師は圧倒的多数が女性であり，家庭責任上，生涯を同じ職場で正規雇用として過ごすことには一定の制約がある。そして，夜勤を含む交代制勤務のもたらす身体上の負担は想像以上に大きく，健康上の理由で離職するケースも多い。このような看護師の職種としての性質を考えるならば，終身雇用を前提とした日本型の人事労務管理には自ずと限界があるであろう。それよりも，彼女らが組織を離れる可能性が高いということを前提としたシステム作りがなされるべきである。それは，かつての事務一般職の女性のような，結婚や出産を機に離職し，二度と正規雇用では復職しないというようなシステムではなく，組織にとらわれることなく生涯を看護師というひとつの職業で全うできるようなシステムでなければならない。

看護師として長期にわたってキャリアを築いてゆこうとする場合，管理職としてのコース，専門職種としてのコースが想定される。しかし，標準化が遅れており，他の組織での経験が活かされにくい現在の状態では，外部からの管理職の登用は難しい。前述のように，専門職種としての知識や技術も評価されにくい。病院がこの非常に天井の低い，閉鎖的な組織である限り，若い看護師の離職は食い止めることができないであろう。また，復職してキャリアを伸ばすための展望も描きにくいため，

看護師としての復職も忌避される。それゆえに，看護師不足を解消するためには，組織を離れても経験を活かすことができる仕組みや，専門職種として何らかの分野の看護スペシャリストを目指せる仕組みが必要であると考える。この問題が解決しない限り，仮に派遣看護師制度を導入しても看護師不足の問題は根本的には解決しないと考える。

このような働き方を実現した結果として生まれた環境は，派遣看護師を活用しうる要件を満たすことになるかもしれないが，筆者の目的はそこにあるわけではない。あくまで目指さなければならないのは，長きにわたって「看護師」という職業でいられるようなしくみを整備することなのである。一時的なキャリアの中断があったとしても復職し，キャリアアップできるしくみを作らなければ，新しい看護師を何人養成しても看護師不足が解消されることはないであろう。現在の女性は結婚・出産を経ても職業人であり続けることを望む層が多数派であり，専門的な教育訓練の末に国家資格を取得した看護師であればなおその割合は高いと考えられる。彼女たちが自らの職業に誇りを持ち，生涯の仕事と考えることができるような看護労働とはどのようなものか，議論を重ねる必要があることは誰もが認めるところであろう。高齢化社会を迎え，ますます看護師の需要は増す。看護師不足への対策はさまざまに講じられているが，どれも独立したものである。筆者は医療というシステム全体の中で，看護師という職業を長く続けることを可能にする仕組みを検討しなければならないと考える。本研究ではアメリカにおける派遣看護師の労働という特殊な事例を採り上げたが，この中に日本の将来の看護労働を改善するためのいくつかの示唆が含まれているのではないだろうか。

## 3. 今後の課題

本研究においては，約100年間にわたる病院経営，および看護労働について，そして，約50年にわたる派遣看護師の労働についての考察を

行った。そのような長いスパンで事象を採り上げ，論ずるに当たっては，具体的な深い考察が不十分であった箇所が随所に見られる。これらの不十分な点を丁寧に埋めてゆくことが，筆者の今後の課題となる。

課題の第一は，今回は，派遣看護師が実際に携わる職務に関してはごく粗い記述に留まっており，今後はより具体的な事例を積み重ねる必要があることである。そして，そのような人事労務管理について医療専門職種の人材派遣会社が果たす役割についても考察しなければならない。

第二に，労使関係という側面においての考察が不十分であったことである。派遣看護師の賃金がどのようにして決定するのか，そのメカニズムに関しても本研究では具体的に明らかにすることはできなかった。この点においては，正規雇用のRNの賃金制度とも合わせながら，考察する必要があるであろう。RN自体の，また，派遣看護師の組織化という点も追究しなければならない課題である。

第三に，病院組織の全体構造の中に，これらの事象がいかに位置づけられるのかという点について描くことができていないことである。これに関しては，管理制度，とりわけ管理会計制度との関わりを考慮に入れながら明らかにする必要があると考える。

第四に，Continuing Education（CE）と呼ばれる，卒後継続教育に関する考察が不十分であることである。RNと専門職性との関わり考える場合，CEの果たす役割は非常に大きいはずである。

最後に，非常に重要である視点は，国民医療費と病院経営との関係であろう。アメリカにおける医療専門職種は，全体として恵まれた処遇のもとにあると言ってよい。そして，患者当たりの医療スタッフ数は，我が国と比べると非常に高い。程度の差はあるが，RNをはじめ，きめ細やかな分業体制によって手厚い治療環境が整えられていると言えるであろう。だが，これを可能としているのは，ある意味では，先進国の中でも群を抜いて高い国民医療費支出なのである。一方において，国民の16％にもおよぶ無保険者が存在する。そして，高額な医療費支出を原因

として破産するケースも珍しくはない。このように，大きな格差をはらんだアメリカの医療と，公平を旨とする日本の医療とを一面的に比較することは適切ではない。看護労働の問題も，より大きな医療の世界から，多角的な視点で分析する必要があるであろう。

# 引用・参考文献一覧

天野拓（2006）『現代アメリカの医療政策と専門家集団』，慶応大学出版会

天野拓（2009）『現代アメリカの医療改革と政党政治』，ミネルヴァ書房

荒井耕（1998）「アメリカにおける病院原価計算の展開：新経営環境化での原価計算目的への対応の視点から」『一橋論叢』第 120 巻 5 号

荒井耕（1999）「アメリカにおける病院部門内各種サービス別原価計算の展開：計算法選択基準の相対的重要性の変化の視点から」『一橋論叢』第 121 巻 5 号

石田昌宏（2008）「看護職の賃金実態（看護師・准看護師・看護補助者）−2008 年度版病院賃金実態調査より」『看護部マネジメント』産労総合研究所、医療経営情報研究所編

泉田信行（2011）「カナダの現状：看護師の教育・登録・業務範囲を中心に」，『海外社会保障研究』，第 174 号

岩田恵里子（2009）「米国麻酔看護師（Certified Registered Nurse Anesthetist: CRNA）の歴史と社会的貢献にみる日本の看護業務拡大とチーム医療実現に関する可能性の考察」『日本外科学会雑誌』第 110 巻第 5 号

エイケン，リンダ（1986）「看護に対する連邦政府保険政策の影響」『現代アメリカ看護』，日本看護協会出版社

エクランド源稚子（2010）「急性期ナースプラクティショナーの歴史的背景」『日本外科学会雑誌』第 111 巻第 3 号

遠藤玲奈，高木安雄，池上直己（2009）「米国における Physician Assistant の役割と日本における外科医療の分業化」『病院』第 68 巻第 9 号

緒方さやか（2008）「米国の医療システムにおけるナースプラクティショナー（NP）の役割および日本での NP 導入に当たっての考察」『日本外科学会雑誌』第 109 巻第 5 号

緒方さやか（2009）「米国急性期医療における NP, PA と医療の質とコストパフォーマンス」『日本外科学会雑誌』第 110 巻第 4 号

奥平寛子・大竹文雄・久米功一・鶴光太郎（2011）「派遣労働は正社員への踏み石か、それとも不安定雇用への入り口か」『RIETI Discussion Paper Series』11-J-055

大竹文雄・奥平寛子・久米功一・鶴光太郎（2011）「派遣労働者の生活と就業 - RIETI アンケート調査から」『RIETI Discussion Paper Series』11-J-050

小野晶子（2010）「短期派遣労働者の就業選択と雇用不安」『日本労働研究雑誌』第 53 巻 5 号

木村琢磨（2006）「電機産業における派遣・請負労働者の活用と課題」『大原社会問題研究所雑誌』，第 567 号
河野圭子（2002）『病院の内側から見たアメリカの医療システム』，新興医学出版社
河野圭子（2006）『病院の外側から見たアメリカの医療システム』，新興医学出版社
伍賀一道（1997）「労働者派遣・職業紹介事業の規制緩和と ILO96 号条約改正問題」『立命館経済学』第 45 巻 6 号
伍賀一道（2009）「派遣労働は働き方・働かせ方をどのように変えたか－間接雇用の戦後史をふまえて」『大原社会問題研究所雑誌』第 604 号
佐藤飛鳥（2004）「財務分析を通じたアメリカにおける労働者派遣事業の問題点」『労務理論学会誌』，第 13 号，晃洋書房
佐藤飛鳥（2010）「派遣職員の労働実態に見る人的資源管理実現の課題」『東北工業大学紀要 人文社会科学編』第 30 号
佐野嘉秀・高橋康二（2009）「製品開発における派遣技術者の活用－派遣先による技能向上の機会提供と仕事意欲」『日本労働研究雑誌』第 51 巻 1 号
サンデロウスキー，マーガレット（2004）『策略と願望 テクノロジーと看護のアイデンティティ』，日本看護協会出版
塩見治人「アメリカにおける科学的管理の生成・普及・変容」『科学的管理法の導入と展開－その歴史的国際比較』，原輝史編，昭和堂
鹿生治行（2004）「雇用主としての派遣会社の役割」『大原社会問題研究所雑誌』第 550・551 号
篠田道子（2011）「フランスにおける医師と看護師の役割分担」，『海外社会保障研究』，第 174 号
島貫智行（2007）「派遣労働者の人事管理と労働意欲」『日本労働研究雑誌』第 49 巻 9 号
島貫智行・守島基博（2004）「派遣労働者の人材マネジメントの課題」『日本労働研究雑誌』第 46 巻 5 号
清水直美（2007）「派遣労働者のキャリアと基幹化」『日本労働研究雑誌』第 568 号
白瀬由美香（2011）「イギリスにおける医師・看護師の養成と役割分担」ともに『海外社会保障研究』，第 174 号
菅原真優美（1999）「アメリカ合衆国における登録看護婦の発展と現状」『現代社会文化研究』No.16，新潟大学
菅原真優美（2001）「合衆国連邦議会技術評価局によるナース・プラクティショナーの評価」『新潟青陵大学紀要』第 1 号，新潟青陵大学
セイマー，ルーシー R（1978）『看護の歴史』，小玉香津子訳，医学書院

引用・参考文献一覧

高梨昌(1995)『詳解　労働者派遣法』,エイデル研究所
高山一夫(2000)「現代アメリカの医療産業複合体と病院」『経済論叢別冊　調査と研究(京都大学)』第19号
高山一夫(2001)「合衆国保険医療の企業化と病院管理」『福井医科大学研究雑誌』第2巻第1号・第2号合併号
高山一夫(2007)「米国非営利病院の公益性に関する考察(1) - コミュニティ・ベネフィット基準をめぐる政策論争を中心に-」『京都橘大学研究紀要』第34号
高山一夫(2008)「米国医療の営利化と公立病院の役割」『公営企業』2008年9月号
高山博夫(2009)「Physician Assistant, Nurse Practitioner の心臓外科における役割-コロンビア大学メディカルセンターの現状-」『日本外科学会雑誌』第110巻第1号
高山充・竹内文生(2009)「関東圏における看護師紹介予定派遣の利用状況についての一考察」『日本医療・病院管理学会誌』第46巻1号
武村泰宏・下左近多喜男(1995)「コンピューター技術者の技術教育と派遣労働について」『日本経営システム学会誌』第12巻1号
田中幸子(2002)「看護職者の派遣労働の実態-安全で質の高い看護サービスのために-」『労働の科学』第57巻7号
田中滋,山口典枝(2002)「米国ヘルスケア・サービス提供者の統合と分化」『医療と社会』,第12巻,第1号,医療経済研究所
溜箭将之(2007)「アメリカの医療法人-病院・医師・公益性」『立教法学』,第74号,立教大学
水流聡子(2008)「医療の質安全保障のための「質マネジメントシステム」」『看護』第60巻第2号
テイラー,F W.(1969)『科学的管理法』,産業能率短期大学出版部
戸室健作(2004)「電機産業における構内請負労働の実態」『大原社会問題研究所雑誌』第550号・551号
ドゥエイン・バンクス,中浜隆(1997)「アメリカの医療システムと医療保険」『日米の福祉国家システム』渋谷博史,井村進哉,中浜隆編,日本経済評論社
富田稔(2003)「時論　准看護師問題を考える」『日本医事新報』4111号、日本医事新報社
富田稔、杉浦壽康(2007)「時論　再び准看護師問題を考える」『日本医事新報』4343号、日本医事新報社
ドラン,ジョセフィン(1978)『医療・看護の歴史』,小野泰博・内尾貞子訳,誠信

339

書房
ドリンジャー＝ピオーレ（2007）『内部労働市場とマンパワー分析』，白木三秀監訳，早稲田大学出版部
仲野組子（1996）「アメリカ合衆国の人材派遣業」『千里山経済学』29巻1号・2号，関西大学大学院
仲野組子（2000）『アメリカの非正規雇用』，青木書店
中野麻美（2003）「労働者派遣の拡大と労働法」『社会政策学会誌』第9号
日本労働政策・研修機構編（1998）『欧米主要国における労働者派遣法の実態』，日本労働研究機構
野村拓（2002）『20世紀の医療史』，本の泉社
長谷川千春（2010）『アメリカの医療保険－グローバル化と企業保障のゆくえ』，昭和堂
『Haken＋』第36号、2006年
長谷川廣（1989）『現代の労務管理』，中央経済社
花出正美、山本あい子（2003）「看護師の業務と役割の模索－アメリカ合衆国の場合」『看護管理』，医学書院，第13巻7号
ハマー，M・チャンピー，J（1993）『リエンジニアリング革命』，日本経済新聞社
早川佐知子（2006）「病院組織における派遣労働者の実態－アメリカの看護師を中心に」『経営学研究論集』明治大学、第26号
早川佐知子（2007）「病院組織における派遣労働者の実態」『経営学研究論集』第26号，明治大学大学院
早川佐知子（2008）「アメリカにおける派遣看護師の活用とその限界－1970年代から1980年代」『経営学研究論集』，第28号，明治大学
早川佐知子（2009）「アメリカ合衆国におけるLPN養成制度－オレゴン州の場合を中心に」『経営学研究論集』第30号，明治大学大学院
早川佐知子（2010a）「アメリカにおける派遣看護師の雇用と賃金」『社会政策』第1巻4号，ミネルヴァ書房
早川佐知子（2010b）「アメリカにおける派遣看護師の意義－医療政策の歴史的変遷から－」『労務理論学会誌』第19号，晃洋書房
早川佐知子（2011）「アメリカの病院における医療専門職種の役割分担に関する組織的要因－医師・看護師・Non-Physician-Clinicianを中心に」『海外社会保障研究』第174号，国立社会保障・人口問題研究所
早川佐知子（2014）「看護補助者活用の現状と課題－アメリカCertified Nursing Assistantとの比較から」『日本医療経済学会会報』第78号

広井良典（1992）『アメリカの医療政策と日本』，勁草書房
広井良典，江口成美，池田俊也，田村誠，遠藤久雄，滝口進（1999）『医療改革とマネジドケア』，東洋経済新報社
藤川恵子（1998）「労働者派遣の現状と展望－アメリカにおける労働者派遣と共同使用者の概念を中心に」『季刊労働法』，第186号
ブラウン・エスター（1994）『これからの看護』日本看護協会出版会
フリードソン・エリオット（1992）『医療と専門家支配』，恒星社厚生閣
古田克利（2009）「ソフトウエア技術者のキャリア満足度と要因の探究的研究」『キャリアデザイン研究』第5号
米国医療の質委員会／医学研究所（2002）『医療の質－谷間を越えて21世紀システムへ』，医学ジャーナリスト協会訳，日本評論社
細田満和子（2000a）「医療における患者と諸従事者への視座－「チーム医療」の社会学序説－」『ソシオロゴス』第24号
細田満和子（2000b）「病院における医療従事者の組織認識－「チーム医療」の理念と現実」『現代社会理論研究』第10号
細田満和子（2001）「「チーム医療」とは何か－それぞれの医療従事者の視点から」『保健医療社会学研究』第12号
細田満和子（2003）『チーム医療の理念と現実』日本看護協会出版社
細田満和子（2009）「社会学から見たチーム医療：日米の病院フィールドワークからの一考察」『日本外科学会雑誌』第110巻第4号，社団法人日本外科学会
堀真奈美，印南一路（2001）「米国医療市場の環境変化とマネジドケア」『医療経済研究』第10号
本庄淳志（2011）「短期雇用法制の国際比較--有期雇用と労働者派遣法制をめぐる，アメリカ法,ドイツ法,オランダ法の状況」『日本労働研究雑誌』，第53巻5号
松浦民恵（2009）「派遣労働者のキャリア形成に向けて」『日本労働研究雑誌』第51巻1号
松下和子（1984）「外来看護」『アメリカの看護』，聖路加看護大学同窓会編，メヂカルフレンド社
松田典子（2008）「事務職派遣労働者の派遣経験による教育訓練効果」『人間文化創成科学論叢』11号
松山幸弘（2002）『人口半減 日本経済の活路』，東洋経済新報社
松山幸弘・河野圭子（2005）『医療改革と統合ヘルスケアネットワーク』東洋経済新報社
水谷謙治（1993a）「アメリカ人材派遣業の研究」『立教経済研究』，第46巻4号

水谷謙治 (1993b)「アメリカ人材派遣業の研究・(続・完)」『立教経済研究』, 第47巻1号

三富紀敬 (1992)「アメリカにおける病院業務の外部化」『法経研究』第40巻3・4号

棟近雅彦 (2008)「なぜ医療機関にISO取得が広がっているのか」『看護』第60巻第2号

森ます美・浅倉むつ子編 (2010)『同一価値労働同一賃金原則の実施システム：公平な賃金の実現に向けて』, 有斐閣

森岡孝二 (2010)「労働者派遣制度と雇用概念」『彦根論叢（滋賀大学）』第382号

森川正之 (2010)「企業業績の不安定性と非正規労働－企業パネルデータによる分析」『RIETI Discussion Paper Series』11-J-023

山本篤民 (2004)「ソフトウエア業における雇用戦略と派遣労働」『企業環境研究年報』第9号

横山政敏 (2009)「派遣労働者の保護と雇用制度の原点」『立命館経済学』第58巻3号

ワインバーグ, ダナ・ベス (2004)『コード・グリーン－利益重視の病院と看護の崩壊劇』, 日本看護協会出版会

「専門化・資格化が進むアメリカ医療」『Expert Nurse』, 照林社 (2001)

Abdellaf, Faye(1954) "Work-sampling applied to the study of nursing personnel", *NURSING RESEARCH*, Vol.3, No.1

Abdellah, Faye(1957)"Methods of identifying covert aspects of nursing problems", *NURSING RESEARCH*, Vol.6, No.1

Aiken, Linda, Clarke, Sean and Sloane, Douglas(2001) "Hospital Restructuring: Does It Adversely Affect Care and Outcome?", *Journal of Health and Human Services Administration*, Spring,2001

Aiken, Linda(2005) "Improving Quality through Nursing", *Policy Challenges in Modern Health Care*, Rutgers University Press

Aiken, Linda, Sochalski J., Anderson G.(1996) "Downsizing The Hospital Nursing Workforce", *Health Affairs*, Vol.15, No.4

Aiken, Linda, Xue,Ying(2007) "Supplemental nurse staffing in hospitals and quality of care", *The Journal of Nursing Administration*, Vol.37, No.7-8

Alexander, Jeffrey, Morlock, Laura, Gifford, Blair(1988) "The Effects of Corporate Restructuring on Hospital Policymaking", *Health Services Reseach*,

引用・参考文献一覧

Vol.23, No.2

Amenta, Madalon(1977) "Staffing through temporary help agencies" *Supervisor Nurse*, December 1977

American Academy of Nurse Practitioners(2009)*2009 AANP Membership Survey,* http://www.aanp.org/NR/rdonlyres/D9FA91FB-8DC8-4B28-AC67-E3DA3495A2D9/0/09MemSurveyWebReport.pdf （2010 年 12 月 24 日アクセス）

American Academy of Nurse Practitioners(2010)*2009-10 AANP National NP Sample Survey,* http://www.aanp.org/images/documents/research/2009-10_Overview_Compensation.pdf（2012 年 9 月 13 日アクセス）

American Academy of PHYSICIAN ASSISTANTS(2009)*National Physician Assistant Census Report,* http://www.aapa.org/images/stories/Data_2009/National_Final_with_Graphics.pdf（2010 年 12 月 24 日アクセス ）

American Medical Association(1971－2008) *Hospital Statistics*（各年版）

American Nurses Association, Commission on Nursing Services(1979)*Guidelines for Use of Supplemental Nursing Services,* American Nurses Association

AORN(2001)*Standard, Recommended Practices, and Guidelines,* AORN

Atkinson, John(1985) "The changing corporation", *New patterns of work*

Bae, Sung-Heui, Mark, Barbara, Fried, Bruce(2010)"Use of temporary nurses and nurse and patient safety outcomes in acute care hospital units", *Health Care Management Review*, Vol.35, No.3

Balakrishnan, Ramji, Eldenburg, Leslie, Krishnan,Ranjani, Soderstrom, Naomi(2007)*The Influence of Ownership on Incentives to Outsource: An Empirical Analysis,* University of Colorado

Baldwin,Dewitt(1996) Some historical notes on interdisciplinary and interprofessional education and practice in health care in the USA, *Journal of Interprofessional Care*, Vol.21,No.1

Barrett, Jean(1943) "Simplifying nursing procedures", *The American Journal of Nursing*, Vol.43, No.8

Begue, Aaron, Cackler, Scott (2011) "NPs and PAs on a Surgery Team: Teamwork helps providers and patients in a surgical setting ", *Advance for NPs and PAs*, 2011, March

Belous, Richard(1989a) "How human resource systems adjust to the shift toward

343

contingent workers", *Monthly Labor Review*, March 1989

Belous, Richard(1989b) "The rise of the contingent work force: the key challenges and opportunitises", *52 Wash and Lee L. Review*, No.863

Bevis, Laura, Berg-Copas, Gina M., Thomas, Bruce, Vasques, Donald, Wetta-Hall, Ruth, Brake,David, Lucas, Eddy, Toumeh, Kha led, Harrison, Paul(2008) Outcome of Tube Thoracostomies Performed Practice Proviers vs Trauma Surgeons, *American Journal of Critical Care*, Vol.17, No.4

Blancett, Suzanne, Flarey, Dominick(1995) "Changing paradigms: The impetus to reengineer health care", *Reengineering: Nursing and Health Care*, An Aspen Publication

Bliss, Julie, Alsdorf, Phyllis(1992) "Generic orientation for agency nurses", *The Journal of Continuing Education in Nursing*, Vol.23, No.2

Bloomfield, Eric, Divertie, Gavin, Burger, Charles, Larson,Joel, Brown, Daniel, Patel,Bhaveth, Rady, Mohamed, Johnson, Margaret, Murray, Michale(2006) A Comparison of Intensive Care Unit Physician Staffing Costs at the 3 Mayo Clinic Site, *Mayo Clinic Proceedings*, Vol.81, No.11

Bogue, Richar, Shortell, Stephane, Sohn, Min-Woong, Manheim, Larry, Bazzoli, Gloria, Chan, Cheeling(1995) "Hospital Reorganization After Merger", *Medical Care*, Vol.33, No.7

Boston, Carol(1995) "Reengineering in health care: labor relations issues", *Reengineering: Nursing and Health Care*, An Aspen Publication

Boyer, Cheryl(1979) "The use of supplemental nurses: Why, where, how?", *Journal of Nursing Administration*, March 1979

Braddy, Paula, Washburn, Theresa, Carroll, Linda(1991) "Factors influencing nurses to work for agencies", *Western Journal of Nursing Research*, Vol.13, No.3

Brannon, Robert(1994) *Intensifying Care: The hospital industry, professionali--zation,and the reorganization of the nursing labor process*, Bay--wood Publishing Company, Inc.

Brooks, Shirley(1979)*Fundamentals of Operating Room Nursing*, The C.V.Mosby Company

Buch, Kerri, Genovese,Mia, Conigliari,Jennifer, Nguyen,Scott, Byrn,John Novembre, Carmine, Divino, Celia(2008) Non-Physician Practitioner's

引用・参考文献一覧

Overall Enhancement to a Surgical Resident's Experience, *Journal of Surgical Education*, Vol.65, No.1

Budden, Jill(2011)"The safety and regulation of Medication aides", Journal of Nursing Regulation, Vol.2, Issue.2

Buerhaus, Peter, Staiger, Douglas(1999) "Trouble In The Nurse Labor Market? Recent And Future Outlook.", *Health Affairs*, Vol.18, No.1

Cantlin, Vernita(1960) "O.R. Nursing is a professional specialty", *Nursing Outlook*, Vol.8, No.7

Catherwood, Edward, O'Rouke, Daniel(1994)"Critical Pathway Management of Unstable Angina", *Progress in Cardiovascular Diseases*, Vol.37, No.3

Carey, Max, Hazelbaker, Kim(1986) "Employment growth in the temporary help industry", *Monthly Labor Review*, April 1986

Chaska, Norma, Martin,Nancy, Zercher, Ann, Hartigan, Evelyn, Werner, June(1980) "A joint effort to mediate the 'outside source' staffing dilemma", *Journal of Nursing Administration*, December 1980

Cipher, D.( 2006) " Are order patients satisfied with physician assistants and nurse practitioner?", *JAAPA*, No.10, Vol.1, AAPA

Cohany, Sharon(1996) "Workers in alternative employment arrangements", *Monthly Labor Review*, October 1996

Colby, David(1997) "Doctors And Their Discontents", *Health Affairs*, Vol.16, No.6

COMPETENCY & CREDENTIALING INSTITUTE(2012)*CRNFA Certification 2012*

Connolly, Allison(2001) "Temporary nurses file suit against wage cap", *The Boston Business Journal*, May11.2001

Connor, Robert, Feldman, Roger, Dowd, Bryan, Eadcliff, Tiffany(1997) "Which Type Of Hospital Mergers Save Cinsumers Money?", *Health Affairs*, Vol.16, No.6

Conrad, Margaret(1949) "Nursing Education: Preparing the nurse for her professional responsibilities", *The American Journal of Nursing*, Vol.49, No.2

Cooper, Barbara, Fishman, Eliot(2003)*The Interdisciplinary Team in the Management of Chronic Conditions: Has its Time Come?*, Mount Sinai School of Medicine

Coss, Thomas(1989) "Nursing registries and economic efficiency", *Nursing Management*, Vol.20, No.1

Counselman, Francis, Graffeo, Charles, Hill, John(2000) Patient Satisfaction With Physician Assistants(PA) in an ED Fast Track, *American Journal of Emergency Medicine*, Vol.18, No.6

Coyne, Joseph(1982) "Hospital Performance in Multihospital Systems: A Comparative Study of System and Independent Hospitals", *Health Services Research*, Vol.17, No.4

Crawford, Gregory, Price, Sharonne(2003) Team working: palliative care as a model of interdisciplinary practice, *MJA*, Vol.179

Dehn, Richard(2007) Patient attitudes toward physician assistants, *JAAPA*, Vol.20, No.10

Dehn, R., Hooker, R.(1999) Clinical activities of Iowa family practice PAs, *JAAPA*, No.12, Vol.4, AAPA.

Devereux, George, Weiner, Florence(1950) "The occupational status of nurses", *American Sociological Review*, Vol.15, No.5

Dietz, Elizabeth(1996) "A look at temporary help wage rates", *Compensation and working conditions*, September 1996

Doeringer, B., Piore, J.(1985) *Internal Labor Markets and Manpower Analysis*, Routledge

Dy, Sydney, Garg, Pushkal, Nyberg, Dorothy, Dawson, Patricia, Pronovost, Peter, Morlock, Laura, Rubin, Haya, Wu, Albert (2005) "Critical Pathway effectiveness: Assessing the impact of patient, hospital care, and pathway characteristics using qualitative comparative analysis", *Health Services Research*, Vol.40, No.2

Edelstein, Ruth(1966) "Automation: Its effect on the nurse", *The American Journal of Nursing*, Vol.66, No.10

Ellison, Dorothy(1965) "The need for operating room experience in the education of a professional nurse", *AORN Journal*, March-April, 1965

Ellison, Dorothy(1966) " Let't stop sacrificing the clinical laboratory to expediency", *AORN Journal*, March-April 1966

Evans, Malanie(2005) "Temp industry mergermania", Modern Healthcare, Vol.35

Fagin, Claire(1992) Collaboration between Nurses and Physicians: No Longer a Choice, *ACADEMIC MEDICINE*, Vol.67, No.5

Farley, Mary, Stoner, Martha(1989) The nurse and executive and interdisciplinary team building, *NURSING ADMINISTRATION*

*QUARTERLY*, Vol.13, No.2

Feldstein, Mary(2004) "Many striking Creve Coeur, MO.", Knight Ridder Tribune Business News, July 27

Finney, Martha, Dasch, Deborah(1991) *A heritage of service*, National Association of Temporary Services

Freeborn, Donald, Hooker, Roderick(1995) Satisfaction of Physician Assistant and Pther Nonphysician Providers in a Managed Care Setting, *Public Health Report*, Vol.110

Friedman, Richard, Entine, Steven, Murray, Malcolm, Holladay, David, Steinhart, Carol(1979) "An Integrated Clinical Protocol Management System", *Proceedings of the Annual Symposium on Computer Application in Medical Care*, October 17

Foster, Beverly(1987) "Supplemental Staffing", *AORN Journal*, Vol.45, No.1

Ganapathy, Soumya, Zwemer, Frank Jr.(2003) Coping With a Crowded ED: An Expanded Unique Role for Midlevel Practitionerd, *American Journal of Emergency Medicine*, Vol.21, No.2

Gannon, Martin(1974) "A profile of the temporary help industry and its workers", *Monthly Labor Review*, No.44

Gannon, Martin(1984) "Preferences of temporary workers: time, variety, and flexibility", *Monthly Labor Review*, August 1984

Geyman, John(2003) "The Corporate Transformation of Medicine and Its Impact on Costs and Access to Care", *HEALTH CARE POLICY*, Vol.16, No.5

Given, Barbara, Simmons, Sandra(1977) The interdisciplinary health-care team: Fact or Fiction? , *NURSING FORUM*, No.2

Gonos, George(1997) "The contest over 'employer' status in the postwar United States: the case of temporary help firms", *Law & Society Review*, Vol.31, No.1

Goodstein, Jerry, Gautam, Kanak, Boeker, Warren(1994) "The effects of board size and diversity on strategic change", *Strategic Management Journal*, Vol.15, No.3

Gottfried, Heidi(1991) "Mechanisms of control in the temporary help service industry", *Sociological Forum*, Vol.6, No.4

Gould, Ernest(1963) "The operating room nurse...Is she a dying species?", *AORN Journal*, March-April 1963

Green, Lauren(2004a) "Inside the industry", *Nursing Management*, Vol.35, No.4

347

Green, Lauren(2004b) "Why choose travel?", *Nursing Management*, Vol.35, No.4

Green, Lauren(2004c) "New JCAHO staffing certification scheduled for debut", *Nursing Management*, Vol.35, No.10

Grubb, Reba, Ondov, Geraldine, Bagley, Lorraine(1979) *Operating room guidelines: an illustrated manual*, The C.V.Mosby Company

Gruendemann, Barbara, Casterton, Shirley, Hesterly, Sandra, Minckley, Barbara, Shetler, Mary(1982)『手術患者の看護―手術室ナースの役割・責任と看護過程』, 田島知郎・藤村龍子訳, 医学書院

Gruendemann, Barbara, Fernsebner, Billie(1995) *Comprehensive Perioperative Nursing*, Jones and Bartlett Publishers

Hardin, Clara(1954) "Twenty studies of nursing functions", *The American Journal of Nursing*, Vol.54, No.11

Harkleroad, Andy, Schirf, Dennis, Volpe, Jack, Holm, Margo(2000) "Critical pathway development: An integrative literature review", *The American Journal of Occupational Therapy*, Vol.54, No.2

Harry, Williams(1989) " What Temporary Workers Earn: Findings from New BLS Survey", *Monthly Labor Review*, March 1989

Health Resources and Services Administration Bureau of Health Pro--fessions(2013)*The U.S. Nursing Workforce: Trends in Supply and Education*

Helmer, F. Theodore, McKnight, Patricia(1988) "One more time- Solutions to the nursing shortage", *Journal of Nursing Administration*, Vol.18, No.11

Henderson, Virginia(1964) "The nature of nursing", *American Journal of Nursing*, Vol.64, No.8

Henry, Beverly(1993)"The clinical practice of supplemental nursing personnel", *Nursing Administration Quarterly*, Spring 1993

Himmelstein, David, Lewontin, James, Woolhandler, Steffie(1996) "Who Administers? Who Cares? Medical Administrative and Clinical Employment in the United States and Canada", *American Journal of Public Health*, Vol.86, No.2

Hollmer, Mark(2004) "Bid to raise pay for temporary nurses face opposition", *The Boston Business Journal*, January9.2004

Hooker, Roderick, Freeborn, Donald(1991) Use of Physician Assistants in a Managed Health Care System, *Public Health Report*, Vol.106, No.1

Hooker, Roderick, McCaig, Linda(1996) Emergency Department Uses of

Physician Assistants and Nurse Practitioners: A National Survey, *American Journal of Emergency Medicine*, Vol.14, No.3

Hooker, Roderick, Potts, Ron, Ray, Wendy(1997) Patient Satisfaction: Comparing Physician Assistants, Nurse Practitioners, and Physicians, *The Parmanente Journal*, Vol,1, No.1

Hooker, Roderick, McCaig, Linda(2001) Use Of Physician Assistants And Nurse Practitioners In Primary Care, 1995-1999, *Health Affairs*, Vol.20, No.4

Hooker, Roderick, Berlin, L.(2002) Trends in the Supply of Physician Assistants and Nurse Practitioners in the United States, Health Affair, No.5, Vol.21, Project Hope

Hooker, Roderick, Cipher, Daisha, Cawley, James, Herrmann, Debra, Houseman, Susan, Kalleberg Arne, and Erickcek, George(2003)"The role of temporary agency employment in tight labor markets",*Industrial and Labor Relations Review*, Vol.57, No.1

Hooker, Roderick(2006) Physician assistants and nurse practitioners: the United States experience, *MJA*, Vol.185, No.1

Hooker, Roderick, Hogan, Kathleen, Leeker, Elizabeth(2007) The Globalization of the Physician Assistant Profession, *The Journal of Physician Assistant Education*, Vol.18, No.3

Hooker, Roderick, Cipher, Daisha, Cawley, James, Herrmann, Debra, Melson, Jasen(2008) "Emergency medicine services: Interprofessional care trends", *Journal of Interprofessinal Care*, Vol.22, No.2

Howe, Wayne(1986) "Temporary help workers: who they are, what jobs they hold", *Monthly Labor Review*, November 1986

Howell, Joel(1995) *Technology in the hospital: Transforming patient care in the early twentieth century*, The Johns Hopkins University Press

Hughes, Katharine, Marcantonio, Richard(1991) "Recruitment, retention, and compensation of agency and hospital nurses ", *Journal of Nursing Administration*, October 1991

Hughes, Katharine, Marcantonio, Richard(1993) "The clinical practice of supplemental nursing personnel", *Nursing administration quarterly*, 1993 Spring No.17,Vol.3

Hunt, Dereck, Haynes, R., Hanna, Steven , Smith Kristina(1998) "Effects of

Computer-Based Clinical Decision Support Systems on Physical Performance and Patient Outcomes", *JAMA*, Vol.280, No.15

Ingersoll G.(1995) "Licensed practical nurses in critical care areas: Intensive care unit nurses' perceptions about the role", *HEART & LUNG*,Vol.24, No.1

Jackson, Rane(2003) "Making the most of travel nurses", *Nursing Management*, Vol.34, No.7

Johnston, Phillippa, Conway, Candace(1981) "Hospital-based 'On-Call' nurse vs. outside contract nurses: A creative approach in cost and quali- -ty control", *NURSING FORUM*, Vol. No.2

Judd, Deborah, Sitzman, Kathleen, Davis, G.(2009) *A History of American Nursing : Trends and Eras*, Jones and Bartlett Publishers

Kalleberg, Arne(2000) "Nonstandard employment relations: part-time, tem- -porary and contract work", *Annual Review of Sociology*, No.26

Kahn, Lawrence(1986) The conflict and paradox of medical practice and corpo- -rate medicine", *Circulation*, Vol.74, No.4

Kaizer Parmanente Medical Group(2011) *KPMG's 2011 U.S. Hospital Nursing Labor Costs Study*

Kehrer, Barbara, Szapiro, Natan(1984) "Temporary nursing services: Size, scope, significance", *Medical Care*, Vol.22, No.6

Kilcoyne, Patrick(2004) "Occupations in the temporary help services industry", *Occupational Employment and Wage*, May 2004

Kleinpell, Ruth, Ely, E., Grabenkort, Robert(2008) Nurse Practitioners and Physician assistants in the intensive care unit: An evidence-based review, *Critical Care Medicine*, Vol.36, No.10

Kuttner, Robert(1996) "Columbia/HCA and the resurgence of the for-profit hospital cusiness", *The New England Journal of Medicine*, Vol.335, No.5

Lafer G., Moss Helen(2007) *The LPN : A Practical Way to Allevite the Nursing Shortage*, United Nurse of America, AFSCME, AFL-CIO

Lambertsen, Eleanor(1953) *Nursing team organization and functioning*, Teachers College Press

Langford, Teddy, Prescott, Patricia(1979) "Hospitals and supplemental nursing agencies: An uneasy balance", *The Journal of Nursing Administration*, November 1979

Le, Chinh, Winter, Terry, Boyd, Kathy, Ackerson, Lynn, Hurley, Leo(1998)

Experience with a Managed Care Approach to HIV Infection: Effectiveness of an Interdisciplinary Team, *The American Journal of Managed Care*, Vol.4, No.5

Leffler, Margaret(1979) "A hospital orientation program for agency nurses", *Supervisor Nurse*, August 1979

Levi, Margaret(1980) "Functional redundancy and the process of pro--fessionalization: The case of registered nurses in the United Sta--tes", *Journal of Health Politics, Policy and Law*, Vol.5, No.2

Levin, Roger, Ferraro, Richard, Kodosky, Sharon, Fedok, Fred (2000) "The effectiveness of a 'Critical Pathway' in the management of laryngectomy patients", *Head and Neck*, October 2000

Lin, Susan, Hooker, Roderick, Lenz, Elizabeth, Hopkins, Sarah (2002) Nurse Practitioners and Physician Assistants in Hospital Outpatient Departments, 1997-1999, *Nursing Economics*, Vol.20, No.4

Lohr, Kathleen, Eleazer, Kristen, Mauskopf, Josephine(1998) "Health policy issues and applications for evidence-based medicine and clinical practice guideline", *Health Policy*, Vol.46

Longo, Daniel, Chase, Gary(1984) "Structural Determinants of Hospital Closure", *Medical Care*, Vol.22, No.5

Luo, Tian, Mann, Amar, Holden, Richard(2010) "The expanding role of temporary help services from 1990 to 2008", *Monthly Labor Review*, August 2010

Lynaugh, Joan(1996) *American Nursing : From hospital to health systems*, Blackwell Publishers

Mangum, Garth, Mayall, Donald, Nelson, Kristin(1985) "The temporary help industry: a response to the dual internal labor market", *Industrial and Labor Relations Review*, Vol.38, No.4

Manion, Jo, Watson, Phyllis(1995) "Developing team-based patient care through reengineering", *Reengineering: Nursing and Health Care*, An Aspen Publication

McCaig, Linda, Hooker, Roderick, Seksceski, Edward, Woodwell, David (1998) Physician Assistants and Nurse Practitioners in Hospital Outpatient Departments, 1993-1994, *Public Health Reports*, Vol.113

McCloskey, Joanne, Maas,Meridean(1998) Interdisciplinary Team: The Nursing

Perspective Is Essential, *NURSING OUTLOOK*, Vol.46, No.4

Mechanic, David(1992) " Bringing Science To Medicine: The Origins of Evidence-Based Practice", *Health Affairs*, Vol.17, No.6

Melson, Jasen(2008)Emergency medicine services: Interprofessional care trends, *Journal of Interprofessinal Care*, Vol.22, No.2

Mikhail, Judy, Miller, William, Wagner, James(2009) Midlevel Practitioner Role Evolution in an American College of Surgeons- Verified Trauma Surgery Service: The 23-Year Experience at Hurley Medical Center, *Journal of Trauma Nursing*, Vol.16, No.1

Moore, Mack(1964) "The temporary help service industry: historical development, operation and scope", *Industry and Labor Review*, No.554

Morgan, Sandy, Tobin, Patricia(2004) "Managing the nursing workforce", *Nursing Management*, Vol.35, No.10

Morman, Edward(1989) *Efficiency, scientific management, and hospital standardization*, Garland Publishing, Inc.

Morris, Richard, Vekker, Alexander(2001) "An alternative look at temporary workers, their choices, and the growth in temporary employment", *Journal of Labor Research*, Vol.22, No.2

Morse, W.(1927) "Standardization of hospitals", The American Journal of Nursing, Vol.27, No.2

Moulder, Patricia, Grant, Marjorie(1988) Making the Interdisciplinary Team Approach Work, *Rehabilitation Nursing*, Vol.13, No.6

Mullane, Mary(1958) "Has nursing changed", Nursing Outlook, Vol.6, No.6

Rowan, Robert(1966) "Its effect on the hospital", *The American Journal of Nursing*, Vol.66, No.10

Nollen, Stanley(1996) "Negative aspects of temporary employment", *Journal of Labor Research*, Vol.17, No.4

Nyberg, S., Keuter, K., Berg, G., Helton, A., Johnston, A.( 2010) Acceptance of physician assistants and nurse practitioners in trauma centers, *JAAPA*, No.23, Vol.1, AAPA.

OECD(2010) *Income, Poverty, and Health Insurance Coverage in the United States: 2009*

Oregon State Board of Nursing(2004) *Statistical Report 2004*

Ovens, Amy, Ruppert,Elizabeth, Sellew, Gladys(1927) *"Some time studies:*

How many hours of nursing service do our patient require?", The American Journal of Nursing, Vol.27 , No.2

Parker, Robert(1994) *Flesh peddlers and warm bodies: the temporary help industry and its workers*, Rutger University Press

Pedersen, D., Chappell, B., Elison, G., Bunnell, R.(2008) The productivity of Pas, APRNs, and physicians in Utah, *JAAPA*, No.21, Vol.1, AAPA

Perry, Kevin(1999) "Time to try travel nurses?", *Nursing Management*, Vol.30, No.2

Polivka, Anne(1995)"Contingent and alternative work arrangements, defined", *Monthly Labor Review*, October 1996

Prescott, Patricia, Langford, Teddy(1979) "Supplemental nursing service: Boon or Bane?", *The American Journal of Nursing*, Vol.79, No.12

Prescott, Patricia, Janken, Janice, Jacox, Ada, Roth, Aleda(1982) "Supplemental nursing service: Who uses them? Who does not?" , *The American Journal of Nursing*, November 1982

Prescott, Patricia(1982a) " Supplemental nursing services: How much do hospitals really pay?", *The American Journal of Nursing*, Vol.82, No.8

Prescott, Patricia(1982b) "Supplemental agency employment of nurses", *Nursing in the 1980': Crises, opportunities, challenges*, American Academy of Nursing

Prescott, Patricia, Janken, Judice, Langford, Teddy, McKay, Priscilla(1983) "Supplemental nursing services: How and why are they used?" , *The American Journal of Nursing*, Vol.83, No.4

Prescott, Patricia(1986) "Use of nurses from supplemental services: implications for hospitals", *Nursing Administration Quarterly*, Fall 1986

Randolph, Rinda(2003a) "Why consider travel nurses?", *Nursing Management*, vol.34, Vol.3

Randolph, Rinda(2003b) "How to select a travel nursing agency", *Nursing Management*, vol.34, Vol.3

Randolph, Rinda(2003c) "Getting the right nurse the first time", *Nursing Management*, vol.34, Vol.3

Randolph, Rinda(2003d) "Working it out", *Nursing Management*, vol.34, Vol.7

Randolph, Rinda(2003e) "Tracking travel trends", *Nursing Management*, vol.34, Vol.10

Randolph, Rinda(2004) "Settling down", *Nursing Management*, vol.35, Vol.4

Reardon, Jack, Reardon, Laurie(1995) "The Restructuring of the Hospital Services Industry", *JOURNAL OF ECONOMIC ISSUE*, Vol.29, No.4

Reinhardt, Uwe(1996) "Spending More Through 'Cost Control:'", *Health Affairs*, Vol.15, No.2

Riportella-Muller, Libby, D., Kindig, D.(2010) The Substitution of Physician Assistants and Nurse Practitioners for Physician Residents in Teaching Hospitals, *Health Affair*, 14, No.2, Project Hope

Rogers, Jackie(2000) *TEMPS*, Cornell University Press.

Schmidt, Laura(1999) *The Corporate Transformation of American Health Care: A Stud in Institution Building*, Center for Culture, Organizations and Politics, Institute for Research on Labor and Employment, UC Berkley,

Schultz, Janet(1980) "Nursing and technology", *Medical Instrumentation*, Vol.14, No.4

Scott, Richard, Ruef, Martin, Mendel, Peter, Caronna, Carol(2000) *Institutional Change and Healthcare Organizations: From Professional Dominance to Managed Care*, The University of Chicago Press

Seago J., Spetz J., Chapman S., Dyer W., Grumbach K.(2004) *Supply, Demand and Use of Licensed Practical Nurses*, Bureau of Health Professionals, U.S. Department of Health and Human Services

Sekscenski, Edward, Sansom, Stephanie, Bazell, Carol, Salmon, Marla, Mullan, Fitzhugh(1994) State Practice Environment and the Supply of Physician Assistants, Nurse Practitioners, and Certified Nurse-Midwives, *The New England Journal of Medicine*, Vol.331, No.19

Sharp, Helen(1995) Ethical Decision-Making in Interdisciplinary Team Care, Cleft Palate-Craniofacial Journal, Vol.32,No.6

Sheridan, Donna, Bronstein, Jean, Walker, Duane(1982) "Using registry nurses: Coping with cost and quality issues", *The Journal of Nursing Administration*, October 1982

Sherwood, K., White, T., Boerum, D.(2009) A role in trauma care for advanced practice clinicians, *JAAPA*, No.22, Vol.6, AAPA.

Shirley, Robert(1973) "Analysis of Employ and Physician Attitudes Toward Hospital Merger", *Academy of Management Journal*, Vol.16, No.3

Sick, Jane(1998) "How Are Health Care Organizations Using Clinical Guidelines?", *Health Affairs*, Vol.17, No.3

Sloan, Andrea(2004) "How's your travel nurse quality control?", *Nursing Management*, Vol.35, No.10

Smith, Vicki (1998) "The fractured world of the temporary worker: power, participation, and fragmentation in the contemporary workplace", *Social Problems*, Vol.45, No.4

Spetz, Joanne, Mitchell, Shannon, Seago Jean(2000) "The Growth Of Multihospital Firms In California", *Health Affairs*, Vol.19, No.6

Stanley,Andrew, Barry,Maryann, Scott,Thayer, LaMorte,Wayne, Woodson, Jonathan, Menzoian, James(1998) "Impact of a critical pathway on post- -operative length of stay and outcomes after infrainguinal bypass", *Journal of Vascular Surgery*, Vol.27, No.6

Starr, Paul(1982) *The Social Transformation of American Medicine*, Basic Books

State of Oregon Employment Department(2013), *2013 Oregon Wage Information*

St. Mary's Hospital(1924) *The operating room : instructions for nurses and assistants*, W.B. Saunders Company

Takats, Geza(1961)"The scrub nurse – a vanishing species", *Surgery, Genecology & Obstetrics*, April 1961

Tarrant, Betty(1968) "Automation: It effect on the patient", *The American Journal of Nursing*, Vol.66, No.10

Taylor, Effie(1934) "Department of nursing education", *The American Journal of Nursing*, Vol.34, No.5

The Government Accountability Office(2008) *NURSING HOMES: Federal Monitoring Surveys Demonstrate Continued Understatement of Serious Care Problems and CMS Oversight Weaknesses*

Therese, M(1935) "Why the Nurse Need a Sound Education : Analysis of Elementary Nursing Procedures", *Trained Nurse and Hospital Review 95*, No.6

Thorpe, Kenneth(1992) "Inside the Black Box of Administrative Costs", *Health Affairs*, Vol.11, No.2

Unruh L(2001) "Licensed Nursing Staff Reductions and Substitutions in Pennsylvania Hospitals 1991-1997", *JOURNAL OF PUBLIC HEALTH POLICY*, Vol.22, No.3

U.S. Bureau of Labor Statisitics(1995) "New survey report on wages and benefits for temporary help services workers"

U.S.Census of Bureau(2010) *Income, Poverty, and Health Insurance Coverage in the United States: 2010*

U.S. Department of Health and Human Services Health Resources Services Administration(2006)"Registered Nurse population 2004"

U.S. Department of Health and Human Services Health Resources and Services Administration(2010) *Initial Findings from the 2008 National Sample Survey of Registered Nurses*

U.S. Department of Health and Human Services Health Resources Services Administration(2010) "Registered Nurse population 2008"

U.S. Department of Labor, Bureau of Labor Statistics (2010) *Occupational Handbook 2010-2011 Edition*, http://www.bls.gov/oco/pdf/ocos074.pdf（2010年12月19日アクセス）

U.S. Government Accountability Office(2008) Primary Care Professionals: Recent Supply Trends, Projections, and Valuation of Services, *Testimony Before the Committee on Health, Education, Labor, and Pensions*, U.S. Senate, U.S. Government Accountability Office, DC.

Victorino, Gregory, Organ, Claude(2003) Physician Assistant Influence on Surgery Residents, *Arch Sure*, Vol.138, 2003 Sep.

Wachter, Robert(2006) "The 'Dis-location' of U.S. Medicine — The implications of Medical Outsourcing", *The New England Journal of Medicine*, Vol.354, No.7

Wagner, David(1980) "The proletarianization of nursing in the United States, 1932-1946", *International Journal of Health Services*, Vol.10, No.2

Walker, Kim(1994) "Confronting 'reality': Nursing, science and the micro-politics of representation", *Nursing Inquiry*, January 1994

Walston, Stephen, Lazes, Peter, Sullivan, Patricia(2004) "Improving Hospital Restructuring: Lessons Learned", *Health Care Management Review*, Vol.29, No.4

White, Jane(1996) "System integration: The view from the front", *HEALTH PROGRESS*, March-April 1996

Wieland, Darryl, Kramer, Josea, Waite, Martha, Rubenstein, Laurence(1996)The Interdisciplinary Team in Geriatric Care, *The American Behavioral Scientist*, Vol.39, No.6

Wiley, Loy(1976) "Should you join rent-a-nurse for temporary service?", *Nursing*, September 1976

Willians, Harry(1989) "What temporary workers earn: findings from new BLS survey", *Monthly Labor Review*, March 1989

Woolhandler, Steffie, Himmelstein, David(1991) "The Deteriorating Administ-rative Efficiency of The U.S. Health Care", *The New England Journal of Medicine*, Vol.324, No.18

Woolhandler, Steffie, Himmelstein, David, Lewontin, James(1993) "Administ-rative Costs in U.S. Hospitals", *The New England Journal of Medicine*, Vol. 329, No.6

Woolhandler, Steffie, Himmelstein, David(1997) "Costs of Care and Administ-ration at For-Profit and Other Hospitals in the United States", *The New England Journal of Medicine*, Vol.336, No.11

Woolhandler, Steffie, Campbell, Terry, Himmelstein, David(2003) "Costs of Health Care Administration in the United States and Canada", *The New England Journal of Medicine*, Vol.349, No.8

Wunderlich, G., Sloan, F., Davis, C.K. Editors(1996) *Nursing Staff in Hospitals and Nursing Homes: Is It Adequate?*, NATIONAL ACADEMY PRESS

Young, Gary, Charns, Martin, Desai, Kamal, Khuri, Shukri, Forbes, Maureen, Henderson, William, Daley, Jennifer(1998) Pat--terns of Coordination and Clinical Outcomes: A Study of Surgical, *Health Services Research*, Vol.33, No.5

Young, Lucie(1964) "O.R. experience for students", *Nursing Outlook*, December, 1964

Zander, Karen(1995) "CareMap systems and case management: Creating wave of restructured care", *Reengineering: Nursing and Health Care*, An Aspen Publication

Zeiss, Antonette, Thompson, Dolores(2003) Providing Interdisciplinary Geria--tric Care: What Does It Really Take?, *Clinical Psychology: Science and Prac--tice*, Vol.10, no.1

Zhang,Nannan,Kohn,Linda,McGarrah,Robert Anderson,Gerard (1999) "The effect of managed care on hospital staffing and technological diffusi--on",*HealthPolicy*, Vol.48

Zschoche, Donna, Brown, Lillian(1969) "Intensive care nursing: Specialism, junior doctoring, or just nursing?", *The American Journal of Nursing*, Vol.69, No.11

【webサイト】

厚生労働省ホームページ「平成17年度医療施設（静態・動態）調査・病院報告の概況」，http://www.mhlw.go.jp/toukei/saikin/hw/iryosd/05/index.html（2012/9/17アクセス）

厚生労働省ホームページ「平成20年　派遣労働者実態調査の概要」，http://www.mhlw.go.jp/toukei/itiran/roudou/koyou/haken/08/index.pdf（2012/11/16アクセス）

総務省統計局ホームページ「労働力調査（長期時系列データ）」，http://www.stat.go.jp/data/roudou/longtime/03roudou.htm（2012/11/16日アクセス）

日本看護協会ホームページ「2006年　病院における看護職員需給状況調査（速報）の概要」，http://nhj.or.jp/pdf/PDF0027/F002726.PDF（2012/9/17アクセス）

日本看護協会ホームページ「News Release」,http://www.nurse.or.jp/up_pdf/20120704121302_f.pdf（2012年9月17日アクセス）

Columbia Gorge Community College ホームページ　http://www.cgcc.cc.or.us/academics/dept/healthocc/documents/CNAschedulefall2012.pdf（2012年9月13日アクセス）

http://www.cgcc.cc.or.us/academics/dept/healthocc/documents/CNA2Winter2012schedule.pdf（2012年9月13日アクセス）

Columbia Gorge Community College, Nursing Information Packet 2009-2010, http://www.cgcc.cc.or.us（2008年9月29日アクセス）

Duke University Physician Assistant History Center ホームページ, http://pahx.org/timeline.html （2010年12月19日アクセス）

Interim Healthcare社ホームページ
http://www.interimhealthcare.com/About-Us#.U9W4weN_u1A（2014年7月28日アクセス）

Mt. Foot Community College ホームページ, http://www.mhcc.edu/Nursing.aspx?id=1894（2015年1月2日アクセス）

Mt. Foot Community College, Practical Nursing Certificate Program Application, for Spring 2009, http://www.mhcc.cc.or.us/（2008年9月29日アクセス）

National Association for Practical Nurse Education and Service, Inc.ホームページ, http://www.napnes.org/about/index.html（2008年9月26日アクセス）

Oregon Health & Science University（OHSU）School of Nursingホームページ,

http://www.ohsu.edu/xd/education/schools/school-of-nursing/programs/index. cfm（2015 年 1 月 2 日アクセス）

Oregon State Board of Nursing ホームページ, http://www.oregon.gov/osbn/pages/adminrules.aspx（2015 年 1 月 2 日アクセス）

Oregon State Board of Nursing ホームページ, Curriculum Content for Medication Aide Training Programs, http://www.oregon.gov/OSBN/pdfs/policies/macurr_1.pdf（2014 年 3 月 17 日アクセス）

Soliant Health 社ホームページ, http://www.soliant.com/nursing/（2014 年 7 月 24 日アクセス）

U.S.Census of Bureau (2010) *Income, Poverty, and Health Insurance Coverage in the United States: 2010*

U.S. Department of Health and Human Services ホームページ, https://www.cms.gov/NationalHealthExpendData/downloads/tables.pdf（2011 年 8 月 17 日アクセス）

U.S. Department of Labor, Bureau of Labor Statistics ホームページ, *Occupational Outlook Handbook,* http://www.bls.gov/oco/ocos083.htm（2009 年 5 月 16 日アクセス）

U.S. Department of Labor, Bureau of Labor Statistics ホームページ, *May 2012 Occupational Employment and Wage Estimates*, http://www.bls.gov/oes/2011/may/oes_nat.htm#29-0000（2012 年 9 月 17 日アクセス）

U.S. Department of Labor, Bureau of Labor Statistics ホームページ, *Occupational Outlook Handbook, 2008-09 Edition,* http://www.bls.gov/oco/ocos083.htm（2008 年 9 月 26 日アクセス）

【労働協約】

PROFESSIONAL AGREEMENT Between OREGON NURSES ASSOCIATION and SAMARITAN ALBANY GENERAL HOSPITAL July 1, 2014 through June 30, 2017

COLLECTIVE BARGAINING AGREEMENT Professional Agreement between Oregon Nurses Association & Amedisys, Inc. April 1, 2013 until March 31, 2015

AGREEMENT BETWEEN OREGON NURSES ASSOCIATION AND AMERICAN RED CROSS PACIFIC NORTHWEST BLOOD SERVICES REGION March 18, 2014 – June 30, 2016

AGREEMENT Between OREGON NURSES ASSOCIATION AND BAY AREA

HOSPITAL July 1, 2014 through December 31, 2015
COLLECTIVE BARGAINING AGREEMENT BETWEEN OREGON NURSES ASSOCIATION AND CASCADE HEALTH SOLUTIONS July 1, 2013 through June 30, 2016
AGREEMENT BY AND BETWEEN OREGON NURSES ASSOCIATION AND CLATSOP COUNTY, OREGON July 1, 2013 through June 30, 2016
COLLECTIVE BARGAINING AGREEMENT BETWEEN OREGON NURSES ASSOCIATION AND COLUMBIA MEMORIAL HOSPITAL TERM OF AGREEMENT: June 1, 2013 through May 31, 2016
COLLECTIVE BARGAINING AGREEMENT Between OREGON NURSES ASSOCIATION and COOS COUNTY July 1, 2014 through June 30, 2017
COLLECTIVE BARGAINING AGREEMENT between COQUILLE VALLEY HOSPITAL and OREGON NURSES ASSOCIATION, INC. July 1, 2013 through June 30, 2016
COLLECTIVE BARGAINING AGREEMENT Between OREGON NURSES ASSOCIATION and GRANDE RONDE HOSPITAL May 28, 2013 – April 30, 2015
PROFESSIONAL AGREEMENT BETWEEN OREGON NURSES ASSOCIATION AND GOOD SHEPHERD MEDICAL CENTER Effective October 14, 2013 through October 31, 2014
Professional Agreement Between Oregon Nurses Association and Good Samaritan Regional Medical Center and Good Samaritan Home Health September 6, 2013 until June 30, 2016
EMPLOYMENT AGREEMENT Between OREGON NURSES ASSOCIATION And HARNEY DISTRICT HOSPITAL July 1, 2013 through June 30, 2016
AGREEMENT BETWEEN KAISER FOUNDATION HOSPITALS AND KAISER FOUNDATION HEALTH PLAN OF THE NORTHWEST AND OREGON NURSES ASSOCIATION AND OREGON FEDERATION OF NURSES AND HEALTH PROFESSIONALS, LOCAL 5017 AFT HEALTHCARE · AFL-CIO October 1, 2012 – September 30, 2015
COLLECTIVE BARGAINING AGREEMENT BETWEEN OREGON NURSES ASSOCIATION (ONA) AND KLAMATH COUNTY July 1, 2013 – June 30, 2016
Professional Agreement between Oregon Nurses Association and Samaritan Lebanon Community Hospital September 24, 2013, through June 30, 2016

AGREEMENT Between OREGON NURSES ASSOCIATION and LAKE DISTRICT HOSPITAL Lakeview, Oregon July 1, 2013 through June 30, 2016

AGREEMENT BETWEEN OREGON NURSES ASSOCIATION AND MARION COUNTY JULY 1, 2012 - JUNE 29, 2014 EFFECTIVE JULY 1, 2012

AGREEMENT Between MID-COLUMBIA MEDICAL CENTER and THE OREGON NURSES ASSOCIATION Effective the first pay period following July 1, 2012 Expires: June 30, 2015

COLLECTIVEBARGAININGAGREEMENT BETWEEN OREGON NURSES ASSOCIATION AND McKENZIE – WILLAMETTEMEDICAL CENTER January 1, 2015 through December 31, 2016

COLLECTIVE BARGAINING AGREEMENT Between OREGON NURSES ASSOCIATION And MERCY MEDICAL CENTER July 1, 2013 Through June 30, 2016

AGREEMENT between Multnomah County, Oregon and Oregon Nurses Association

AGREEMENT BETWEEN Oregon Nurses Association And Oregon Health & Science University December 2, 2013 – March 31, 2017

Professional Agreement between Oregon Nurses Association and Samaritan Pacific Health Services, Inc. Effective July 1, 2014 through June 30, 2017

COLLECTIVE BARGAINING AGREEMENT BETWEEN OREGON NURSES ASSOCIATION AND PEACE HARBOR HOSPITAL July 1, 2011 through December 31, 2013

PROFESSIONAL AGREEMENT between OREGON NURSES ASSOCIATION and OREGON FEDERATION OF NURSES AND HEALTH PROFESSIONALS, LOCAL 5017, AMERICAN FEDERATION OF TEACHERS and PROVIDENCE MILWAUKIE HOSPITAL July 2, 2013 – May 31, 2015

COLLECTIVE BARGAINING AGREEMENT BETWEEN OREGON NURSES ASSOCIATION AND PROVIDENCE PORTLAND MEDICAL CENTER January 1, 2013 until December 31, 2014

PROFESSIONAL AGREEMENT Between OREGON NURSES ASSOCIATION and PROVIDENCE TRIAGE SERVICE CENTER November 16, 2013 through June 30, 2016

AGREEMENT BETWEEN OREGON NURSES ASSOCIATION AND PROVIDENCE SEASIDE HOSPITAL December 1, 2012 through November 30,

2014
AGREEMENT BETWEEN OREGON NURSES ASSOCIATION AND PROVIDENCE WILLAMETTE FALLS MEDICAL CENTER January 1, 2013 through December 31, 2014
AGREEMENT BY AND BETWEEN OREGON NURSES ASSOCIATION AND ROGUE REGIONAL MEDICAL CENTER July 1, 2014 through June 30, 2017
COLLECTIVE BARGAINING AGREEMENT BETWEEN OREGON NURSES ASSOCIATION AND Saint Alphonsus Medical Center-Baker City April 1, 2014 through March 31, 2016 Professional Agreement between OREGON NURSES ASSOCIATION and SAINT ALPHONSUS MEDICAL CENTER – ONTARIO January 16, 2012 - June 30, 2014
Professional Agreement Between Oregon Nurses Association and Sacred Heart Medical Center August 10, 2014 through June 30, 2016
AGREEMENT between OREGON NURSES ASSOCIATION and SILVERTON HOSPITAL July 15, 2013 Through June 30, 2016
AGREEMENT BETWEEN SKY LAKES MEDICAL CENTER, INC. AND OREGON
NURSES ASSOCIATION, INC. January 1, 2012 to December 31, 2014
Professional Agreement Between THE OREGON NURSES ASSOCIATION and ST. ANTHONY HOSPITAL COLLECTIVE BARGAINING AGREEMENT between OREGON NURSES ASSOCIATION and STATE OF OREGON Including: Blue Mountain Recovery Center State Operated Community Programs Pendleton Cottage Secure Residential Treatment Facility August 1, 2013 through June 30, 2015
COLLECTIVE BARGAINING AGREEMENT BETWEEN OREGON NURSES ASSOCIATION AND ST. CHARLES HEALTH SYSTEM, INC., dba ST. CHARLES MEDICAL CENTER – BEND July 1, 2012 through June 30, 2015
PROFESSIONAL AGREEMENT BETWEEN OREGON NURSES ASSOCIATION AND ST CHARLES HEALTH SYSTEM – REDMOND December 1, 2013 through November 30, 2016
AGREEMENT between OREGON NURSES ASSOCIATION and PROVIDENCE ST. VINCENT MEDICAL CENTER January 1, 2014 through December 31, 2015
AGREEMENT BY AND BETWEEN OREGON NURSES ASSOCIATION AND

TUALITY COMMUNITY HOSPITAL February 7, 2013 until December 31, 2015

LABOR AGREEMENT between OREGON NURSES ASSOCIATION and WASHINGTON COUNTY, OREGON July 1, 2014 through June 30, 2017

AGREEMENT BETWEEN KAISER FOUNDATION HOSPITALS AND KAISER FOUNDATION HEALTH PLAN OF THE NORTHWEST AND OREGON FEDERATION OF NURSES AND HEALTH PROFESSIONALS, LOCAL 5017 AFT-AFL-CIO

Collective Bargaining Agreement between SEIU local 49 and Columbia Memorial Hospital MARCH 10,2012 through MARCH 9, 2015

Columbia Memorial Hospital and SEIU Local49 Collective Bargain Agreement

Good Samaritan Regional Medical Center in Corvallis and SEIU Local49 Collective Bargain Agreement

KAISER Foundation Hospital, KAISER Foundation Health Plan of the Northwest and SEIU Local49 Collective Bargain Agreement

Legacy Emanuel Hospital and SEIU Local49 Collective Bargain Agreement

McKenzie Willamette Medical Center and SEIU Local49 Collective Bargain Agreement

Samaritan Albany General Hospital in Albany and SEIU Local49 Collective Bargain Agreement

Samaritan Pacific Communities Hospital in Newport and SEIU Local49 Collective Bargain Agreement

# 索 引

## 【あ行】

アウトソーシング　71, 114, 115, 117, 190, 317
アッセンブリーライン　182
アメリカ外科学会　254, 259, 261, 280, 325
医療コングロマリット　80
医療産業集積　80
医療産業複合体　80
医療政策　5, 8, 12, 41, 68, 77, 78, 81-83, 90, 116, 118, 119, 177, 179, 288, 300, 316, 317
医療テクノロジー　9, 86, 194, 282, 284, 285, 290, 291, 292, 293, 294, 295, 298, 299, 300, 302, 305, 306, 310, 311, 312, 313, 326, 327
医療ネットワーク　80, 84, 90, 107, 108, 264
医療費抑制政策　147, 278, 324
医療保険　7, 8, 18, 19, 22, 30, 34, 35, 42, 63, 64, 68, 69, 70, 72, 78, 79, 80, 81, 82, 84, 86, 88, 89, 90, 91, 92, 93, 94, 95, 96, 98, 99, 100, 101, 102, 103, 107, 111, 116, 117, 138, 142, 166, 174, 175, 177, 179, 204, 263, 264, 267, 288, 290, 300, 317
インディペンデント・コントラクター　44

営利型病院　81, 84, 102, 103, 104, 105, 106, 107, 115
オープンシステム　124, 156, 265
オレゴン州　11, 51, 54, 58, 123, 130, 131, 133, 144, 150, 154, 160, 200, 203, 206, 207, 210, 211, 212, 213, 214, 218, 219, 220, 221, 223, 224, 234, 236, 243, 244, 245

## 【か行】

会計システム　255, 285
カイザー・パーマネンテ　90
階層化　5, 123, 126, 169, 172, 173, 175, 176, 177, 186, 196, 249, 321
回復期ケア　219, 228, 243
外部労働市場　8, 9, 169, 283, 320, 326, 328, 330
科学的管理法　126, 172, 173, 174, 177, 254, 255, 256, 261, 277, 278, 279, 280, 284, 285, 286, 287, 297, 310, 312, 313, 324, 325, 327
科学的な根拠に基づく医療（Evidence-Based Medicine）　266
合併　71, 78, 79, 80, 100, 101, 102, 106, 107, 109, 110, 111, 112, 114, 115, 117, 193, 263, 264, 266

365

カルテ　255, 267
看護管理者　52, 119, 147, 249, 321
看護業務法　11, 58, 201
看護チーム　130, 132, 134, 138, 145, 166, 169, 178, 180, 181, 183, 184, 185, 196, 201, 228, 247, 249, 318, 322
看護補助者　13, 23, 24, 25, 32, 35, 41, 42, 66, 69, 72, 123, 126, 127, 129, 130, 135, 160, 171, 175, 176, 178, 179, 180, 181, 182, 183, 184, 185, 186, 187, 188, 189, 190, 191, 192, 194, 195, 196, 200, 201, 202, 214, 217, 218, 219, 222, 224, 233, 242, 244, 246, 248, 249, 250, 252, 289, 297, 300, 301, 318, 320, 322
看護リーダー　120, 125, 128, 129, 175, 176, 188
器械出し　301, 302, 306, 309
企業特殊熟練　169, 320, 330
技術　17, 18, 27, 29, 53, 54, 65, 67, 68, 73, 86, 111, 115, 116, 118, 121, 122, 126, 128, 131, 132, 133, 135, 148, 150, 157, 160, 161, 162, 166, 167, 169, 172, 175, 176, 178, 179, 190, 191, 211, 217, 223, 224, 225, 228, 229, 230, 231, 232, 243, 250, 251, 253, 266, 267, 281, 282, 283, 285, 286, 287, 288, 289, 290, 291, 292, 294, 295, 296, 297, 298, 299, 305, 306, 309, 310, 313, 315, 316, 317, 322, 323, 324, 325, 326, 329, 332, 333
規制緩和と政策　71

技能　9, 122, 126, 282, 323
機能別看護　288
キャリア　63, 120, 122, 145, 146, 147, 156, 161, 162, 166, 167, 250, 297, 311, 318, 330, 332, 333, 334
急性期ケア　54, 73, 136, 137, 219, 228, 231, 242
救貧院　124, 125, 172, 293
教育訓練　3, 13, 77, 82, 122, 123, 126, 128, 129, 130, 161, 166, 168, 169, 171, 180, 183, 185, 218, 250, 290, 306, 308, 311, 313, 318, 319, 320, 322, 323, 328, 330, 331, 332, 334
ギルブレイス　254 , 256, 287
クリティカルパス　71, 88, 158, 182, 186, 195, 248, 248, 253, 260, 262, 267, 268, 269, 270, 272, 274, 277, 278, 291, 305, 307, 320, 321, 324, 332
クロストレーニング　194, 195, 248, 249, 250, 310, 321, 322
ケアマップ　194, 195, 248, 320
継続教育（CE）　121, 131, 134, 138, 162, 166, 242, 251, 323, 330, 335
高学歴化　13, 120, 121, 128, 131, 161, 167, 193, 217, 289, 319
公的医療保険　18, 19, 35, 68, 69, 70, 74, 79, 86, 88, 90, 92, 94, 95, 96, 98, 101, 102, 103, 107, 111, 116, 117, 264
合理化　27, 42, 70, 71, 72, 73, 74, 77, 100, 101, 102, 110, 117, 119, 175, 176,

183, 185, 186, 192, 193, 253, 255, 278, 287, 290, 317, 324

高齢化　26, 27, 42, 67, 74, 75, 317, 334

国民皆保険　23, 34, 88, 98, 116, 132, 312

コミュニティカレッジ　131, 148, 179, 211, 214, 223, 228, 234

雇用のジャストインタイム化　22, 26, 30, 31, 72, 73

『これからの看護』　129

コンティンジェント　16, 23, 26, 31

## 【さ行】

在院日数　26, 83, 87

サイエンス　285, 287

座学　134, 138, 159, 161, 183, 220, 222, 234, 239, 306

作業プロセス　253, 254, 255, 256, 257, 259, 261, 262, 269, 277, 278, 279, 281, 283, 324

ジェンダー　127, 128, 297

市場競争　70, 71, 72, 78, 97, 98, 99, 101, 189, 192, 193

実習　131, 132, 134, 135, 136, 138, 151, 152, 153, 156, 157, 159, 178, 179, 183, 212, 214, 220, 222, 224, 229, 234, 238, 239, 240, 305, 306, 311

自動監視装置　288, 289

集中治療室　53, 54, 65, 75, 77, 119, 148, 157, 179, 250, 281, 284, 290, 294, 298, 30, 306, 317, 322, 327

熟練　7, 17, 27, 29, 30, 31, 32, 35, 54, 120, 166, 168, 169, 189, 190, 218, 288, 289, 290, 291, 293, 295, 299, 311, 319, 320, 327, 330

手術室　7, 41, 53, 54, 65, 75, 77, 119, 156, 159, 160, 161, 183, 250, 281, 282, 284, 2877, 291, 296, 298, 300, 301, 302, 305, 306, 308, 309, 310, 311, 312, 317, 322, 326, 327, 328

上級看護師　13, 54, 120, 148, 149, 151, 152, 153, 155, 157, 158, 159, 160, 161, 167, 169, 192, 217, 250, 297, 298, 319, 323, 331

情緒的　126, 182, 249, 322

静脈注射　206, 210, 288

職業紹介業　20, 33, 44

職務　11, 29, 38, 53, 54, 59, 65, 82, 121, 123, 125, 127, 128, 129, 130, 134, 135, 147, 149, 166, 168, 169, 171, 172, 174, 175, 176, 178, 181, 182, 183, 184, 185, 186, 187, 188, 190, 192, 193, 194, 195, 196, 201, 202, 206, 207, 210, 211, 216, 217, 218, 224, 225, 227, 228, 229, 230, 231, 232, 233, 234, 236, 237, 239, 243, 244, 246, 247, 248, 249, 250, 251, 252, 253, 254, 255, 256, 257, 258, 261, 262, 266, 268, 269, 277, 278, 281, 283, 283, 288, 289, 291, 292, 293, 295, 296, 297, 298, 299, 301, 302, 305, 306, 309, 310,

311, 312, 317, 318, 320, 321, 322, 323, 324, 325, 326, 327, 328, 329, 330, 331, 332, 335

諸手当　138, 139, 142, 145

自律性　123, 124, 125, 127, 128, 129, 130, 133, 166, 168, 169, 171, 174, 191, 192, 193, 195, 262, 263, 266, 267, 319

人員削減　58, 59, 63, 204

人件費　4, 17, 20, 21, 30, 34, 38, 42, 43, 69, 71, 73, 74, 75, 96, 119, 183, 186, 193, 194, 204, 249, 250, 291, 300, 310, 311, 321, 322

人材派遣会社　16, 17, 18, 20, 26, 27, 28, 31, 32, 44, 54, 73, 74, 75, 76, 114, 117, 119, 120, 202, 203, 317, 329, 331, 335

人材派遣業　15, 16, 44

人頭払い方式　69, 95, 99, 101, 102, 117

真の看護　277, 292, 306, 309, 311

診療ガイドライン　71, 263, 266, 268, 269, 277, 291, 324, 332

ストライキ　52, 59, 60, 190

スペシャリスト　123, 147, 153, 161, 166, 187, 250, 297, 298, 309, 318, 323, 334

ゼネラリスト　188, 192, 251, 297, 323, 331

専門看護師　67, 148, 149, 156, 159, 166, 168, 193, 251, 252, 281, 282, 302, 323, 325

専門職化　8, 122, 123, 166, 167, 169, 171, 278, 282, 318, 320, 324

外回り　301, 302, 303, 304, 305

【た行】

多能工化　194, 195, 250, 322

チェーン　84, 101, 104, 106, 107, 110, 111, 112, 264

治療プロセス　71, 156, 182, 186, 195, 253, 256, 261, 262, 267, 268, 277, 280, 281, 286, 290, 291, 298, 299, 324, 326, 327

賃率　7, 29, 32, 35, 36, 54, 60, 63, 64, 65, 66, 67, 69, 73, 75, 117, 138, 139, 142, 143, 144, 145, 146, 151, 154, 157, 317

テイラーシステム　172, 256

テクニシャン　291, 299, 300, 302, 302, 305, 309, 326

伝統的に女性が行うとみなされてきた職務　249, 322

動作時間研究　256, 257, 258, 312

徒弟制度　122, 125, 168, 174, 178

【な行】

内部労働市場　169, 320

ナーシングホーム　26, 42, 79, 83, 107, 108, 220, 202, 203, 228, 234, 239, 264

認知症ケア　219, 228, 231, 243

認定看護補助者　160, 200, 214, 219, 233

索　引

認定与薬補助者　160, 218, 233, 234
能力開発　23, 28, 34, 50, 161, 169, 199, 209

【は行】

パーソナリティ　128
買収　71, 100, 101, 106, 107, 108, 193, 264
派遣看護師　4, 5, 6, 7, 8, 9, 11, 12, 25, 26, 36, 37, 38, 39, 40．41, 42, 43, 44, 45, 47, 48, 49, 50, 51, 52, 54, 58, 59, 60, 61, 63, 64, 65, 66, 67, 68, 69, 70, 72, 73, 74, 75, 76, 77, 78, 82, 90, 114, 116, 117, 118, 119, 120, 123, 161, 165, 166, 167, 168, 169, 171, 172, 247, 248, 249, 250, 242, 246, 253, 254, 268, 269, 277, 279, 281, 282, 283, 284, 289, 298, 299, 300, 309, 311, 312, 313, 314, 315, 316, 317, 318, 319, 320, 321, 322, 323, 324, 325, 326, 327, 328, 329, 331, 333, 334, 335
ヒエラルキー　29, 156, 262, 292, 295
人手不足　16, 18, 19, 31, 35, 68, 75, 77, 116, 117, 119, 158, 300, 310, 311, 317, 332, 333
病院付属看護学校　126, 131, 147, 148, 162, 168, 173, 178, 179，306
標準化　8, 9, 17, 27, 71, 148, 149, 167, 168, 172, 174, 175, 177, 179, 192, 195, 223, 251, 253, 254, 255, 259, 261, 262, 265, 267, 268, 269, 277, 279, 280, 281, 282, 283, 284, 287, 290, 291, 293, 299, 301, 310, 311, 312, 313, 314, 319, 323, 324, 325, 326, 327, 328, 330, 331, 332, 333
ヒル・バートン法　68, 93, 94, 95, 96, 103, 116, 117, 177, 179
『ブラウン・リポート』　129
フリードソン　262, 266
ブルークロス/ブルーシールド　90, 92, 175
フレキシビリティ　24, 35, 42, 64
分業　15, 27, 110, 111, 113, 171, 172, 173, 177, 178, 181, 183, 186, 187, 192, 193, 195, 247, 249, 250, 263, 178, 277, 281, 283, 291, 296, 297, 299, 300, 301, 305, 312, 321, 324, 326, 327, 328, 332
分業構造　8, 110, 122
分業制　173, 175, 176, 195, 313, 320
分業体制　8, 110, 111, 120, 130, 138, 171, 172, 173, 175, 176, 178, 180, 182, 185, 187, 190, 192, 193, 196, 218, 246, 247, 248, 249, 250, 250, 251, 252, 253, 267, 279, 283, 286, 291, 299, 300, 301, 302, 303, 304, 305, 312, 320, 322, 323, 324, 326, 327, 328, 330, 331, 335
ベッドサイド　130, 134, 145, 169, 171, 178, 182, 184, 196, 218, 227, 243, 249, 289, 296, 322
ヘルパー　24, 35, 41, 42

369

包括支払い方式（DRG/PPS） 69, 70, 71, 86, 88, 89, 98, 99, 100, 101, 102, 106, 111, 114, 117, 191, 195, 204, 263, 267
奉仕的な職務 250, 322
訪問看護 44, 124, 125, 126, 173

【ま行】

マネジドケア 70, 74, 75, 76, 78, 80, 81, 82, 86, 90, 98, 99, 100, 101, 102, 106, 114, 117, 183, 263, 265, 267, 317
民間医療保険 34, 70, 81, 88, 91, 92, 95, 98, 99, 101, 102, 177, 179, 288, 300
民間医療保険会社 70, 71, 88, 90, 91, 92, 93, 99, 101, 102, 175, 177, 263, 267
ムーンライター 6, 25, 65
メディケア 18, 69, 70, 88, 95, 98, 99, 106, 107, 263, 264
メディケイド 18, 88, 95, 99

【ら行】

リーダーシップ 129, 132, 133, 134, 138, 166, 175, 185, 198, 209, 213, 250, 318, 322, 333
リ・エンジニアリング 21, 100, 104, 192, 193, 194, 195, 248, 249, 277, 310, 321, 322, 324
リストラクチャリング 21, 35, 71, 79, 100, 104, 114, 117, 204, 264, 278, 324

レイオフ 21
レーガノミックス 21
労使関係 17, 21, 22, 58, 91, 92, 94, 177, 189, 335
労働協約 4, 6, 34, 58, 59, 61, 62, 63, 123, 130, 138, 142, 144, 145, 146, 162, 163, 164, 165, 243, 245, 246
労働者派遣法 3, 20, 32, 33, 58, 329

【A】

Advanced Practice Registered Nurse/ APRN 13, 120, 149, 150, 154
Agency Nurse 25, 51, 52, 53, 58, 59, 63, 73, 317
American Nurses Association（ANA） 6, 47, 48, 49, 50, 51, 58, 120, 121, 123, 129, 162, 167, 174, 175, 176, 178, 186, 189, 195, 206, 247, 290, 296, 317
Associate Degree 128, 130, 145, 214

【B】

Bachelor Degree 131, 131, 148, 215

【C】

Certified Differential 164, 165
Charge Nurse 147, 161
CMA(Certified Medication Aide) 160, 218, 219, 220, 221, 234, 236, 239, 240, 241, 242, 243, 244
CNA(Certified Nurse Aide) 66, 121,

122, 144, 146, 160, 166, 218, 219, 220, 221, 222, 223, 224, 225, 228, 229, 231, 233, 234, 242, 243, 244, 245, 246, 247

CNM(Certified Nurse Midwife) 150, 151, 154

CNS(Clinical Nurse Specialist) 150, 298

CRNA (Certified Registered Nurse Anesthetist) 150, 151, 152

Columbia Gorge Community College 212, 214, 215, 216, 220, 223, 224, 228, 229

Community Hospital 83, 84, 85, 86, 87, 105, 140, 141, 142

Corporate Medicine 78, 100, 101, 102, 106, 110, 111, 114, 116, 318

【D】

Diploma Degree 120, 131, 148, 162

Doeringer=Piore 168

【F】

Factory-like 279, 288, 325

Functional Method 185

【G】

Graduate Medical Education National Advisory Committee(GMENAC) 265

Graduate Nurse 43, 147, 173, 174, 175, 176, 302

【J】

JCAH 37, 261

JCAHO 37, 73, 229, 261

【H】

Healthcare System 84, 107

HMO 70, 73, 78, 79, 83, 84, 88, 90, 95, 99, 244, 263, 267

【I】

ICU 7, 53, 54, 55, 56, 148, 217, 281, 282, 289, 291, 313, 317, 325

Integrated Healthcare System/Integrated Healthcaer Network 80, 84, 108

【L】

layoff 58, 61, 62

LPN/NVN 13, 23, 24, 25, 35, 41, 42, 66, 69, 72, 121, 123, 129, 130, 132, 135, 144, 146, 166, 171, 175, 176, 177, 178, 179, 180, 181, 182, 184, 185, 187, 188, 189, 190, 191, 192, 194, 195, 196, 199, 201, 202, 203, 204, 205, 206, 207, 209, 210, 211, 212, 231, 214, 216, 217, 218, 220, 244, 245, 246, 247, 248, 249, 250, 251, 252, 288, 289, 297, 300, 301, 318, 320, 322

371

【M】

Mt.Foot Community College 133, 135, 136, 214, 215

【N】

National League for Nursing Education 175, 294

NP (Nurse Practitioner) 141, 142, 148, 150, 153, 154, 155, 156, 157, 158, 240, 251, 266, 298, 323

【O】

Off-JT 169

OJT 3, 169, 181, 281, 325

OR 7, 53, 54, 55, 56, 57, 317

Oregon Health & Science University (OHSU) 133, 134, 137, 138, 151, 152, 153, 154, 155, 156

【P】

PA (Physician Assistant) 126, 153, 156, 157, 158, 266

Parker 27, 28

Prescott 37, 38, 39, 40, 41, 44, 45, 52, 53, 59, 64, 35, 66

Primary Nursing 172, 186, 187, 188, 189, 190, 191, 192, 193, 194, 196, 247, 248, 278, 283, 297, 320, 321, 324

Private Duty Nurse 3, 43, 173, 174, 181, 187, 247, 298

【R】

Registry 43, 44, 51

RNFA (Registered Nurse First Assistant) 159, 160, 161

【S】

SEIU 144, 146, 189, 190, 244

Starr 92, 93, 94, 95, 96, 99, 264, 265, 266

Supervisor 147

【T】

Team Nursing 69, 172, 176, 178, 179, 180, 186, 187, 188, 190, 192, 193, 248, 247, 248, 278, 287, 296, 300, 320, 321, 324

Temporary Nurse 5, 51, 58, 59, 61, 316

Traveler/Travel Nurse 6, 7, 25, 46, 51, 52, 53, 54, 55, 58, 59, 63, 64, 317

【著者】

早川　佐知子（はやかわ　さちこ）
1977年生まれ。2013年、明治大学大学院経営学研究科博士後期課程修了（博士（経営学））。2013年より広島国際大学医療経営学部医療経営学科講師。専門は人事労務管理。

---

## アメリカの看護師と派遣労働
―その歴史と特殊性―

2015年5月30日　初版第一刷　発行

　　著　者　早川　佐知子
　　発行所　株式会社　溪水社
　　　　　　広島市中区小町1-4（〒730-0041）
　　　　　　電話 082-246-7909／FAX082-246-7876
　　　　　　URL: www.keisui.co.jp
　　　　　　e-mail: info@keisui.co.jp

---

ISBN978-4-86327-297-2 C3036
ⓒ 2015 Printed in Japan

公益財団法人アメリカ研究振興会助成出版
本書の無断複製は法律上の例外を除き禁じられています。